大数据技术丛书

R语言

医学数据分析实践

李 丹 宋立桓 蔡伟祺 著

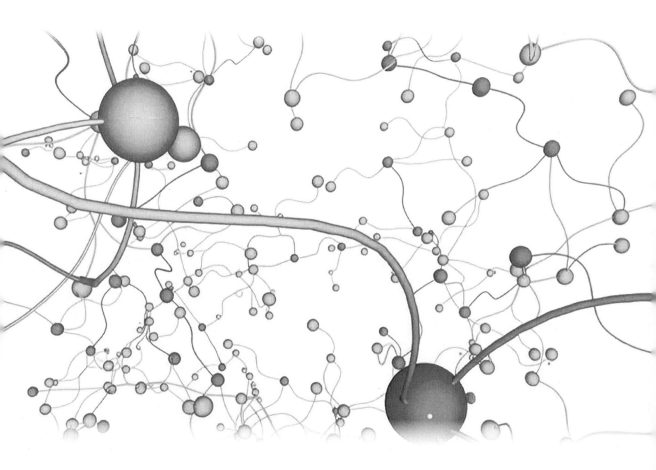

清华大学出版社

北京

内 容 简 介

公共医学数据库的应用越来越广泛，利用这些数据库进行论文写作可以显著减少研究成本和时间。本书以公共医学数据为例，讲解如何使用 R 语言进行数据挖掘和统计分析。本书通过大量精选的实例，对统计分析方法进行了深入浅出的介绍，旨在帮助读者解决医学数据分析中遇到的实际问题。本书配套提供示例源码、PPT 课件、作者微信群答疑服务。

本书共分为 12 章，内容包括 R 语言介绍、R 语言基本语法、R 语言数据清洗、R 语言数据可视化、R 语言统计建模分析方法、R 语言机器学习实战入门、列线图在预测模型中的应用、临床数据挖掘中的生存分析、NHANES 数据库挖掘实战、GEO 数据库挖掘实战、孟德尔随机化分析实战、单细胞测序实战。

本书适用于临床医学、公共卫生及其他医学相关专业的本科生和研究生使用，也可作为其他专业的学生和科研工作者学习数据分析的参考书。阅读本书，读者不仅能够掌握使用 R 语言及相关包快速解决实际问题的方法，还能更深入地理解公共医学数据库挖掘的实战精髓。

图书在版编目（C I P）数据

R 语言医学数据分析实践 / 李丹, 宋立桓, 蔡伟祺著.

北京：清华大学出版社, 2024.9（2025.4重印）. -- (大数据技术丛书).

ISBN 978-7-302-67348-4

I. R195. 1-39

中国国家版本馆 CIP 数据核字第 2024FV3178 号

责任编辑：夏毓彦
封面设计：王　翔
责任校对：闫秀华
责任印制：丛怀宇

出版发行：清华大学出版社

网　　　址：https://www.tup.com.cn, https://www.wqxuetang.com

地　　　址：北京清华大学学研大厦 A 座　　　　邮　　编：100084

社 总 机：010-83470000　　　　　　　　　　邮　　购：010-62786544

投稿与读者服务：010-62776969, c-service@tup.tsinghua.edu.cn

质 量 反 馈：010-62772015, zhiliang@tup.tsinghua.edu.cn

印 装 者：三河市少明印务有限公司

经　　销：全国新华书店

开　　本：190mm×260mm　　　印　张：18.25　　　字　数：492 千字

版　　次：2024 年 10 月第 1 版　　　　　　　印　次：2025 年 4 月第 2 次印刷

定　　价：99.00 元

产品编号：105025-02

推 荐 语

　　R 语言是一门计算机编程语言，具有丰富的软件包生态系统与出色的图表功能，可以帮助工作人员构建自己的工具及方法，实现数据分析、统计建模、数据可视化等功能。学习和掌握 R 语言需要优质的培训课程。李丹教授团队主编的《R 语言医学数据分析实践》一书，是一本极具实用性的 R 语言医学数据挖掘宝典，是医学科研人员必备的 R 语言学习指南，具有很高的参考价值。本书作者通过理论与实践的结合，助力医学研究者和医学学生轻松掌握 R 语言的应用，让医学数据挖掘变得触手可及。

梅　俏

安徽医科大学附属第一医院主任医师、教授、博士生导师

　　在大数据时代，数据分析无疑是热门技术之一。随着我国医疗卫生事业的发展与壮大，广大医学工作者对数据分析方法的需求也日益增加，医学数据分析已经成为当前的热门领域。本书的作者具备深厚的专业背景，书中内容深入浅出，强调实战和应用。希望本书能够帮助读者更深入地理解数据分析，并进一步促进 R 语言在国内的普及。

卢　龙

国家级人才称号获得者，美国耶鲁大学博士后

武汉大学教授、武汉大学健康大数据研究中心主任

　　越来越多的医生希望通过 R 语言来支持自己的科研项目。本书不仅引领读者探索 R 语言的强大功能，更是医学科研人员的得力助手。书中内容丰富，极具实用价值。

丁　健

福建医科大学附属第一医院主任医师、医学博士、副教授

　　在当今医疗行业，大数据的应用正日益深入，它在临床决策、医药研发等多个关键环节中发挥着重要作用。然而，数据分析和统计学作为挖掘大数据价值的核心工具，对许多医疗卫生专业人士而言，既是宝贵的资产，也是一大挑战。尽管他们对这些工具的依赖性日益增加，但技术认知和应用能力仍然不足。本书旨在帮助读者克服这些障碍，作者凭借其独到的见解和丰富的经验，引导读者重新认识 R 语言在数据分析中的作用。通过本书，读者将学会如何有效地利用 R 语言从数据中提取出有价值的信息。无论是医学研究人员、临床医生还是数据分析师，都能从本书中获得宝贵的指导和启发，助力其在医学数据分析的征途上更进一步。

张　晟

腾讯健康生态合作负责人

本书作者结合了医学数据分析的实际需求和 R 语言的强大功能，为医学领域的统计建模和数据分析提供了实用的解决方案。对于那些希望在医学研究中运用 R 语言进行数据分析的读者来说，这本书是不可或缺的参考书籍。

黄 龙

百度智能云南区解决方案总经理

随着生物信息学技术的普及，R 语言已成为每个科研工作者必须掌握的知识。以往漫无目的地学习 R 语言的效果不佳，现在利用 R 语言进行科研数据分析，既学习了 R 语言，又解决了实际科研问题。本书是医学科研数据分析和 R 语言学习的宝贵资源，将理论与实践完美结合，适合临床医学及其他医学相关专业的本科生或研究生使用，也可作为其他专业科研工作者的数据分析参考书。

胡志坚

福建医科大学附属协和医院数字协和发展研究办公室主任

福建省卫生信息协会副会长，中国医院协会信息分会（CHIMA）委员

掌握 R 语言对临床医生进行科研具有极大的帮助，它能够提高数据分析的效率和质量，促进科研工作的深入进行。该书全面系统地介绍了 R 语言的语法及各项功能，还分享了作者的实战经验，是当下此类书籍中难得贴近临床、贴近医学科研的一本好书，它必将成为临床研究人员的最佳帮手，助力他们在医学科学研究中取得更多突破。

张琼瑶

福建省立医院信息管理中心主任、 教授级高级工程师

福建省医疗大数据重点实验室副主任

在医疗数字化转型的大趋势下，每位医务人员都需要增强数据意识和数据处理能力，以实现临床研究的高质、高效。本书详细解析了 R 语言在数据挖掘、数据分析和可视化方面的强大功能，使读者能够迅速掌握 R 语言在数据分析领域的应用。希望本书能够激发读者对数据知识的渴望，成为他们提升专业能力不可或缺的指南。

林志刚

福建医科大学附属第一医院信息中心主任、高级工程师

前　　言

传统临床研究设计方法论产生的前提，是当时无法处理的海量临床数据，以及无法考察全集而必须抽样。无论是随机对照试验还是队列研究，其核心技术本质上都是围绕恰当的抽样设计而展开的。然而，由于疾病本身的复杂性和患者个体之间不可避免的差异性，随机对照试验和队列研究所揭示的真相是有限的。虽然扩大样本量可以减少异质性，但样本量的增加带来的异质性减少呈边际递减趋势，而成本却呈数量级上升。

随着计算机科学的进步，我们对临床数据的记录和处理能力已经远非 20 世纪 80 年代的研究者所能想象。但是，在利用计算机工具对这些海量数据进行清洗、建模和计算时，旧有的、适用于传统临床设计的统计工具已经无法胜任。这需要更为强大的计算机语言来实现。这种语言不仅能够用于假设和猜想的验证，还能在没有假设和猜想时，通过对数据进行模式识别来提取海量临床数据中的重要信息。这种模式识别分析方法对分析工具的灵活性要求很高，传统的固定分析软件难以实现。

R 语言比现有商业化软件更适用于临床数据挖掘的新分析模式。在未来医学统计的工具中，R语言必将占有一席之地。特别是在公共医学数据库的应用日益广泛的背景下，基于这些数据库来撰写论文，不需要自己进行实验或采集数据，从而可以减少研究成本和时间。通过挖掘现有的临床大数据来发现新思路，也是一种有效的研究手段。目前，许多国际权威的公共医学数据库平台都鼓励医学科研人员使用 R 语言进行数据挖掘和科学研究。这些数据库中的数据来源可靠，样本量大，而且不用担心原始数据追溯和伦理等问题。

关于本书

培养精通数据挖掘、人工智能等新一代信息技术的未来医生，是时代赋予医科院校的重要使命。推进医学与 IT 信息技术的融合教育是培养未来医生的核心内容。

本书以让非统计专业读者易于理解为原则，强调实战和应用，着重介绍数据分析的思路和方法，以及数据分析的实质、特点、应用条件和结果，尽量减少统计方法的推导和计算。

本书力求以通俗易懂的方式，详细介绍 R 语言的基础理论和公共医学数据库挖掘，同时通过实际操作引导读者入门科研论文数据分析实战。

配套资源下载

本书的配套资源包括示例源码、PPT 课件、作者微信群答疑服务，读者可以通过微信扫描下面的二维码获取来获取。如果在学习本书的过程中发现问题或有疑问，请发送邮件至 booksaga@163.com，邮件主题为"R 语言医学数据分析实践"。

本书读者

本书适合临床医学、公共卫生及其他医学相关专业的本科生或研究生使用，也可作为其他专业的学生和科研工作者进行数据挖掘和统计分析的参考书。希望本书能够帮助读者更深入地理解数据分析，并将其进一步应用于临床和科研领域。

致　谢

感谢我的父母、先生和女儿，你们一直在默默地支持我！

感谢我的福州三中校友宋立桓同学，他深厚的 IT 专业知识与医学视野的融合，为本书的撰写提供了宝贵的跨界合作！

感谢清华大学出版社的夏毓彦编辑为本书的出版提供的帮助！

万事开头难，只有打开一扇窗户，才能发现一个全新的世界。希望这本书能帮助读者打开学习 R 语言的大门，让更多的人感受并享受到大数据时代带来的便利！

李　丹

福建医科大学附属协和医院消化内科主任医师、教授、博士生导师

2024 年 8 月

目　　录

第1章

R 语言介绍

R 语言是当前主流的数据分析和统计软件之一，它提供了一个丰富的生态系统，包含了用于数据分析、可视化和统计建模的各种工具和包。更重要的是，它是免费和开源的。对于许多希望发表 SCI 论文的研究人员而言，这款软件可谓是"神兵利器"。

1.1　R 语言概述

本节首先介绍什么是 R 语言，然后介绍临床医生使用 R 语言进行大数据分析的优势。

1.1.1　什么是 R 语言

R 语言常用于统计计算、数据挖掘和机器学习等领域。特别是在医学大数据分析和挖掘方面，R 语言已成为一个非常重要的工具。

之所以要开发 R 语言，是因为如果为了发表一篇科研论文或者教学而去购买付费商业软件，显然是不划算的。于是 1991 年 Robert Gentleman 和 Ross Ihaka 开发了这款免费开源的语言，由于两位开发者的名字都以 R 开头，因此将其命名为 R 语言。

其实，Robert Gentleman 是一位生物学家，并非统计学家或计算机学家。他开发 R 语言的初衷是为了生物统计，因此 R 语言最初就是为了生物统计而设计的。后来，他还开发了专门用于生物信息学分析的工具包 Bioconductor。通过使用 Bioconductor，可以快速地对生物数据和高通量数据进行分析与可视化。

在生物信息学领域，R 语言可以进行大量的分析，包括基本的序列分析、分子进化和比较基因组学；蛋白质结构比对和预测；计算机辅助药物设计；等等。生物信息学已成为 R 语言的一个重要应用领域，近年来 R 语言的迅猛发展在很大程度上也得益于生物信息学的推动。

1.1.2　临床医生使用 R 语言的优势

R 语言在医学科研领域有着丰富的应用场景和巨大的潜力。越来越多的医生希望通过 R 语言来帮助自己完成科研项目，因为熟练掌握 R 语言的好处非常多！

那么，对于临床医生来说，使用 R 语言有什么优势呢？

1. R 语言完全免费且开源

R 语言完全免费且开源，这意味着任何人都可以从 R 语言社区中获取代码和文档，而且可以轻松地共享自己编写的代码。这有助于降低学习成本，提高编程效率，并更好地服务于科学研究。我们可以在它的网站及其镜像站点下载相关的安装程序、源代码、程序包及其文档资料，并且不断有"大神"级开发者上传新的代码和源文件，使 R 语言社区变得越来越强大。

2. 使用 R 语言可以实现数据的批量预处理、清洗和整理

如果只有几十、几百个数据，我们还可以手动地一个一个地录入、清洗和整理。但是，当数据达到成千上万的量级时，手动整理数据的时间成本将快速升高。使用 R 语言，几个包和几行代码就能帮我们实现结构化数据的整理，节省的时间可以用于更有意义的工作。R 语言可以轻松读取、清洗和处理各种数据类型，包括结构化和非结构化数据。在医学研究领域，往往需要挖掘大量的公共数据库来寻求新的治疗方法或疾病诊断技术，而 R 语言就可以处理各种数据库。

3. 几乎所有医学相关的数据分析、建模和制图都可以通过 R 语言来完成

对于要学习临床科研统计分析的人而言，掌握 R 语言通常就足够了。虽然我们常用的 SPSS 软件用起来也非常方便，但很多近年来流行的分析方法在 SPSS 中难以实现。而 R 语言的更新速度远远超过其他统计软件，最新的统计分析方法和最前沿的 R 包都能在第一时间获取，使得研究更具前沿性。

R 语言的统计分析能力可以帮助我们轻松地完成统计分析、数据挖掘和机器学习等任务。R 语言还拥有丰富的绘图和数据可视化功能，使用户可以将复杂数据转换为更易于理解和可视化的图形。

4. 很多临床数据都有现成的 R 包，可以直接调用

有很多临床医生想发文章，但苦于缺乏数据，也没有那么多的时间和精力去收集数据。实际上，很多大型临床数据已经有现成的 R 包可以调用。

例如，针对之前的热点"新型冠状病毒感染"，通过一个名为 COVID19 的 R 包就可以快速获取全球不同地区新冠病毒感染的历史确诊、住院、重症、死亡、接种人数等数据。我们完全可以利用这些数据来进行研究并发表文章。除了 GitHub 和 Bioconductor 上的资源，目前仅在 CRAN（Comprehensive R Archive Network）上就有 18948 个 R 包，涉及统计学、生物信息学、数据挖掘和数据可视化、机器学习等各个领域。

总之，R 语言在数据分析和统计学习领域是一个非常重要且流行的工具，尤其在医学大数据分析和挖掘方面具有广泛的应用价值。

1.2　R 编程环境的搭建

R 语言对编程环境的要求不高，可以在多种操作系统平台上运行，包括 Windows、macOS 和

Linux。要运行 R 语言，需要安装 R 解释器。可以从 R 语言的官方网站下载和安装最新版本。R 语言还需要一个集成开发环境来编写和运行代码，如 RStudio。

R 和 RStudio 的区别，可以一句话概括为：R 是 R 语言自带的解释器，而 RStudio 是 R 的一个集成开发环境。因此，在安装 RStudio 之前必须安装 R。

相比普通的 R 软件，RStudio 让 R 编程更加方便快捷，更加方便编写、修改和调试代码。此外，RStudio 提高了代码的复用性，更便于查看已有变量的值及数据结构类型，也更便于使用程序包。由于 RStudio 功能强大且易于使用，因此使用 R 语言时一般都会安装 RStudio，这使得 R 编程的学习和实践更加轻松和方便。

1.2.1　R 语言的下载和安装

R 语言支持 Windows、macOS、Linux 操作系统，因此在进入 R 的官方网站（https://cran.r-project.org/，见图 1-1）后，我们需要根据自己计算机上的操作系统选择对应的下载链接。下面以 Windows 系统为例，讲解 R 语言的下载和安装过程。首先，单击"Download R for Windows"链接。

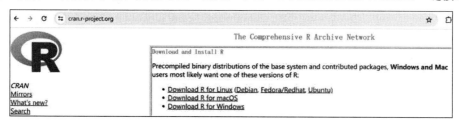

图 1-1

进入下载页面后，再单击"base"链接，如图 1-2 所示。

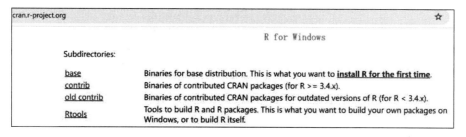

图 1-2

最后，单击"Download R-4.3.2 for windows"链接即可开始下载，如图 1-3 所示。

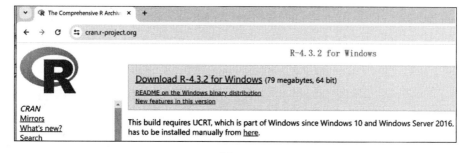

图 1-3

下载完毕后，打开此安装包，出现安装向。安装过程与一般软件类似，直接单击"下一步"按钮即可，如图1-4所示。

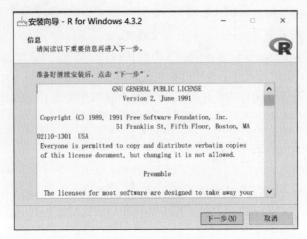

图1-4

关于软件的安装目录，一般选择默认安装路径即可。选择组件时，也可以选择默认设置。最后，等待R安装完成。

安装完成后，双击打开R的原生界面，在交互式的命令窗口输入代码进行测试，例如输入print("Hello, world")，然后按回车键，结果如图1-5所示。得到了结果"Hello, world"，说明安装无误。

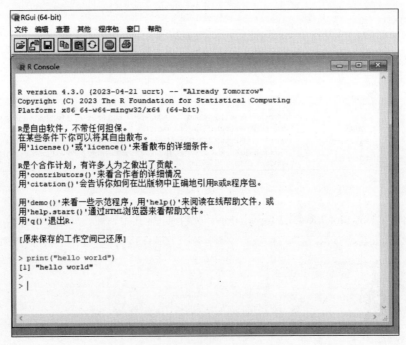

图1-5

1.2.2　RStudio 的下载和安装

　　R 语言是一门解释型语言，虽然 R 语言的原生编辑器也可以编写 R 脚本，但通常我们使用功能更强大、界面更美观的 RStudio，它是最受欢迎的 R 语言集成开发环境（Integrated Development Environment，简介 IDE）。需要注意的是，R 语言是 RStudio 的核心组成，安装 RStudio 之前必须安装 R 语言。RStudio 是 R 语言的"盔甲"，为 R 语言提供了一个更强大、更易使用的界面。

　　RStudio 的官方网站（https://posit.co/download/rstudio-desktop/）如图 1-6 所示，单击"DOWNLOAD RSTUDIO DESKTOP FOR WINDOWS"按钮，即可下载 RStudio 软件安装包。

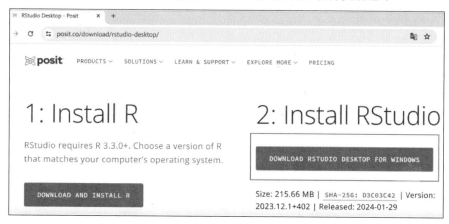

图 1-6

　　双击下载的 RStudio 软件安装包以启动 RStudio 安装程序，如图 1-7 所示。按照默认设置，逐步单击"下一步"按钮即可。

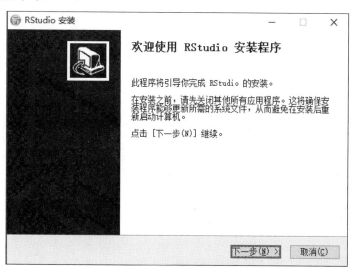

图 1-7

　　推荐读者直接使用功能更强大、体验更好的 RStudio 来学习 R 语言和编写脚本。

1.2.3 RStudio 操作

当我们完成安装并第一次打开 RStudio 时，依次单击界面左上角菜单栏中的"File"→"New File"→"R Script"菜单选项，即可看见如图 1-8 所示的界面。

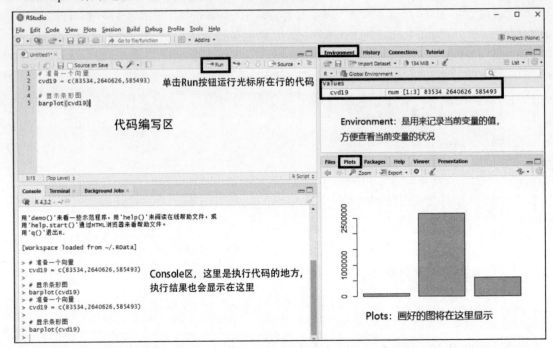

图 1-8

这一步操作将新建一个名为"Untitled1"的 R 代码文件（后缀名默认为.R）。现在可以在代码编写区域内编写代码。编写完成后，按快捷键 Ctrl + S 即可保存文件，也可以依次单击菜单栏中的"File"→"Save"菜单选项进行保存。接着会跳出"Save File"对话框，在对话框中可将"Untitled1"文件重命名，然后单击"Save"按钮保存文件。

在代码编写区域输入的代码，可通过单击"Run"按钮来运行光标所在行的代码，每单击一次按钮便运行一行，也可通过按快捷键 Ctrl+Enter 运行。界面左下方是 Console 区，这个区域用来执行代码，执行结果也会显示在这里。右上方的区域中包含 4 个模块，其中"Environment"模块用于记录当前变量的数值，我们可以通过它清楚地查看每个变量当前的赋值。右下方区域包括"Plots"，用于显示绘图结果。例如，在代码编写区输入如下代码：

```
#准备一个向量
cvd19 = c(83534,2640626,585493)

#显示条形图
barplot(cvd19)
```

界面如图 1-9 所示。

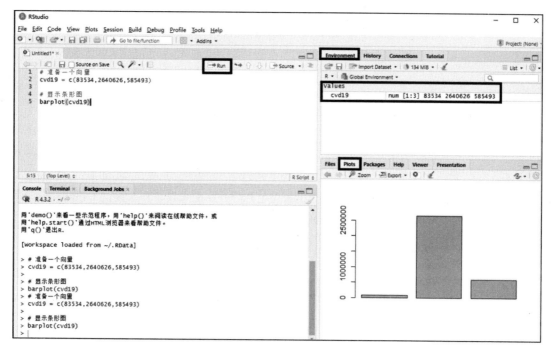

图 1-9

　　由于网速较慢，有时可能会安装失败。此时可以通过将包的安装切换至中国镜像网站来解决：依次单击菜单栏中的"Tools"→"Global Options..."菜单选项，接着依次单击"Packages"→"Change..."选项选中一个中国镜像，如图 1-10 所示。以后安装包的时候将通过这个镜像网站进行安装。

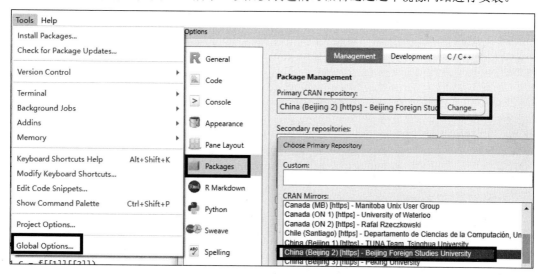

图 1-10

1.3 R 语言包

本节主要介绍什么是 R 语言包（简称 R 包），以及如何安装这些包。

1.3.1 什么是 R 包

R 语言的一个显著特点是它拥有众多的第三方扩展包，这些扩展包涵盖各行各业的数据分析内容。R 包是 R 函数、实例数据和预编译代码的集合，包括 R 程序、注释文档、实例、测试数据等。如果把 R 语言比作沃土，那么 R 包就是其上的鲜花。开源共享的开发者社区提供了很多功能丰富的 R 包，方便用户充分利用 R 语言完成各项工作。R 包的原理是将函数和数据等打包成一个库，用户在安装和加载 R 包后，可以直接调用其中的函数和数据，从而加快编程和分析的速度，提升编程效率和数据处理能力。

一般来说，一个包负责解决某个具体问题。例如，graphics 包由一些基本绘图函数构成，为 R 语言提供基本绘图功能。只有在包被载入时，它的内容才能被访问。一些常用的且基本的程序包（如 base、stats 等）已经被收录到标准安装文件中，R 语言安装好之后即可使用。这些包提供了很多默认函数和数据集，用户可以直接使用。

但是，当我们需要进行其他操作，使用别的包时，就必须下载并安装这些包。存储库（repository）是包所在的位置，因此可以从存储库中安装 R 包。R 包中最受欢迎的 3 个存储库是：

- CRAN：官方存储库，由全球 R 社区维护的 FTP 和 Web 服务器网络。它由 R 基金会协调，包在发布前需通过若干测试，以确保遵循 CRAN 策略。
- Bioconductor：一个专题库，专注于生物信息学的开源软件。作为 R 语言的综合档案网络，Bioconductor 有自己的提交和审核流程，其社区非常活跃，每年举行多次会议。
- GitHub：虽然这不是 R 语言特有的，但 GitHub 可能是开源项目中最受欢迎的存储库。它因开源的无限空间、与 Git 的集成、版本控制软件以及与其他人共享和协作的便利性而备受欢迎。

1.3.2 R 包的安装

根据 R 包的安装源不同，有以下 3 种方法安装 R 包。

1. CRAN 网站（https://cran.r-project.org/）

CRAN 网站提供多种镜像支持，可以选择离自己最近的镜像网站来减少网络负载。从 CRAN 安装 R 包，主要使用 install.packages 函数在线安装。例如，要安装 ggplot2 包，可使用如下命令：

```
install.packages("ggplot2")
```

2. Bioconductor（https://bioconductor.org）

Bioconductor 是一个专注于生物学的 R 包平台，包含各种基因组数据分析和注释的工具。从 Bioconductor 安装 R 包，主要通过 BiocManager 包来完成。例如，要安装 DESeq2 包，可使用如下命令：

```
install.packages("BiocManager")
library(BiocManager)
BiocManager::install("DESeq2")
```

3. GitHub（https://github.com）

这是一个开源的社区平台，很多开发者会把自己开发的 R 包发布在 GitHub 上，而不是挂载到 CRAN 上。此外，有些人还会把 GitHub 当作服务器，将自己网页的源码托管在上面，并解析到个人域名上。从 GitHub 安装 R 包，主要通过 devtools 包来完成。例如，要安装 survminer 包，可使用如下命令：

```
install.packages("devtools")
library(devtools)
devtools::install_github("kassambara/survminer")
```

这 3 种方法都可用来在线安装 R 包。一般来说，一个 R 包（如 ggplot2、Seurat 等）可能会依赖于数十个其他 R 包，因此需要确保网络连接良好。R 包安装完成后，可以使用 library()函数载入相应的 R 包，例如"library(ggplot2)"。注意，每次重新打开 RStudio 时都需要载入 R 包。安装 R 包时，圆括号中的 R 包的名称必须加引号（单双引号皆可），而载入 R 包时，包名可不加引号。

1.4　初识 R 语言的注意事项

R 语言是一种区分字母大小写的解释型语言，可以在命令行中输入一条命令，也可以一次性执行写在脚本文件中的一组命令。R 语言支持多种数据类型，包括向量、矩阵、数据框（与数据集类似）以及列表（各种对象的集合）。R 语言中的多数功能是由程序内置函数和用户自定义函数提供的，一次交互式会话期间的所有数据对象会被保存在内存中。一些基本函数默认是直接可用的，而其他高级函数则包含在按需加载的程序包中。

R 语言通常用"<-"进行赋值，它将右侧表达式的值赋给左侧的变量。例如，"x<-3"表示将 3 赋给变量 x。在 RStudio 中，使用快捷键 Alt+ -时会自动在其前后添加空格。在 R 语言中，单行注释用"#"。

初学者易犯的错误如下：

（1）使用了错误的字母大小写，R 语言是区分字母大小写的。例如，help()、Help()和 HELP()表示 3 个不同的函数，但只有第一个是正确的。

（2）忘记使用必要的引号。例如，install.packages("gclus")能够正常执行，而 install.packages(gclus)将会报错。

（3）在函数调用时忘记使用圆括号。例如，要使用 help()而非 help。即使函数不需要参数，仍需加上"()"。

（4）在 Windows 上，路径名中使用了"\"。R 语言将反斜杠视为转义字符。例如，代码 setwd("c:\nhanes")是错误的，而 setwd("c:/nhanes")则是正确的。这里的 setwd()函数用于设置 R 语言的工作目录。

（5）使用了尚未载入包中的函数。例如，函数 order.clusters()包含在包 gclus 中，如果还没有载入这个包（通过 library()函数载入）就使用它，将会报错。

在 R 语言中，工作环境（working environment）是指当前正在执行的 R 代码的上下文。所有对象（如数据、变量、函数等）都存在于工作环境中，并可以在代码中进行访问和操作。在一个 R 会话结束时，我们可以将当前工作空间保存到一个镜像中，并在下次启动 R 语言时自动载入，保存的文件格式为.RData。例如，使用 save.image("myfile")可以将工作空间保存到文件 myfile 中，load("myfile")可以将保存的工作空间载入当前会话中。

R 语言的工作目录是 R 语言用于读取数据和文件以及保存结果的文件夹，即我们录入 R 语言的数据和编写的 R 代码需要保存在文件夹中，以便下次直接读取和调用。我们可以使用函数 getwd()来查看默认的工作目录（文件夹）。

R 语言默认的工作目录路径很深，会增加操作复杂度，因此，我们一般会设置一个便于自己工作的工作目录。

R 语言是统计编程的首选语言，集统计分析与图形显示于一体。在医学科研领域具有丰富的使用场景和巨大的潜力。本书将手把手教读者学会使用 R 语言进行数据挖掘，撰写并发表 SCI 文章！

第2章

R 语言的基本语法

R 语言具有简洁而灵活的语法，使得数据处理和数据分析变得高效，熟悉 R 语言的语法是掌握这一利器的第一步。本章将介绍 R 语言的数据结构、函数、数据读写、流程控制以及字符串操作。

2.1　R 语言的数据结构

在 R 语言中，数据结构是非常关键的部分，它提供了多种内置的数据结构类型，如向量、列表、矩阵、数据框等。这些数据结构的选择取决于我们要处理的数据类型以及所需进行的操作。掌握不同类型的数据结构，可以帮助我们更有效地分析和处理数据，编写出高效、清晰的 R 代码。

本节将介绍 R 语言中常用的数据结构，包括它们的特点、用法和示例。通过学习这些数据结构，读者将能更好地利用 R 语言进行数据分析和建模工作。

2.1.1　向量

在 R 语言中，向量最基本的数据类型，也是 R 语言的核心，用于存储同一类型的元素。向量是 R 语言中最常用的数据结构之一，它的简单性和灵活性使其在数据分析和可视化过程中得到广泛应用。通过熟练使用向量，可以更加高效地处理和操作数据。

向量可以包含数值、字符、逻辑值等元素。在 R 语言中，可以使用 c()函数创建一个向量。c()函数是 R 语言中常用的函数之一，也是最基本的函数之一。它的功能非常强大，可以将多个由逗号分隔的参数"链接"在一起，形成一个向量、列表或矩阵等结构，使用起来具有很高的灵活性。

R 代码如下所示，通过在 c()中输入不同的数据，分别生成了数值、字符和逻辑型向量：

```
Age <- c(21,22,23,24,25)        #数值型向量，逗号隔开
Age <- c(21:25)                 #数值型向量，可以用 21:25 表示 21~25 的 5 个数
Gender <- c("man","woman")      #字符型向量，数据要加双引号
Effect <- c(TRUE,FALSE,T,F)     #逻辑型向量，T 是 TRUE 的简写，F 是 FALSE 的简写
```

当我们创建一个向量后，如何对向量的内容进行修改呢？这包括向量元素的提取、替换、删除和添加。首先，向量元素的提取可以使用方括号（[]）进行索引。如图 2-1 所示，想知道 Age 向量

中第 2 个元素的内容，可以使用 "Age[2]" 进行查看；当想要替换第 2 个元素的内容时，可以直接以索引方式赋值，如通过 "Age[2] <-26" 将第 2 个元素替换为 "26"；当想要删除第 2 个元素的内容时，可以使用负号方式进行删除，如 "Age[-2]"；当想要在向量中添加元素时，比如想在第 2 个元素与第 3 个元素中间添加元素 27，可以使用 "c(Age[1:2],27,Age[3:5])" 进行操作。

```
> Age[2]              #查看向量的第2个元素
[1] 26
> Age[2]<-26   #修改向量的第2个元素为26
> Age
[1] 21 26 23 24 25
> Age[-2]             #删除向量的第2个元素
[1] 21 23 24 25
> c(Age[1:2],27,Age[3:5])   #在向量的第2个元素和第3个元素间插入元素27
[1] 21 26 27 23 24 25
```

图 2-1

如何判断一个向量类型呢？我们可以使用 mode() 函数或者 typeof() 函数查看向量类型。当向量元素同时含有数值型与字符型时，返回结果为字符型；当向量元素同时含有数值型与逻辑型时，返回结果为数值型；当向量元素同时含有数值型、逻辑型与字符型时，返回结果为字符型。总结一下，逻辑型可以转换为数值型与字符型，其中 FALSE 转变为 0，TRUE 转变为 1；数值型可以转换为字符型，而字符型不可以转换为逻辑型与数值型。可以使用 as.character() 和 as.numeric() 把向量强制转换为字符型和数值型。R 代码如下所示：

```
Age<-c(21,22,23,24,25,">70")
mode(Age)                    #合并数值型和字符型的向量，返回结果是字符型
Age<-c(21,22,23,24,25,TRUE,FALSE)
mode(Age)                    #合并数值型和逻辑型的向量，返回结果是数值型
Age<-c(21,22,23,24,25,">70",TRUE)
mode(Age)                    #合并数值型、字符型和逻辑型的向量，返回结果是字符型
Age<-c(21,22,23,24,25,TRUE,FALSE)
as.character(Age)      #将 Age 强制转换为字符型
as.numeric(Age)        #将 Age 强制转换为数值型
Age<-c("<18","18-70",">70")
mode(Age)                    #尝试把字符型向量 Age 强制转换为数值型
as.numeric(Age)
```

示例代码的运行结果如图 2-2 所示。

```
> Age<-c(21,22,23,24,25,">70")
> mode(Age)                    #合并数值型和字符型的向量，返回结果是字符型
[1] "character"
> Age<-c(21,22,23,24,25,TRUE,FALSE)
> mode(Age)                    #合并数值型和逻辑型的向量，返回结果是数值型
[1] "numeric"
> Age<-c(21,22,23,24,25,">70",TRUE)
> mode(Age)                    #合并数值型、字符型和逻辑型的向量，返回结果是字符型
[1] "character"
> Age<-c(21,22,23,24,25,TRUE,FALSE)
> as.character(Age)            #将Age强制转换为字符型
[1] "21" "22" "23" "24" "25" "1" "0"
> as.numeric(Age)              #将Age强制转换为数值型
[1] 21 22 23 24 25 1 0
> Age<-c("<18","18-70",">70")
> mode(Age)                    #尝试是否可以把字符型向量Age强制转换为数值型
[1] "character"
> as.numeric(Age)
[1] NA NA NA
Warning message:
NAs introduced by coercion
```

图 2-2

2.1.2　矩阵

矩阵是一个二维数组，矩阵中的元素都具有相同的类型（数值型、字符型或逻辑型）。矩阵是一种特殊的向量，包含两个附加的属性：行数和列数。矩阵中每一行代表一条记录，而每一列代表一个属性。在医学应用中，矩阵广泛用于存储和处理医学数据，如实验数据、影像数据、生物标记物数据等。矩阵用 matrix 函数定义，根据保存的行数和列数对应到矩阵的元素，定义的格式如下：

```
matrix(
  data    #要创建矩阵的数据，一般为向量
  nrow    #行数
  ncol    #列数
  byrow = TRUE    #若为 TRUE，则按行填充矩阵；若为 FALSE，则按列填充矩阵
  dimnames        #用于指定行和列的名称，默认为 NULL
)
```

matrix() 函数把矩阵元素以一个向量的形式输入，用 nrow 和 ncol 规定行数和列数。默认情况下，向量元素填入矩阵的默认次序是按列填入。使用参数 byrow=TRUE 可以转换成按行填入。dimnames 函数的第一个向量为行名，第二个向量为列名。

创建矩阵的 R 代码如下：

```
patient_height <- c(165, 172, 180)    #创建身高向量
patient_weight <- c(60, 70, 75)        #创建体重向量
# 通过循环等方式将身高和体重对应组合成一个新的一维向量
combined_data <- c()
for (i in 1:length(patient_height)) {
  combined_data <- c(combined_data, patient_height[i], patient_weight[i])
}
patient_matrix <- matrix(combined_data,
                  nrow = 3,
                  ncol = 2,
                  byrow = TRUE,
                  dimnames = list(c("Patient1", "Patient2", "Patient3"),
                             c("Height", "Weight")))
patient_matrix
```

代码运行结果如图 2-3 所示，成功创建了一个包含 3 个病人身高和体重数据的矩阵。

```
> patient_height <- c(165, 172, 180)
> patient_weight <- c(60, 70, 75)
> # 通过循环等方式将身高和体重对应组合成一个新的一维向量
> combined_data <- c()
> for (i in 1:length(patient_height)) {
+   combined_data <- c(combined_data, patient_height[i], patient_weight[i])
+ }
> patient_matrix <- matrix(combined_data,
+                   nrow = 3,
+                   ncol = 2,
+                   byrow = TRUE,
+                   dimnames = list(c("Patient1", "Patient2", "Patient3"),
+                              c("Height", "Weight")))
> patient_matrix
         Height Weight
Patient1    165     60
Patient2    172     70
Patient3    180     75
```

图 2-3

当我们完成矩阵的创建后，如何查看矩阵的属性呢？可以使用 class() 函数查看数据结果类型，

使用 typeof()函数查看数据元素类型。矩阵有一个 dim 属性，内容是一个包含两个元素的向量，分别为矩阵的行数和列数。dim 属性可以使用 dim()函数访问，而查看数据元素个数则使用 length()函数。

除了查看矩阵的属性之外，还可以对矩阵的元素进行修改。访问矩阵元素有两种方式：按索引访问和按名称访问。按索引访问需提供行和列对应的索引，以获取对应位置元素的值。比如想查看第二列第二行的内容，可以使用"patient_matrix[2,2]"来获得。此外，还能通过名称访问，比如"patient_matrix["Patient2","Weight"]"，这将得到相同的结果。

查看矩阵属性和修改矩阵元素的 R 代码如下：

```
class(patient_matrix)          #查看数据结果类型
typeof(patient_matrix)         #查看数据元素类型
dim(patient_matrix)            #查看数据维度
length(patient_matrix)         #查看数据元素个数
patient_matrix[2,2]            #查看第二列第二行内容
patient_matrix["Patient2","Weight"]
patient_matrix[2,2]<-65        #修改第二列第二行内容
patient_matrix
```

代码运行结果如图 2-4 所示。

使用 colnames()函数可以给矩阵中的每列命名，使用 rownames()函数可以给矩阵中的每行命名。给矩阵的行和列命名后，可以用名称代替数字索引，R 代码如下：

```
> class(patient_matrix)     #查看数据结果类型
[1] "matrix" "array"
> typeof(patient_matrix)    #查看数据元素类型
[1] "double"
> dim(patient_matrix)       #查看数据维度
[1] 3 2
> length(patient_matrix)    #查看数据元素个数
[1] 6
> patient_matrix[2,2]       #查看第二列第二行内容
[1] 60
> patient_matrix["Patient2","Weight"]
[1] 60
> patient_matrix[2,2]<-65   #修改第二列第二行内容
> patient_matrix
         Height Weight
Patient1    165    172
Patient2    180     65
Patient3     70     75
```

图 2-4

```
###按数字索引访问矩阵 ###
mat_a = matrix(11:16, nrow=3, ncol=2, TRUE) #按行创建一个 3×2 的矩阵 mat_a
print(mat_a)
###按名称访问矩阵 ###
colnames(mat_a) = c('c1', 'c2')          #给 mat_a 的每一列取名
rownames(mat_a) = c('r1', 'r2', 'r3')    #给 mat_a 的每一行取名
print(mat_a)
```

代码运行结果如图 2-5 所示。

```
> ### 按数字索引访问矩阵 ###
> mat_a = matrix(11:16, nrow=3, ncol=2, TRUE) # 按行创建一个3×2的矩阵mat_a
> print(mat_a)
     [,1] [,2]
[1,]   11   12
[2,]   13   14
[3,]   15   16
> ### 按名称访问矩阵 ###
> colnames(mat_a) = c('c1', 'c2') # 给mat_a的每一列取名
> rownames(mat_a) = c('r1', 'r2', 'r3') # 给mat_a的每一行取名
> print(mat_a)
   c1 c2
r1 11 12
r2 13 14
r3 15 16
>
```

图 2-5

2.1.3　数组

在 R 语言中，数组（array）是一种多维的数据结构，用于存储相同类型的数据。与前面介绍的向量（一维数组）和矩阵（二维数组）不同，数组可以是三维、四维甚至更高维的数据集合。在医学应用中，数组可以用于存储多维医学数据，例如多组患者的生理指标、生物标记物数据、医学影像像素值等。

首先是创建数组：可以使用 array()函数创建数组，需要指定数据元素、维度和维度名称。创建数组的 R 代码如下：

```
patient1 <- c(120, 80, 70)    #创建 patient1 临床资料向量
patient2 <- c(130, 85, 75)    #创建 patient1 临床资料向量
patient3 <- c(125, 78, 72)    #创建 patient1 临床资料向量
patient_data <- array(c(patient1, patient2, patient3),
                      dim = c(3, 3, 3),
                      dimnames = list( c("Systolic", "Diastolic", "Pulse"),
                                       c("Patient1", "Patient2", "Patient3"),
                                       c("Visit1", "Visit2", "Visit3"))) #创建 3×3×3 的数组
patient_data     #查看创建的数组
patient_data[2,2,2]
```

代码运行结果如图 2-6，创建了一个三维数组，存储多组患者的血压数据。

```
> patient1 <- c(120, 80, 70)    #创建patient1临床资料向量
> patient2 <- c(130, 85, 75)    #创建patient1临床资料向量
> patient3 <- c(125, 78, 72)    #创建patient1临床资料向量
> patient_data <- array(c(patient1, patient2, patient3),
+                       dim = c(3, 3, 3),
+                       dimnames = list( c("Systolic", "Diastolic", "Pulse"),
+                                        c("Patient1", "Patient2", "Patient3"),
+                                        c("Visit1", "Visit2", "Visit3"))) #创建3×3×3的数组
> patient_data     #查看创建的数组
, , Visit1

          Patient1 Patient2 Patient3
Systolic       120      130      125
Diastolic       80       85       78
Pulse           70       75       72

, , Visit2

          Patient1 Patient2 Patient3
Systolic       120      130      125
Diastolic       80       85       78
Pulse           70       75       72

, , Visit3

          Patient1 Patient2 Patient3
Systolic       120      130      125
Diastolic       80       85       78
Pulse           70       75       72

> patient_data[2,2,2]
[1] 85
```

图 2-6

其次，可以使用[index1, index2, index3…]的方式来访问数组中的元素。其中 index1, index2, index3…为各维度的索引值。例如，可以使用 patient_data[2,2,2]或 patient_data[Patient2, Diastolic, Visit2]来访问 2 号病人第二次访问的舒张压数值。

2.1.4 数据框

在医学领域中，R 语言的数据框（data frame）是一种非常常用的数据结构，用于存储和处理医学数据。数据框中可以包含多种类型的数据，如患者姓名、年龄、性别、体重、症状、诊断结果等信息，便于医学研究人员对数据进行整理、分析和可视化。

在 R 语言中，数据框提供了丰富的函数和方法，使医学研究人员能够方便地处理和分析医学数据。通过结合数据框和其他 R 语言的数据分析工具，医学工作者可以更快速地从大量的医学数据中提取有用信息，为医学研究和临床实践提供支持。创建数据库的 R 代码如下：

```
patient_data <- data.frame(
  Patient_ID = c(1, 2, 3, 4),
  Age = c(35, 42, 28, 56),
  Gender = c("Male", "Female", "Male", "Female"),
  Diagnosis = c("Hypertension", "Diabetes", "Obesity", "Heart Disease")
)                              #创建数据框
patient_data                  #查看数据框
patient_data$Age
patient_data[,2]
subset(patient_data, Age > 36)
```

代码运行结果如图 2-7 所示，创建了一个包含患者 ID、年龄、性别和诊断结果的数据框。当我们要访问数据框中的元素时，可以使用$符号或[row,col]的方式。例如，可以使用 patient_data$Age 或 patient_data[,2]来访问病人的年龄数据。当我们要按照条件提取数据框的内容时，可以使用 subset() 函数。例如，使用 subset(patient_data, Age > 36)来筛选年龄大于 36 岁的病人信息。

```
> patient_data <- data.frame(
+   Patient_ID = c(1, 2, 3, 4),
+   Age = c(35, 42, 28, 56),
+   Gender = c("Male", "Female", "Male", "Female"),
+   Diagnosis = c("Hypertension", "Diabetes", "Obesity", "Heart Disease")
+ )                    #创建数据框
> patient_data         #查看数据框
  Patient_ID Age Gender      Diagnosis
1          1  35   Male   Hypertension
2          2  42 Female       Diabetes
3          3  28   Male        Obesity
4          4  56 Female  Heart Disease
> patient_data$Age
[1] 35 42 28 56
> patient_data[,2]
[1] 35 42 28 56
> subset(patient_data, Age > 36)
  Patient_ID Age Gender      Diagnosis
2          2  42 Female       Diabetes
4          4  56 Female  Heart Disease
```

图 2-7

另外，介绍一下基础的数据集合并操作 cbind。cbind 是按列进行合并，即把所有列叠加在一起。m 列的矩阵与 n 列的矩阵执行 cbind()操作后变成 m+n 列。合并的前提是，cbind(a, c)中的矩阵 a 与矩阵 c 的行数必须相同。R 代码如下：

```
num<-c(1,2,3,4)
letter<-c("A","F","C","D")
score<-c(60,80,50,90)
sex<-c("M","F","M","M")
df1<-data.frame(num,letter)
```

```
df2<-data.frame(score,sex)
cb<-cbind(df1,df2)
print(cb)
```

代码运行结果如图 2-8 所示,把两个行数相同的矩阵合并为一个新的矩阵。

```
> num<-c(1,2,3,4)
> letter<-c("A","F","C","D")
> score<-c(60,80,50,90)
> sex<-c("M","F","M","M")
> df1<-data.frame(num,letter)
> df2<-data.frame(score,sex)
> cb<-cbind(df1,df2)
> print(cb)
  num letter score sex
1   1      A    60   M
2   2      F    80   F
3   3      C    50   M
4   4      D    90   M
```

图 2-8

2.2　R 语言函数简介

R 语言中的函数（function）是一段封装了一系列操作或算法的代码块,可以接收输入参数并返回输出结果。函数在 R 语言中非常重要,可以帮助用户封装重复使用的代码,提高代码的复用性和可维护性。

本节将介绍 R 语言中的函数,包括它们的特点、用法和示例。

2.2.1　函数的定义

以下是关于 R 语言函数的简要介绍。

● 定义函数:在 R 语言中,可以使用 function 关键字来定义函数,并为函数命名。函数通常由参数列表、函数体和返回值组成。

● 参数传递:函数可以接收零个或多个参数作为输入,并在函数体中对这些参数进行处理。参数可以是任何数据类型,比如数值、字符、向量、数据框等。

● 返回值:函数可以通过 return 语句返回一个或多个结果。如果没有明确指定返回值,函数会返回最后一个表达式的值作为输出。

● 调用函数:要调用一个函数,只需使用函数名以及所需的参数。例如,如果有一个名为 my_function 的函数,可以通过 my_function(arg1, arg2)的方式调用它。

● 匿名函数:除了通过 function 关键字定义函数外,还可以使用 function(x) x^2 这样的匿名函数进行简单的操作。

● 内置函数:R 语言内置了许多常用的函数,例如,mean()计算平均值,sum()计算总和等。用户也可以自定义函数来满足特定需求。

● 闭包函数:闭包函数是指在函数内部定义另一个函数,并返回该函数的结构。闭包函数在 R 语言中也被广泛应用。

总的来说，R 语言中的函数是编程过程中不可或缺的部分，可以帮助用户封装和组织代码，提高代码的可读性和可维护性。通过灵活运用函数，用户可以更好地进行数据处理、分析和可视化操作。

2.2.2　常用内置函数的使用

R 语言是一种用于数据分析和统计计算的编程语言，具有丰富的内置函数库。以下是一些常用的内置函数。

（1）数学函数：

● abs()：取绝对值。
● sqrt()：取平方根。
● ceiling(x)：取不小于 x 的最小整数。
● floor(x)：取不大于 x 的最大整数。
● round(x, digits=n)：将 x 舍入为指定位的小数。
● signif(x, digits=n)：将 x 舍入为指定的有效数字位数。

（2）统计函数：

● mean()：计算平均值。
● median()：计算中位数。
● sd()：计算标准差。
● var()：计算方差。
● sum()：计算总和。
● max()和 min()：分别用于计算最大值和最小值。

（3）数据处理和操作函数：

● subset()：子集选择函数，用于根据条件选择数据框的子集。
● merge()：数据框合并函数，用于将两个数据框进行合并。
● rbind()：行绑定函数，用于将两个数据框按行合并。
● cbind()：列绑定函数，用于将两个数据框按列合并。

（4）绘图函数：

● plot()：绘制散点图、线图等基本图表。
● hist()：绘制直方图。
● barplot()：绘制条形图。
● boxplot()：绘制箱线图。

（5）字符串处理函数：

● gsub()：字符串替换函数。
● grep()：符串模式匹配函数。

- strsplit()：字符串拆分函数。

（6）数据结构函数：

- data.frame()：创建数据框。
- list()：创建列表。
- matrix()：创建矩阵。
- factor()：创建因子。

2.3　R 语言中的数据读写

在分析公共卫生数据时，数据来源和数据格式多种多样，如文本数据、Excel 数据、SPSS 数据以及 SAS 数据等。在 R 语言中，数据的读取和写入是数据分析处理的重要环节。R 语言提供了多种方法来读取和写入不同格式的数据，包括文本文件、Excel 文件、SAS 数据文件等。本节将介绍常用的数据读写方法。

2.3.1　读取文件

首先是读取文本文件。read.table()函数可用于将文本数据导入 R，并将数据保存为一个数据框。例如代码 h<-read.table（file＝'文件路径', header = FALSE,　sep = "", skip = 0, nrows = -1）。其中：

- file：表示要读取的文本文件，路径中注意使用 "\\" 或 "/"。
- sep：表示用什么分隔符分隔字段，默认以空格分隔。
- header：在读取数据时，决定是否将第一行数据作为变量的名称。
- skip：表示跳过前几行，从第几行开始读取数据。
- nrows：指定读取文件中的行数。

另一种常见的文本格式文件是 CSV（逗号作为分隔符）文件。CSV 格式是一种兼容性强的文件交换格式，在各类数据管理软件和统计软件中十分常见。read.csv()函数可用于读取 CSV 格式文件，该函数的用法与 read. table()基本一致。为了更清晰地理解 R 语言数据的读取，下面来看一个示例。

假设有一个包含患者身高、体重和血压的文本文件 clinical_data.txt，数据内容如下：

```
Patient_ID  Height  Weight  Blood_Pressure
1           170     70      120/80
2           165     65      130/85
3           180     80      140/90
```

通过以下代码读取该文本文件：

```
clinical_data <- read.table("clinical_data.txt", header = TRUE, sep = "", skip = 0, nrows = -1)
```

有一个包含患者年龄、性别和诊断的 CSV 文件 clinical_data.csv，数据内容如下：

```
Patient_ID Age Gender Diagnosis
```

```
1 45 Male Hypertension
2 30 Female Diabetes
3 55 Male Hyperlipidemia
```

通过以下代码读取该 CSV 文件：

```
clinical_data <- read.table("clinical_data.csv", header = TRUE, sep = " ", skip = 0, nrows = -1)
```

文本文件和 CSV 文件的读取步骤及读取结果如图 2-9 所示。

```
> #数据读写
> clinical_data <- read.table("clinical_data.txt",
+                   header = TRUE, sep = "", skip = 0, nrows = -1) # 读取文本文件
> print(clinical_data)
  Patient_ID Height Weight Blood_Pressure
1          1    170     70         120/80
2          2    165     65         130/85
3          3    180     80         140/90
> clinical_data <- read.table("clinical_data.csv",
+                   header = TRUE, sep = " ") #读取CSV文件
> print(clinical_data)
  Patient_ID Age Gender        Diagnosis
1          1  45   Male      Hypertension
2          2  30 Female          Diabetes
3          3  55   Male    Hyperlipidemia
```

图 2-9

2.3.2　写入文件

在 R 语言中，写入文件通常使用 write.table()或 write.csv()等函数，具体取决于要保存的数据类型和文件格式。例如，代码 "write.table(b, file = '文件路径', sep = ',', row.names = F,quote = F,append = T)" 用于将数据写入文件，其函数主要参数的含义如下。

- sep = ',': 表示用 "," 作为字段分隔符。
- row.names = F: 表示不添加行号。
- quote = F: 表示不添加双引号。
- append = TRUE: 表示将数据附加到文件尾，而不是覆盖文件。

为了更清晰地理解 R 语言数据的写入，参考以下示例：

```
clinical_data <- data.frame(
  Patient_ID = c(1, 2, 3),
  Age = c(45, 30, 55),
  Gender = c("Male", "Female", "Male"),
  Diagnosis = c("Hypertension", "Diabetes", "Hyperlipidemia")
)   #创建一个包含患者年龄、性别和诊断的数据框
write.csv(clinical_data, file = "clinical_data_output.csv", row.names = FALSE)
#将数据框写入 CSV 文件
```

图 2-10 展示了创建的数据框的内容和将其写入 CSV 文件的过程。

```
> clinical_data <- data.frame(
+   Patient_ID = c(1, 2, 3),
+   Age = c(45, 30, 55),
+   Gender = c("Male", "Female", "Male"),
+   Diagnosis = c("Hypertension", "Diabetes", "Hyperlipidemia")
+ ) #创建一个包含患者年龄、性别和诊断的数据框
> clinical_data
  Patient_ID Age Gender       Diagnosis
1          1  45   Male    Hypertension
2          2  30 Female        Diabetes
3          3  55   Male  Hyperlipidemia
> write.csv(clinical_data, file = "clinical_data_output.csv", row.names = FALSE) #将数据框写入CSV文件
```

图 2-10

2.3.3　读写其他数据文件

R 语言提供了很多功能包，用于读取其他格式的数据文件。例如，使用 haven 程序包中的 read_spss()函数可以读取 SPSS 数据，read_sas()函数可以读取 SAS 数据，read_stata()函数可以读取 Stata 数据。使用这些函数可以将需要的数据导入 R 并转换为数据框格式。haven 程序包还提供了相应的导出数据的函数，例如，write_sav()函数可以写入 SPSS 格式文件，write_sas()函数可以写入 SAS 格式文件，write_dta()函数可以写入 Stata 格式文件。

以下是其他类型数据读写的示例：

```
install.packages("haven")
library(haven)          #安装并加载 haven 程序包
#读取文件
data <- read_spss("clinical_data.sav")         #读取以".sav"为后缀的 SPSS 文件数据
data <- read_sas("clinical_data.sas7bdat")     #读取以".sas7bdat"为后缀的 SAS 文件数据
data <- read_stata("clinical_data.dta")        #读取以".dta"为后缀的 Stata 文件数据
#写入文件
clinical_data <- data.frame(
  patient_id = c(1, 2, 3, 4, 5),
  age = c(35, 45, 50, 28, 62),
  gender = c("M", "F", "M", "F", "M"),
  diagnosis = c("Hypertension", "Diabetes", "Obesity", "Asthma",
"Hyperlipidemia")
  ) #创建一个示例的数据框
write_sav(clinical_data, "clinical_data.sav") #写入 SPSS 文件
write_sas(clinical_data, "clinical_data.sas7bdat") #写入 SAS 文件
write_dta(clinical_data, "clinical_data.dta") #写入 Stata 文件
```

2.4　R 语言流程控制

在 R 语言中，流程控制语句用于控制程序的执行流程。这些语句包括判断语句和循环语句。

2.4.1　判断语句

判断语句包含一个或多个要求出其数值或逻辑值的条件，以及条件为真时要执行的语句和条件为假时要执行的语句。R 语言中常用的判断语句有 if、if…else 和 switch 语句。

（1）if 语句用于判断逻辑表达式的真假（True 和 False），若表达式的值为真，则执行{}内的

程序语句；若为假，则不执行。

（2）if…else 语句与 if 语句相似，但在表达式的值为假时，执行 else 后的程序语句。这种结构可以嵌套以完成多重判断。

（3）switch 语句允许测试一个变量是否等于多个值中的一个，每个值称为一个 case（情况）。语法格式为：

```
switch (expression, case1, case2, case3, ...)
```

switch 语句必须遵循下面的规则：expression 是一个常量表达式，可以是整数或字符串，如果是整数，则返回对应 case 的位置值；如果是字符串，则返回对应 case 中变量名对应的值。

判断语句的示例代码如下：

```
Patient1_hemoglobin <- 125
if (Patient1_hemoglobin>110){print("正常")}
Patient2_hemoglobin <- 100
if (Patient2_hemoglobin>110){print("正常")
  } else {print("贫血")}   #通过 if 和 if…else 语句判断是否贫血
Patient3_hemoglobin <- 65
if (Patient3_hemoglobin>110){print("正常")
}else if (Patient3_hemoglobin>90){print("轻度贫血")
}else if (Patient3_hemoglobin>60){print("中度贫血")
}else if (Patient3_hemoglobin>30){print("重度贫血")
     }else {print("极重度贫血")}  #通过 if…else 嵌套语句判断贫血分度
hepatitis1 <- "甲型肝炎"
hepatitis2 <- "丁型肝炎"
switch (hepatitis1,甲型肝炎="肠道途径传播", 乙型肝炎="血液、性接触和母婴传播",
        丙型肝炎="血液、性接触和母婴传播",丁型肝炎="血液、性接触和母婴传播",
        戊型肝炎="肠道途径传播") #判断 hepatitis1 的肝炎传播途径
switch (hepatitis2,甲型肝炎="肠道途径传播", 乙型肝炎="血液、性接触和母婴传播",
        丙型肝炎="血液、性接触和母婴传播",丁型肝炎="血液、性接触和母婴传播",
        戊型肝炎="肠道途径传播") #判断 hepatitis2 的肝炎传播途径
```

判断语句示例代码的运行结果如图 2-11 所示。判断语句可以方便地帮助我们在临床中优化数据分析、个性化治疗、风险评估、病情监测和决策支持等。

```
> Patient1_hemoglobin <- 125
> if (Patient1_hemoglobin>110){print("正常")}
[1] "正常"
> Patient2_hemoglobin <- 100
> if (Patient2_hemoglobin>110){print("正常")
+   } else {print("贫血")}   #通过if和if…else语句判断是否贫血
[1] "贫血"
> Patient3_hemoglobin <- 65
> if (Patient3_hemoglobin>110){print("正常")
+ }else if (Patient3_hemoglobin>90){print("轻度贫血")
+ }else if (Patient3_hemoglobin>60){print("中度贫血")
+ }else if (Patient3_hemoglobin>30){print("重度贫血")
+       }else {print("极重度贫血")}  #通过if…else嵌套语句判断贫血分度
[1] "中度贫血"
> hepatitis1 <- "甲型肝炎"
> hepatitis2 <- "丁型肝炎"
> switch (hepatitis1,甲型肝炎="肠道途径传播", 乙型肝炎="血液、性接触和母婴传播",
+         丙型肝炎="血液、性接触和母婴传播",丁型肝炎="血液、性接触和母婴传播",
+         戊型肝炎="肠道途径传播") #判断hepatitis1的肝炎传播途径
[1] "肠道途径传播"
> switch (hepatitis2,甲型肝炎="肠道途径传播", 乙型肝炎="血液、性接触和母婴传播",
+         丙型肝炎="血液、性接触和母婴传播",丁型肝炎="血液、性接触和母婴传播",
+         戊型肝炎="肠道途径传播") #判断hepatitis2的肝炎传播途径
[1] "血液、性接触和母婴传播"
```

图 2-11

2.4.2　循环语句

在 R 语言中，循环结构和应用函数提供了多种灵活的方法来处理数据和执行任务。本小节将详细介绍各种循环结构和函数的用法。R 语言中常用的循环语句包括 for 循环和 while 循环。

for 循环用于在指定次数内重复执行相同的代码块。它的语法结构如下：

```
for (variable in sequence) {statements}
```

variable 是循环变量，用来迭代 sequence 中的元素。sequence 可以是向量、列表或其他可迭代的数据结构。在循环体内使用 variable 可以访问当前迭代的元素。

while 循环用于在满足指定条件的情况下重复执行代码块。它的语法结构如下：

```
while (condition) {statements}
```

condition 是一个逻辑表达式，只要满足条件，循环就会继续执行。在每次循环迭代之后，会重新检查条件，直到条件不再满足。循环语句的示例代码如下：

```
patients_age <- c(30, 40, 50, 60) #创建年龄向量
for (age in patients_age) {
  new_age <- age + 5
  print(new_age)
} #使用 for 循环遍历每个患者的年龄，计算年龄加 5 后的值并输出
body_temperature <- c(37.5, 38.2, 36.9, 39.0, 37.8) #创建体温向量
i <- 1
abnormal_temperatures <- c()
while (i <= length(body_temperature)) {
  if (body_tcmperature[i] > 37.0) {
    abnormal_temperatures <- c(abnormal_temperatures, body_temperature[i])
  }          #使用 while 循环找到超过正常体温（37.0℃）的患者体温
  i <- i + 1
}
print(abnormal_temperatures) #输出结果将为超过正常体温的患者体温数据
```

循环语句示例代码的运行结果如图 2-12 所示。在临床医学数据处理中，循环结构有助于对数据集中的每个元素进行操作，发现满足特定条件的数据，从而支持进一步的分析和决策。

```
> patients_age <- c(30, 40, 50, 60) #创建年龄向量
> for (age in patients_age) {
+     new_age <- age + 5
+     print(new_age)
+ } #使用for循环遍历每个患者的年龄，计算年龄加5后的值并输出
[1] 35
[1] 45
[1] 55
[1] 65
> body_temperature <- c(37.5, 38.2, 36.9, 39.0, 37.8) #创建体温向量
> i <- 1
> abnormal_temperatures <- c()
> while (i <= length(body_temperature)) {
+     if (body_temperature[i] > 37.0) {
+         abnormal_temperatures <- c(abnormal_temperatures, body_temperature[i])
+     }          #使用while循环找到超过正常体温（37.0℃）的患者体温
+     i <- i + 1
+ }
> print(abnormal_temperatures) #输出结果将为超过正常体温的患者体温数据
[1] 37.5 38.2 39.0 37.8
```

图 2-12

2.5　字符串操作

在 R 语言中，字符串是一种表示文本数据的数据类型。字符串中可以包含字母、数字、符号等字符，用于表示文本信息。在 R 语言中，字符串通常用单引号或双引号来"包裹"。与数值型数据主要用于数值运算和计算不同，字符串型数据以字符形式存储在内存中，用于存储和处理文本信息。

字符串作为一种重要的数据类型，在 R 语言中有着广泛的应用。在数据处理中，字符串常用于表示变量名、列名或标签，用于标识不同的数据列或数据点；在数据读取或文件处理中，字符串常用于表示文件路径、文件名或文本内容；在文本分析和自然语言处理中，字符串是基本的数据类型，用于存储文本内容、关键词等信息；在创建图表或可视化信息时，字符串常用于图表标题、标签、图例等文本元素的表示；在交互式应用中，字符串可用于处理用户输入的文本数据，进行有效的交互和反馈。总的来说，字符串在 R 语言中具有多种重要的应用和作用，涵盖了数据处理、文本分析、可视化、交互式应用等多个方面。

既然字符串在数据处理和分析工作承担了如此重要的角色，那么我们如何对字符串进行操作呢？与数值型数据操作时常用的算术运算、统计分析、数值转换等不同，字符串操作包括对文本的拆分、连接、查找、替换等。stringr 包是专门用于字符处理的 R 包，提供了丰富的字符串处理函数：

- str_c()函数可以便捷地实现两个字符串的连接。
- str_split()和 str_split_fixed()函数可以实现字符串的拆分。
- str_sub()和 str_subset()函数可以提取子字符。其中 str_sub()函数通过指定开始和结束位置，提取出字符串中的部分字符串；str_subset()函数通过匹配模式，筛选出满足模式的字符串。
- str_replace()、str_replace_all()和 str_replace_na()函数可以替换字符串中的部分字符。

除了上述常见的字符串操作外，stringr 包中也包含其他用于字符处理的函数，例如 str_to_lower()和 str_to_upper()函数用于字符串大小写的转换，str_squish()函数用于删除多余的空格，str_sort()和str_order()函数用于字符向量排序。

字符串操作的 R 代码如下：

```
library(stringr)
#字符串拼接
patients_name <- c("Alice", "Bob", "Charlie")
patients_age <- c(25, 30, 35)
patients_condition <- c("Fever", "Cough", "Headache")  #构建 3 个包含患者姓名、年
龄和病情的向量
patient_info <- str_c(patients_name, " - Age: ",
                      patients_age, " - Condition: ",
                      patients_condition)  #使用 str_c()函数将这些信息连接在一起
print(patient_info)          #输出结果
#字符串拆分
patient_data <- c("Alice,25,Fever", "Bob,30,Cough", "Charlie,35,Headache")
split_data <- str_split(patient_data, ",")           #拆分每个病人信息
names <- sapply(split_data, function(x) x[1])        #拆分出病人姓名
ages <- as.numeric(sapply(split_data, function(x) x[2]))  #拆分出病人年龄
```

```
conditions <- sapply(split_data, function(x) x[3]) #拆分出病人病情
print(names)
print(ages)
print(conditions)

#提取字符
patient_symptoms <- c("Frequent headaches", "Persistent cough", "Fever and
fatigue")
extracted_symptoms <- str_sub(patient_symptoms, start = 1, end = 5) #提取每个
患者症状描述的前 5 个字符
print(extracted_symptoms)
fever_symptoms <- str_subset(patient_symptoms, "Fever")     #筛选包含关键词
"Fever"的症状描述
print(fever_symptoms)

#替换字符
patient_symptoms <- c("Frequent headaches", "Persistent cough", "Fever and
fatigue")
replaced_symptoms <- str_replace(patient_symptoms, "headaches", "migraine") #
将"headaches"替换为"migraine"
print(replaced_symptoms)
```

字符串操作代码的运行结果如图 2-13 所示。通过字符串操作，我们可以更好地处理和分析患者信息、症状描述等文本数据，从而更好地支持临床决策、研究和患者管理。

```
> library(stringr)
> #字符串拼接
> patients_name <- c("Alice", "Bob", "Charlie")
> patients_age <- c(25, 30, 35)
> patients_condition <- c("Fever", "Cough", "Headache")   #构建三个包含患者姓名,年龄和病情的向量
> patient_info <- str_c(patients_name, " - Age: ",
+                       patients_age, " - Condition: ",
+                       patients_condition)       #使用str_c()函数将这些信息连接在一起
> print(patient_info)             #输出结果
[1] "Alice - Age: 25 - Condition: Fever"      "Bob - Age: 30 - Condition: Cough"
[3] "Charlie - Age: 35 - Condition: Headache"
> #字符串拆分
> patient_data <- c("Alice,25,Fever", "Bob,30,Cough", "Charlie,35,Headache")
> split_data <- str_split(patient_data, ",")   #拆分每个病人信息
> names <- sapply(split_data, function(x) x[1])   #拆分出病人姓名
> ages <- as.numeric(sapply(split_data, function(x) x[2])) #拆分出病人年龄
> conditions <- sapply(split_data, function(x) x[3])   #拆分出病人病情
> print(names)
[1] "Alice"   "Bob"      "Charlie"
> print(ages)
[1] 25 30 35
> print(conditions)
[1] "Fever"    "Cough"     "Headache"
> #提取字符
> patient_symptoms <- c("Frequent headaches", "Persistent cough", "Fever and fatigue")
> extracted_symptoms <- str_sub(patient_symptoms, start = 1, end = 5) #提取每个患者症状描述的前五个字符
> print(extracted_symptoms)
[1] "Frequ" "Persi" "Fever"
> fever_symptoms <- str_subset(patient_symptoms, "Fever") #筛选包含关键词"Fever"的症状描述
> print(fever_symptoms)
[1] "Fever and fatigue"
> #替换字符
> patient_symptoms <- c("Frequent headaches", "Persistent cough", "Fever and fatigue")
> replaced_symptoms <- str_replace(patient_symptoms, "headaches", "migraine") #将"headaches"替换为"migraine"
> print(replaced_symptoms)
[1] "Frequent migraine" "Persistent cough"  "Fever and fatigue"
```

图 2-13

2.6　R 语言数据保存

在数据分析和统计建模过程中，通常需要将数据保存到不同的文件格式中，以便进行进一步的处理或与他人共享。R 语言作为一种流行的数据分析工具，提供了多种方法来保存数据。

save.image()函数能将当前环境中的全部 R 对象（数据框、向量、图表对象等）保存下来，相当于截取了一个快照，R 代码如下：

```
save.image(file = 'snapshoot.RData')    #保存快照
load('snapshoot.RData')                 #加载 RData 数据
```

这里 save.image() 用于保存全部对象。如果想保存指定对象，则需要使用 save()函数，R 代码如下：

```
save(p,x,file = 'px.RData')    #保存 RData 数据
load('px.RData')               #加载 RData 数据
```

如果想单独保存某个对象，例如保存某个数据框，则建议保存为 RDS 文件，R 代码如下：

```
saveRDS(mtcars,file = 'mtcars.rds')    #保存 rds
mtcars<-readRDS('mtcars.rds')          #读取 rds
```

总结一下，R 语言的数据保存方法如图 2-14 所示，.RData 文件可保存多个对象，用 save()保存，用 load()加载；.rds 文件可保存单个对象，用 saveRDS()保存，用 readRDS()读取。

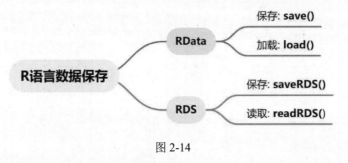

图 2-14

第3章

R 语言数据清洗

数据清洗是数据科学中必不可少的一部分，它能够帮助我们准确地分析和预测未来趋势。如果读者曾尝试过进行分析或建模，就会发现数据往往不像我们想象的那样干净、整洁，通常需要仔细地进行检查、清理和处理，才能把数据转变成有用的信息。R 语言作为一种强大的数据分析工具，提供了多种方法和工具包来辅助我们进行数据清洗（data cleaning）。本章将探讨数据清洗的重要性，介绍 R 语言的核心工具和应用，并展示几个案例分析。在阅读本章后，读者将更加熟悉使用 R 语言进行数据清洗和预处理的方法，并能够在实践中取得良好的效果。

3.1 数据清洗的重要性

在数据分析过程中，数据清洗是一个至关重要的步骤。无论数据源多么可靠，总会出现一些不符合要求、格式错误、缺失或异常的数据。如果不进行清洗，这些问题会直接影响后续的数据分析和建模结果。

笔者之前经常和临床试验数据打交道，无论是手动录入的数据还是取自数据库的数据，在完成数据获取后，感觉有 80%甚至 90%的时间和精力都花在了数据清洗这一环节，即"增""删""查""改"。通过数据清洗，可以将数据转换为可进入模型的状态，即"清洁的数据"（tidy data/clean data）。如果过不了这一关，后续的建模就无法实现。

数据清洗的主要目的是纠正错误、删除重复、填补缺失、处理异常值以及进行数据类型的转换等。一个干净、整齐的数据集不仅可以提高分析的准确性，还可以减少建模时的噪声和偏差。在数据科学项目中，数据清洗往往占据了工作人员大量的时间和精力，但这一步的投入对整个项目的成功至关重要。

"几行代码实现 XXX"的前提是，需要先用几十行甚至几百行代码对"脏"数据进行清洗，才能让数据在"几行代码"中直接运行出结果。没有"清洁"的数据，即使套用别人的数据分析，也只会得到各种错误。

俗话说"心急吃不了热豆腐"，如果希望在数据分析上进一步提高水平，那么数据清洗就是一项基本功，无论怎样强调都不为过。

数据清洗的任务包括确保原始数据的准确输入、检查变量的值是否合理有效、检查是否存在缺失数据、检查并删除重复数据、检查特殊值如患者编号是否唯一，以及检查是否存在无效数据等。

举个例子，当我们获得一个包含几百名临床患者的数据集时，应该做什么？

首先要粗略地划分变量类型，通常可以分成字符型和数值型。例如，数据集里的group（组别）、gender（性别）都是典型的字符型变量，而age（年龄）则是典型的数值型变量。然后进行数据清洗，检查字符型和数值型变量的值是否在合理的区间（比如年龄的范围）、是否存在缺失，是否存在异常（比如性别、年龄）以及患者编号是否存在重复。有的读者可能会说："这一步难道不是统计描述吗？"没错，这一步的本质确实是统计描述，可以得到频数表、最大值、最小值、均值（即均数）、中位数等信息。但数据清洗并没有这么简单，通过统计描述只能初步了解数据"脏不脏"，如果数据"脏"，后面还有很多工作要做；如果数据"干净"，也不能高兴得太早，干净的数据不见得直接就能使用。

一个数据集可能需要拆分或合并（比如双录，即两个研究人员同时录入一批数据，以减少单人录入出现的失误），才能满足后续的数据分析要求。有时数据存在缺失值（missing data），需要通过多重填补（multiple imputation）方法进行处理。

总结一下，数据清洗具体包含的操作除了检查变量是否有效、是否在合理范围内之外，还包括拼接、抽提、拆分、观测和变量的筛选、变量类型转换、缺失数据填补等。只要是为了进一步进行数据分析而做准备的工作，都可以视为数据清洗的一部分。

3.2 数据质量评估

数据质量评估是指对数据集中的数据进行检查和分析，以确定数据是否符合预期标准的过程。在数据整理与清洗中，数据质量评估是非常重要的一环，它可以帮助我们识别数据中存在的问题，并为下一步的数据预处理和清洗提供指导。

在数据质量评估过程中，常见的数据质量问题包括：

● 数据缺失：部分数据缺失，可能导致分析结果不准确。
● 数据异常值：个别数据偏离正常范围，影响整体分析结论。
● 数据不一致：同一实体的不同记录之间出现了一致性问题，导致结果失真。
● 数据不准确：数据记录存在错误或误差较大，需要进行修正。

当处理一个新的数据集的时候，首先要了解数据的基本情况：数据的格式是什么？数据的维度是多少？变量名是什么？变量如何存储？是否缺失数据？数据中是否有缺陷？数据质量评估是数据清洗的第一步，我们可以通过一系列函数和方法快速获取数据质量，包括数据的结构、摘要统计信息、前几行数据等。在R语言中，可以使用以下常用的包和函数进行数据质量评估。

- str()函数：用于查看数据框或数据集的结构，包括每个变量的类型和前几行的数据。
- summary()函数：用于获取数据集的基本统计信息，如最小值、最大值、均值、中位数等。
- head()函数：用于查看数据集的前几行数据，默认显示前 6 行。
- tail()函数：用于查看数据集的后几行数据，默认显示后 6 行。
- dim()函数：用于获取数据集的行数和列数。
- colnames()函数：用于获取数据集的列名。
- is.na()函数：用于检查数据集中的缺失值。
- boxplot()函数：用于绘制箱线图，帮助识别数据集中的异常值。
- dplyr 包：用于提供了丰富的数据处理函数，可用于数据质量评估和处理。

在实际应用中，通过结合以上包和函数，可以有效地进行数据质量评估，识别数据质量问题并提出解决方案。

下面是一个示例，展示如何使用 R 代码进行数据质量评估。

```
#创建一个包含临床医学数据的数据框 df，包括患者 ID、年龄、性别、诊断、血压和胆固醇等变量
df <- data.frame(
  patient_id = 1:100,
  age = sample(18:80, 100, replace = TRUE),
  gender = sample(c("Male", "Female"), 100, replace = TRUE),
  diagnosis = sample(c("Hypertension", "Diabetes", "Heart Disease", "Cancer"),
100, replace = TRUE),
  blood_pressure = rnorm(100, mean = 120, sd = 10),
  cholesterol = rnorm(100, mean = 200, sd = 20)
)


str(df)        #使用 str()函数查看数据框 df 的结构
summary(df[c("age", "blood_pressure", "cholesterol")]) #使用 summary()函数对数值型变量进行摘要统计
head(df)       #查看数据框 df 的前几行数据
tail(df)       #查看数据框 df 的后几行数据
dim(df)        #查看数据框 df 的维度（行数和列数）
colnames(df)       #查看数据框 df 的列名
any(is.na(df))    #检查数据框 df 中是否有缺失值
```

示例代码的运行结果如图 3-1 所示。

```
> df <- data.frame(
+    patient_id = 1:100,
+    age = sample(18:80, 100, replace = TRUE),
+    gender = sample(c("Male", "Female"), 100, replace = TRUE),
+    diagnosis = sample(c("Hypertension", "Diabetes", "Heart Disease", "Cancer"), 100, replace = TRUE),
+    blood_pressure = rnorm(100, mean = 120, sd = 10),
+    cholesterol = rnorm(100, mean = 200, sd = 20)
+ )   #创建了一个包含临床医学数据的数据框 df，包括患者 ID、年龄、性别、诊断、血压和胆固醇等变量
> str(df) # 使用str()函数查看数据框 df 的结构
'data.frame':   100 obs. of  6 variables:
 $ patient_id    : int  1 2 3 4 5 6 7 8 9 10 ...
 $ age           : int  57 80 49 23 46 58 30 44 68 41 ...
 $ gender        : chr  "Female" "Female" "Female" "Male" ...
 $ diagnosis     : chr  "Diabetes" "Hypertension" "Hypertension" "Heart Disease" ...
 $ blood_pressure: num  113 131 119 123 123 ...
 $ cholesterol   : num  201 190 187 190 213 ...
> summary(df[c("age", "blood_pressure", "cholesterol")]) #使用summary()函数对数值型变量进行摘要统计
      age          blood_pressure   cholesterol
 Min.   :18.00   Min.   : 89.17   Min.   :138.4
 1st Qu.:32.00   1st Qu.:112.55   1st Qu.:186.3
 Median :49.00   Median :118.85   Median :198.6
 Mean   :47.91   Mean   :119.44   Mean   :199.8
 3rd Qu.:59.25   3rd Qu.:125.21   3rd Qu.:212.3
 Max.   :80.00   Max.   :155.06   Max.   :256.1
> head(df) # 查看数据框 df 的前几行数据
  patient_id age gender       diagnosis blood_pressure cholesterol
1          1  57 Female        Diabetes      112.8272    201.3346
2          2  80 Female    Hypertension    130.6857    189.6911
3          3  49 Female    Hypertension    118.9354    187.2593
4          4  23   Male   Heart Disease    123.0983    190.1282
5          5  46   Male        Diabetes    122.7202    212.6450
6          6  58   Male        Diabetes    141.1686    221.1889
> tail(df) # 查看数据框 df 的后几行数据
    patient_id age gender       diagnosis blood_pressure cholesterol
95          95  39 Female    Hypertension    117.3145    226.5579
96          96  54   Male          Cancer    116.3001    228.9717
97          97  30 Female   Heart Disease    123.3218    206.4781
98          98  58 Female   Heart Disease    119.2863    213.1613
99          99  25   Male          Cancer    111.8749    204.5120
100        100  50 Female   Heart Disease    131.0109    221.5382
> dim(df) # 查看数据框 df 的维度（行数和列数）
[1] 100   6
> colnames(df) # 查看数据框 df 的列名
[1] "patient_id"     "age"           "gender"        "diagnosis"     "blood_pressure" "cholesterol"
> any(is.na(df)) # 检查数据框 df 中是否有缺失值
[1] FALSE
```

图 3-1

通过这些方法，我们可以快速了解数据的基本情况，从而在进行数据清洗前对数据质量进行全面评估。这有助于识别数据中存在的问题，并为后续的数据清洗工作做好准备。

3.3　数据清洗

在评估了数据质量之后，接下来进入数据清洗环节。

3.3.1　缺失值检查及处理

缺失值是指在有观测值的情况下出现的空值。在数据分析和处理过程中，经常会遇到数据中存在缺失值的情况，这会影响数据的准确性和可靠性。缺失值可能由于各种原因产生，如数据采集错误、数据传输问题或者数据记录缺失等。除了上一节介绍的使用 any(is.na(df))检查数据框中是否有缺失值之外，还可以使用 sum(is.na(df))计算数据框中所有变量的缺失值总数，使用 colSums(is.na(df))

计算数据框中每个变量的缺失值数量。在处理缺失值之前，需要先了解缺失值的类型和影响，然后选择合适的方法进行处理。R 语言提供了丰富的函数和包来帮助我们处理缺失值。接下来，将介绍几种常用的缺失值处理方法，并提供相应的源代码示例。

删除缺失值是最简单的处理方法之一。通过删除包含缺失值的行或列，可以排除缺失值对后续分析的影响。在 R 语言中，可以使用 na.omit()函数来删除包含缺失值的行。这种方法适用于缺失值数量较少或缺失的行对于分析结果影响不大的情况，可以简单快速地处理缺失值。

另一种常见的处理方法是替换缺失值。可以使用特定的值（如均值、中位数或众数）替换缺失值，或者使用插值方法进行填充。在 R 语言中，可以使用 replace()函数来替换缺失值。这种方法适用于缺失值较少且可以用合理的代替值来填补的情况，有助于保持数据的整体结构和分布。

最后一种是基于模型方法的缺失值插补，其中多重插补是一种常用的方法。该方法通过多次填充生成多个完整的数据集，然后进行分析并将结果汇总。可以使用 mice 包中的 mice() 函数来实现多重插补。这种方法适用于缺失值较多或缺失值模式复杂的情况，能够更有效地填补缺失值并保持数据的统计特征。

以下 R 代码展示了含有缺失值数据的不同缺失值处理方法。

```
#生成一个包含缺失值的示例数据集
set.seed(123)
n <- 50
patients <- data.frame(
  name = sample(c("Alice", "Bob", NA), n, replace = TRUE),
  age = sample(c(20:60, NA), n, replace = TRUE),
  blood_pressure = sample(c(100:160, NA), n, replace = TRUE)
) any(is.na(patients))   #检查数据框中是否有缺失值
sum(is.na(patients))      #计算数据框中所有变量的缺失值总数
colSums(is.na(patients))             #计算数据框中每个变量的缺失值数量
patients_complete <- na.omit(patients) #使用 na.omit()删除包含缺失值的行
any(is.na(patients_complete))    #显示处理后的数据集是否有缺失值
mean_age <- mean(patients$age, na.rm = TRUE)#计算年龄的均值
mean_bp <- mean(patients$blood_pressure, na.rm = TRUE) #计算血压的均值
patients_replace <- patients
patients_replace$age <-
replace(patients_replace$age,is.na(patients_replace$age), mean_age) #使用 replace()
函数替换缺失值为均值
patients_replace$blood_pressure <- replace(patients_replace$blood_pressure,
is.na(patients_replace$blood_pressure), mean_bp)
colSums(is.na(patients_replace))     #显示处理后的每个变量的缺失值数量
library(mice)
patients_imputed <- mice(patients) #使用 mice()函数进行多重插补
patients_imputed_complete <- complete(patients_imputed)
colSums(is.na(patients_imputed_complete))    #显示处理后的数据集
```

代码的运行结果如图 3-2 所示。在临床医学相关的分析中，处理缺失值非常重要，因为缺失值可能会导致分析结果出现偏差。具体选择哪种方法来处理缺失值取决于缺失值的分布、数量以及数据本身的特征。

```
> set.seed(123)
> n <- 50
> patients <- data.frame(
+   name = sample(c("Alice", "Bob", NA), n, replace = TRUE),
+   age = sample(c(20:60, NA), n, replace = TRUE),
+   blood_pressure = sample(c(100:160, NA), n, replace = TRUE)
+ )               #生成一个包含缺失值的示例数据集
> any(is.na(patients)) #检查数据框中是否有缺失值
[1] TRUE
> sum(is.na(patients)) #计算数据框中所有变量的缺失值总数
[1] 20
> colSums(is.na(patients)) #计算数据框中每个变量的缺失值数量
          name            age blood_pressure
            19              0              1
> patients_complete <- na.omit(patients) # 使用na.omit()删除包含缺失值的行
> any(is.na(patients_complete))  # 显示处理后的数据集是否有缺失值
[1] FALSE
> mean_age <- mean(patients$age, na.rm = TRUE)# 计算年龄的均值
> mean_bp <- mean(patients$blood_pressure, na.rm = TRUE)# 计算血压的均值
> patients_replace <- patients
> patients_replace$age <- replace(patients_replace$age,
+                  is.na(patients_replace$age), mean_age) # 使用replace()函数替换缺失值为均值
> patients_replace$blood_pressure <- replace(patients_replace$blood_pressure,
+                              is.na(patients_replace$blood_pressure), mean_bp)
> colSums(is.na(patients_replace))# 显示处理后的每个变量的缺失值数量
          name            age blood_pressure
            19              0              0
> library(mice)
> patients_imputed <- mice(patients)# 使用mice()函数进行多重插补
> patients_imputed_complete <- complete(patients_imputed)
> colSums(is.na(patients_imputed_complete))# 显示处理后的数据集
          name            age blood_pressure
            19              0              0
```

图 3-2

3.3.2 异常值检查及处理

异常值是指与大多数数据点差异极大的值。这些异常值通常会影响模型的准确性和效率,因此需要对其进行检测和处理。识别异常值的方法主要包括图示法和计算检验法两大类。图示法有直方图、箱式图、Q-Q 图、散点图等;计算检验法则包括参考值范围、拉依达准则、Q 检验、格拉布斯法检验和狄克逊检验等。

箱线图判断异常的规则如图 3-3 所示。当数据值大于箱形图的上限或者小于箱线图的下限时,即判定为异常值,也就是说当数据点的位置小于 Q1+1.5*(Q3-Q1)或者大于 Q3+1.5*(Q3-Q1)时,超出上下限位置,判定为异常值。其中,Q3-Q1 为四分位差。

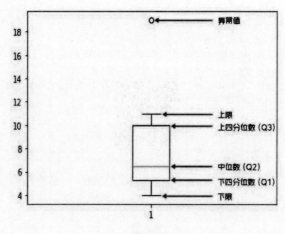

图 3-3

当识别到数据中存在异常值时，接下来需要对异常值进行处理。异常值的处理必须十分谨慎，因为异常值既可能是由于实验操作不当而导致的错误的结果和读数，也可能是其中蕴藏了新的有趣的"东西"，这通常是新科学发现的重要来源。因此，处理异常值是一项有趣的工作，需要遵循一定的步骤。

首先，必须搞清楚异常值产生的原因。

- 第一种情况：异常值是由于实验操作不当，或观测、记录或计算错误导致的。这类异常值与样本中其余观测值不属于同一总体。
- 第二种情况：异常值并非错误，而是真实存在的、固有的。这种场景就属于研究中需要重点讨论的内容了。

对于明显错误的值，可以选择不同的异常值处理方法，比如删除异常值、用中位数替换异常值或使用插值方法。

以下 R 代码展示了含有异常值数据的不同处理方法。

```
#生成一个包含体重数据的示例数据集
set.seed(123)
n <- 50
patients <- data.frame(
  weight = c(sample(c(50:120, 200), n, replace = TRUE), 500))
boxplot(patients$weight)    #绘制箱线图判断是否有异常值
patients$z_score <- scale(patients$weight)              #计算 Z 分数判断是否有异常值
outliers <- patients[abs(patients$z_score) > 3,]    #查找 Z 分数大于 3 的数据点（异常值）
print(outliers)             #显示异常值
patients_clean <- patients[abs(patients$z_score) <= 3, ]    #删除异常值
median_weight <- median(patients$weight, na.rm = TRUE)
patients$weight[abs(patients$z_score) > 3] <- median_weight#替换异常值为中位数
```

代码运行结果如图 3-4 所示。

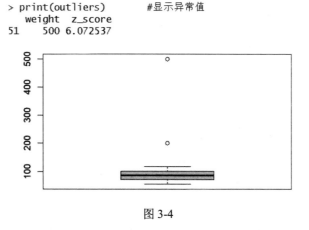

图 3-4

通过以上方法，可以在 R 语言中有效地识别和处理数据集中的异常值，从而保证数据的质量和准确性。

3.3.3　重复值检查及处理

重复值是指在数据集中出现相同的数据行或列。在数据处理中，由于统计或输入的失误，数据集中经常有重复值。通过 duplicated()函数可以便捷地识别重复值。去除重复值是数据清洗的重要工作之一，因为重复值通常会引起模型分析中的偏差，因此需要对其进行检测和处理。以下 R 代码展示了含有重复值数据的识别和处理方法。

```
#创建一个含有重复值的数据框
patient_data <- data.frame(Patient_ID = c(1, 2, 3, 3, 4, 5),
                           Weight = c(70.2, 65.5, 80.1, 80.1, 72.5, 68.9))
patient_data
#使用 duplicated()函数识别重复值
duplicated(patient_data)
duplicated_rows <- patient_data[duplicated(patient_data), ]
#删除重复值，保留第一个出现的记录
cleaned_data <- patient_data[!duplicated(patient_data), ]
cleaned_data
```

代码运行结果如图 3-5 所示。

```
> #创建一个含有重复值的数据框
> patient_data <- data.frame(Patient_ID = c(1, 2, 3, 3, 4, 5),
                             Weight = c(70.2, 65.5, 80.1, 80.1, 72.5, 68.9))
+
> patient_data
  Patient_ID Weight
1          1   70.2
2          2   65.5
3          3   80.1
4          3   80.1
5          4   72.5
6          5   68.9
> # 使用duplicated()函数识别重复值
> duplicated(patient_data)
[1] FALSE FALSE FALSE  TRUE FALSE FALSE
> duplicated_rows <- patient_data[duplicated(patient_data), ]
> # 删除重复值，保留第一个出现的记录
> cleaned_data <- patient_data[!duplicated(patient_data), ]
> cleaned_data
  Patient_ID Weight
1          1   70.2
2          2   65.5
3          3   80.1
5          4   72.5
6          5   68.9
```

图 3-5

处理重复值是数据处理的重要环节，它有助于确保数据的准确性和可靠性，为后续的数据分析和决策提供坚实的基础。

3.4　数据清洗 dplyr 包的使用

R 语言的 dplyr 包是数据清洗的重要工具，它提供了一组用于数据操作的函数，可以帮助用户进行数据筛选、整理、汇总和变换等操作。通过"install.packages("dplyr")"命令安装 dplyr 包，安装完成后通过"library(dplyr)"加载 dplyr 包。

dplyr 包中含有几个核心函数，用于执行常见的数据操作：

- filter()：按照指定条件筛选数据集中的行。
- select()：选择数据集中的列。
- mutate()：添加新的列或修改现有列。
- arrange()：根据指定变量对数据进行排序。
- summarize() 和 summarise()：生成汇总统计信息，如均值、总和等。
- group_by()：用于给数据分组，通常与 summarise() 一起使用。

"%>%"符号用于将多个 dplyr 函数串联起来，形成链式操作，从而提高代码的可读性和可维护性。

使用 dplyr 包处理数据的示例 R 代码如下：

```
#创建包含患者 ID、性别、年龄、血压、身高和体重的数据集
clinical_data <- data.frame(Patient_ID = c(1, 2, 3, 4, 5),
            Gender = c("Male", "Female", "Male", "Female", "Male"),
            Age = c(35, 55, 42, 28, 65),
            Blood_Pressure = c(120, 130, 140, 125, 135),
            Height = c(170, 160, 175, 155, 180),
            Weight = c(70.5, 65.2, 80.3, 75.0, 72.8))
library(dplyr)
#使用 filter()函数筛选出年龄大于 50 岁的患者
filtered_data <- clinical_data %>%
  filter(Age > 50)
filtered_data

#使用 select()函数选择仅包含患者 ID、性别和体重的变量
selected_data <- clinical_data %>%
  select(Patient_ID, Gender, Weight)
selected_data

#使用 mutate()函数计算并新增 BMI（身体质量指数）变量
mutated_data <- clinical_data %>%
  mutate(BMI = Weight / ((Height/100)^2))
mutated_data
#使用 arrange()函数按照血压从低到高对数据集进行排序
arranged_data <- clinical_data %>%
  arrange(Blood_Pressure)
arranged_data
#使用 summarize()函数计算体重的平均值和标准差
summary_data <- clinical_data %>%
  summarize(Avg_Weight = mean(Weight),
          Std_Weight = sd(Weight))
summary_data
#使用 group_by()和 summarize()函数按性别计算体重的平均值和标准差
grouped_summary_data <- clinical_data %>%
  group_by(Gender) %>%
  summarize(Avg_Weight = mean(Weight),
          Std_Weight = sd(Weight))
```

```
grouped_summary_data
```

代码的运行结果如图 3-6 所示。

```
> # 创建包含患者ID、性别、年龄、血压、身高和体重的数据集
> clinical_data <- data.frame(Patient_ID = c(1, 2, 3, 4, 5),
+                             Gender = c("Male", "Female", "Male", "Female", "M
+                             Age = c(35, 55, 42, 28, 65),
+                             Blood_Pressure = c(120, 130, 140, 125, 135),
+                             Height = c(170, 160, 175, 155, 180),
+                             Weight = c(70.5, 65.2, 80.3, 75.0, 72.8))
> library(dplyr)
> #使用filter()函数筛选出年龄大于50岁的患者:
> filtered_data <- clinical_data %>%
+   filter(Age > 50)
> filtered_data
  Patient_ID Gender Age Blood_Pressure Height Weight
1          2 Female  55            130    160   65.2
2          5   Male  65            135    180   72.8
> #使用select()函数选择仅包含患者ID、性别和体重的变量:
> selected_data <- clinical_data %>%
+   select(Patient_ID, Gender, Weight)
> selected_data
  Patient_ID Gender Weight
1          1   Male   70.5
2          2 Female   65.2
3          3   Male   80.3
4          4 Female   75.0
5          5   Male   72.8
> #使用mutate()函数计算并新增BMI（身体质量指数）变量:
> mutated_data <- clinical_data %>%
+   mutate(BMI = Weight / ((Height/100)^2))
> mutated_data
  Patient_ID Gender Age Blood_Pressure Height Weight      BMI
1          1   Male  35            120    170   70.5 24.39446
2          2 Female  55            130    160   65.2 25.46875
3          3   Male  42            140    175   80.3 26.22041
4          4 Female  28            125    155   75.0 31.21748
5          5   Male  65            135    180   72.8 22.46914
> #使用arrange()函数按照血压从低到高对数据集进行排序:
> arranged_data <- clinical_data %>%
+   arrange(Blood_Pressure)
> arranged_data
  Patient_ID Gender Age Blood_Pressure Height Weight
1          1   Male  35            120    170   70.5
2          4 Female  28            125    155   75.0
3          2 Female  55            130    160   65.2
4          5   Male  65            135    180   72.8
5          3   Male  42            140    175   80.3
> #使用summarize()函数计算体重的平均值和标准差:
> summary_data <- clinical_data %>%
+   summarize(Avg_Weight = mean(Weight),
+             Std_Weight = sd(Weight))
> summary_data
  Avg_Weight Std_Weight
1      72.76   5.570727
> #使用group_by()和summarize()函数按性别计算体重的平均值和标准差:
> grouped_summary_data <- clinical_data %>%
+   group_by(Gender) %>%
+   summarize(Avg_Weight = mean(Weight),
+             Std_Weight = sd(Weight))
> grouped_summary_data
# A tibble: 2 x 3
  Gender Avg_Weight Std_Weight
  <chr>       <dbl>      <dbl>
1 Female       70.1       6.93
2 Male         74.5       5.12
```

图 3-6

上述示例演示了如何使用不同的 dplyr 函数对临床医学数据进行筛选、选择、计算、排序和汇总分析。这些函数可以帮助我们更高效地处理和分析临床医学数据。

3.5 数据清洗实战

阅读完上述数据清洗的内容后，相信读者对数据清洗有了更深入的理解，并迫不及待地想要将它应用在自己收集的或公共数据库中的临床数据。数据清洗是数据分析过程中至关重要的一步，它可以有效地净化数据，排除无效或错误数据，并为后续的数据分析提供高质量的数据基础。

接下来，将以国家健康与营养调查（NHANES）数据库为例，研究肝脏脂肪变性相关的临床问题，展示如何导入原始数据并进行数据清洗，以满足数据分析的需求。NHANES 数据库包含了丰富的临床和健康相关数据，通过数据清洗可以使这些数据更加规范和可靠，为后续的数据分析和建模提供支持。

R 代码如下：

```
#首先载入数据清洗需要的包
library(nhanesA)
library(dplyr)
library(tidyverse)
library(mice)
#使用 nhanes 函数载入数据，使用 select 函数选择变量
demo<-nhanes ( 'P_DEMO' ) %>%
dplyr::select (SEQN, RIDAGEYR, DMDEDUC2, RIDRETH3, RIAGENDR, RIDSTATR,
WTMECPRP)
bmx<-nhanes('P_BMX') %>%
dplyr::select(SEQN,BMXWT,BMXBMI,BMXWAIST,BMXHIP)
lux<-nhanes('P_LUX') %>%
dplyr::select(SEQN,LUXSMED,LUXCAPM,LUAXSTAT)
mcq<- nhanes('P_MCQ') %>%
dplyr::select(SEQN,MCQ510E, MCQ230A, MCQ230B, MCQ230C)
hepc<- nhanes('P_HEPC') %>% dplyr::select(SEQN,LBXHCR, LBDHCI)
hepbd<- nhanes('P_HEPBD') %>% dplyr::select(SEQN,LBDHBG)
glu<- nhanes('P_GLU') %>% dplyr::select(SEQN,LBDGLUSI)
ghb<- nhanes('P_GHB') %>% dplyr::select(SEQN,LBXGH)
diq<- nhanes('P_DIQ') %>% dplyr::select(SEQN,DIQ010)
trigly<- nhanes('P_TRIGLY') %>% dplyr::select(SEQN,LBDTRSI)
hdl<- nhanes('P_HDL') %>% dplyr::select(SEQN,LBDHDDSI)
#使用 join_all 根据序列号（SEQN）对以上数据框进行合并，形成汇总数据
output<-plyr::join_all(list(demo, bmx, lux, mcq, hepc, hepbd, glu,
ghb,diq,trigly, hdl),by='SEQN', type='left')
#展示汇总数据 output
summary(output)
```

代码的运行结果如图 3-7 所示。

```
> #根据序列号对数据框进行合并
> output <- plyr::join_all(list(demo, bmx, lux, mcq,hepc,hepbd,glu,ghb,diq,trigly,hdl),
+                          by='SEQN', type='left')
> summary(output)
      SEQN           RIDAGEYR        DMDEDUC2        RIDRETH3        RIAGENDR        RIDSTATR        WTMECPRP          BMXWT
 Min.   :109263   Min.   : 0.00   Min.   :1.000   Min.   :1.000   Min.   :1.000   Min.   :1.000   Min.   :     0   Min.   :  3.20
 1st Qu.:113153   1st Qu.:10.00   1st Qu.:3.000   1st Qu.:3.000   1st Qu.:1.000   1st Qu.:2.000   1st Qu.:  6763   1st Qu.: 42.30
 Median :117043   Median :30.00   Median :4.000   Median :3.000   Median :2.000   Median :2.000   Median : 12640   Median : 68.10
 Mean   :117043   Mean   :33.74   Mean   :3.552   Mean   :3.486   Mean   :1.504   Mean   :1.919   Mean   : 20715   Mean   : 65.43
 3rd Qu.:120932   3rd Qu.:56.00   3rd Qu.:4.000   3rd Qu.:4.000   3rd Qu.:2.000   3rd Qu.:2.000   3rd Qu.: 23308   3rd Qu.: 86.30
 Max.   :124822   Max.   :80.00   Max.   :9.000   Max.   :7.000   Max.   :2.000   Max.   :2.000   Max.   :367556   Max.   :254.30
                                  NA's   :6328                                                                    NA's   :1485
     BMXBMI          BMXWAIST         BMXHIP          LUXSMED          LUXCAPM          LUAXSTAT         MCQ510E          MCQ230A
 Min.   :11.90   Min.   : 40.00   Min.   : 62.5   Min.   : 1.600   Min.   :100.0   Min.   :1.000   Min.   :5       Min.   :10.00
 1st Qu.:20.40   1st Qu.: 73.30   1st Qu.: 95.5   1st Qu.: 4.100   1st Qu.:211.0   1st Qu.:1.000   1st Qu.:5       1st Qu.:16.00
 Median :25.80   Median : 91.00   Median :103.4   Median : 5.000   Median :253.0   Median :1.000   Median :5       Median :30.00
 Mean   :26.66   Mean   : 89.67   Mean   :105.7   Mean   : 5.891   Mean   :257.6   Mean   :1.219   Mean   :5       Mean   :27.15
 3rd Qu.:31.40   3rd Qu.:105.40   3rd Qu.:113.3   3rd Qu.: 6.100   3rd Qu.:302.0   3rd Qu.:1.000   3rd Qu.:5       3rd Qu.:32.00
 Max.   :92.30   Max.   :187.50   Max.   :187.5   Max.   :75.000   Max.   :400.0   Max.   :1.000   Max.   :5       Max.   :99.00
 NA's   :2423    NA's   :2986     NA's   :5698    NA's   :5860     NA's   :5862    NA's   :5151    NA's   :15540   NA's   :14554
     MCQ230B         MCQ230C         LBXHCR          LBDHCI          LBDHBG          LBDGLUSI         LBXGH            DIQ010
 Min.   :10.00   Min.   :15.00   Min.   :1.000   Min.   :1.000   Min.   :1.00    Min.   : 2.610   Min.   : 2.800   Min.   :1.000
 1st Qu.:16.50   1st Qu.:23.00   1st Qu.:3.000   1st Qu.:3.000   1st Qu.:2.00    1st Qu.: 5.270   1st Qu.: 5.200   1st Qu.:2.000
 Median :30.00   Median :31.00   Median :3.000   Median :3.000   Median :2.00    Median : 5.660   Median : 5.500   Median :2.000
 Mean   :26.53   Mean   :29.10   Mean   :2.968   Mean   :2.985   Mean   :1.93    Mean   : 6.172   Mean   : 5.766   Mean   :1.926
 3rd Qu.:33.00   3rd Qu.:34.25   3rd Qu.:3.000   3rd Qu.:3.000   3rd Qu.:2.00    3rd Qu.: 6.220   3rd Qu.: 5.900   3rd Qu.:2.000
 Max.   :39.00   Max.   :39.00   Max.   :3.000   Max.   :4.000   Max.   :2.00    Max.   :29.100   Max.   :16.200   Max.   :9.000
 NA's   :15445   NA's   :15540   NA's   :4753    NA's   :4771    NA's   :14920   NA's   :10816    NA's   :5823     NA's   :574
     LBDTRSI          LBDHDDSI
 Min.   : 0.113   Min.   :0.130
 1st Qu.: 0.632   1st Qu.:1.110
 Median : 0.948   Median :1.320
 Mean   : 1.171   Mean   :1.383
 3rd Qu.: 1.423   3rd Qu.:1.580
 Max.   :30.302   Max.   :4.890
 NA's   :10910    NA's   :4732
```

图 3-7

图 3-7 中展示了汇总后的 NHANES 数据。可以看见，原始数据中存在这些问题：缺失值、异常值、重复值且缺少临床分析变量。因此，不符合数据统计分析的要求。后续将通过数据清洗使数据更加"干净"，R 代码如下：

```
#保存汇总的数据方便后续直接使用
write.csv(output,file = "output.csv")
#首先根据排除标准进行筛选
data1 <- subset.data.frame(output, RIDAGEYR >= 18) #排除小于 18 岁
data2 <- subset.data.frame(data1, RIDSTATR == "Both interviewed and MEC examined")
#排除没有完成面试及检查
data3 <- subset.data.frame(data2, LUAXSTAT == "Complete") #排除没有完成肝脏弹性成像
data4 <- subset.data.frame(data3, !is.na(`LUXCAPM`)) #排除肝脏弹性成像 CAP 值不完整
data5 <- subset.data.frame(data4, LUXSMED <= 13.6) #排除肝硬化
#筛查出诊断肝癌样本
liver.cancer.index <- which(data5$MCQ230A == 22|data5$MCQ230B == 22|
                            data5$MCQ230C == 22)
#筛查出自身免疫性肝炎样本
autoimm.hepa.index <- which(data5$MCQ510E == 5)
#筛查出丙肝抗体\丙肝 RNA 阳性样本
hepc.index <- which(data5$LBDHCI == 1|data5$LBXHCR == 1)
#筛查乙型肝炎表面抗原阳性样本
hepbd.index <- which(data5$LBDHBG == 1)
#汇总排除诊断肝癌、乙肝、丙肝及自身免疫性肝炎样本
other.cause.index <- c(autoimm.hepa.index,
                       hepc.index, hepbd.index,
                       liver.cancer.index
)
paper.data <- data5[-other.cause.index,] #使用 paper.data 筛选出 7387 个纳入研究的样本
#使用 mutate 函数在数据框中生成新的变量
paper.data <- paper.data %>%
  mutate(sex= factor(RIAGENDR, levels = c(1,2), labels = c("male","female")),
         race = factor(RIDRETH3, levels = c(3,4,1,2,6,7),
```

```
        labels = c("white","black","hispanic","hispanic","asian","other")),
        education = factor(DMDEDUC2, levels = c(1,2,3,4,5),
        labels = c("under 9th","9-11th","high school","college","college
graduate or above"), NA),
        bmi_c = factor(ifelse(BMXBMI < 18.5, "Underweight",
        ifelse(BMXBMI>=18.5 & BMXBMI < 25, "Normal",
         ifelse(BMXBMI>=25 & BMXBMI<30, "Overweight",
          ifelse(BMXBMI>=30, "Obese", NA)))),
            levels = c("Normal","Underweight","Overweight","Obese")),
       steatosis=cut(LUXCAPM,breaks=c(-Inf,274,Inf),labels=c("no", "yes")),
       fibrosis = cut(LUXSMED,breaks=c(-Inf,9.7,Inf),labels=c("no", "yes")),
       diabetes = ifelse(LBDGLUSI >=7|LBXGH >=6.5|DIQ010 ==1,1,0),
       ratio = BMXWAIST/BMXHIP,
       VAI = ifelse(RIAGENDR==1, (BMXWAIST/ (39.68+1.88*BMXBMI))
*(LBDTRSI/1.03)*(1.31/LBDHDDSI),(BMXWAIST/(36.85+1.89*BMXBMI))*
(LBDTRSI/0.81)*(1.52/LBDHDDSI)))
   #删除在数据清洗中多余的列
   data.a<-paper.data %>% dplyr::select (-RIDSTATR, -LUAXSTAT, -MCQ230A, -MCQ230B,
-MCQ230C, -MCQ510E, -LBDHCI, -LBXHCR, -LBDHBG, -RIAGENDR, -RIDRETH3, -DMDEDUC2, -DIQ010)
   #对变量进行重命名
   data.a<-plyr::rename(data.a,c(RIDAGEYR="年龄",BMXWT="体重", BMXBMI="身体质量指
数",BMXWAIST="腰围",BMXHIP="臀围",LUXSMED="中位肝硬度",LUXCAPM="中值控制衰减参数
",LBDGLUSI="空腹血糖",LBXGH="糖化血红蛋白",LBDTRSI="甘油三酯",LBDHDDSI="高密度脂蛋白胆
固醇",sex="性别",race="种族",education="教育程度",bmi_c="身体质量指数 2",steatosis="脂
肪肝",fibrosis="肝纤维化",diabetes="糖尿病",ratio="腰臀比",VAI="内脏脂肪指数"))
   #展示数据 data.a
   summary(data.a)
```

代码的运行结果如图 3-8 所示。

```
> #删除在数据清洗中多余的列
> data.a<-paper.data %>% dplyr::select(
+   -RIDSTATR,-LUAXSTAT,
+   -MCQ230A,-MCQ230B,-MCQ230C,-MCQ510E,-LBDHCI,
+   -LBXHCR,-LBDHBG,-RIAGENDR,-RIDRETH3,-DMDEDUC2,-DIQ010)
> data.a<-plyr::rename(data.a,c(RIDAGEYR="年龄",BMXWT="体重",BMXBMI="身体质量指数",BMXWAIST="腰围",BMXHIP="臀围",
+                               LUXSMED="中位肝硬度",LUXCAPM="中值控制衰减参数",LBDGLUSI="空腹血糖",
+                               LBXGH="糖化血红蛋白",LBDTRSI="甘油三酯",LBDHDDSI="高密度脂蛋白胆固醇",
+                               sex="性别",race="种族",education="教育程度",bmi_c="身体质量指数2",
+                               steatosis="脂肪肝",fibrosis="肝纤维化",diabetes="糖尿病",ratio="腰臀比",VAI="内脏脂肪指数"))
> #展示数据data.a
> summary(data.a)
      SEQN            年龄          WTMECPRP          体重          身体质量指数       腰围            臀围         中位肝硬度
 Min.   :109266   Min.   :18.00   Min.   :  2054   Min.   : 36.20   Min.   :14.60   Min.   : 56.40   Min.   : 74.0   Min.   : 1.600
 1st Qu.:113229   1st Qu.:33.00   1st Qu.:  9910   1st Qu.: 66.90   1st Qu.:24.50   1st Qu.: 87.40   1st Qu.: 96.6   1st Qu.: 4.100
 Median :117124   Median :49.00   Median : 16920   Median : 79.10   Median :28.30   Median : 98.00   Median :104.0   Median : 4.900
 Mean   :117120   Mean   :48.66   Mean   : 28148   Mean   : 82.04   Mean   :29.41   Mean   : 99.23   Mean   :106.4   Mean   : 5.268
 3rd Qu.:121035   3rd Qu.:63.00   3rd Qu.: 31816   3rd Qu.: 94.10   3rd Qu.:33.10   3rd Qu.:109.70   3rd Qu.:113.6   3rd Qu.: 6.100
 Max.   :124821   Max.   :80.00   Max.   :367556   Max.   :210.80   Max.   :82.00   Max.   :173.10   Max.   :180.0   Max.   :13.500
                                                   NA's   :54       NA's   :65      NA's   :227      NA's   :228
 中值控制衰减参数   空腹血糖        糖化血红蛋白       甘油三酯       高密度脂蛋白胆固醇   性别          种族
 Min.   :100.0   Min.   : 2.940   Min.   : 2.800   Min.   : 0.113   Min.   :0.130    male  :3626   white    :2497
 1st Qu.:216.0   1st Qu.: 5.270   1st Qu.: 5.300   1st Qu.: 0.666   1st Qu.:1.090    female:3761   black    :1928
 Median :259.0   Median : 5.720   Median : 5.500   Median : 0.994   Median :1.320                  hispanic:1686
 Mean   :261.7   Mean   : 6.214   Mean   : 5.799   Mean   : 1.237   Mean   :1.384                  asian   : 903
 3rd Qu.:305.0   3rd Qu.: 6.270   3rd Qu.: 5.900   3rd Qu.: 1.490   3rd Qu.:1.600                  other   : 373
 Max.   :400.0   Max.   :25.000   Max.   :15.200   Max.   :30.302   Max.   :4.840
                 NA's   :3868     NA's   :330      NA's   :3928     NA's   :468
                    教育程度       身体质量指数2   脂肪肝      肝纤维化       糖尿病            腰臀比            内脏脂肪指数
 under 9th                 : 534   Normal     :1903   no :4355   no :7156   Min.   :0.000   Min.   :0.6627   Min.   : 0.100
 9-11th                    : 748   Underweight: 119   yes:3032   yes: 231   1st Qu.:0.000   1st Qu.:0.8739   1st Qu.: 0.717
 high school               :1660   Overweight :2364                         Median :0.000   Median :0.9334   Median : 1.223
 college                   :2273   Obese      :2936                         Mean   :0.313   Mean   :0.9310   Mean   : 1.741
 college graduate or above:1796    NA's       :  65                         3rd Qu.:1.000   3rd Qu.:0.9889   3rd Qu.: 2.107
 NA's                      : 376                                            Max.   :1.000   Max.   :1.2384   Max.   :57.439
                                                                            NA's   :3282    NA's   :244      NA's   :4026
```

图 3-8

图 3-8 展示了数据清洗后的 NHANES 数据。可见经过进一步排除不符合研究标准的数据、计算

生成新的变量、删除多余的变量和修改变量名称，原始数据已经更加简洁和直观，但仍未明确是否存在缺失值、重复值和异常值的问题。因此，后续将进一步进行数据清洗，使用 mice 包进行多重插补以处理缺失值，R 代码如下：

```
set.seed(825) #设定随机数种子，便于结果能够重复出现
data.b<-data.a %>% dplyr::select(-SEQN,-WTMECPRP,-性别,-种族,-教育程度,-身体质量指数2,-脂肪肝,-肝纤维化,-糖尿病) #注意，计数资料（字符型向量）无法进行插补
data.d <- complete(mice(data.b,m=5))
#查看插补后的数据
summary(data.d)
```

代码的运行结果如图 3-9 所示，多重插补后的数据完整且缺失值得到填补。

```
> #查看插补后的数据
> summary(data.c)
     年龄            体重          身体质量指数        腰围            臀围          中位肝硬度      中值控制衰减参数     空腹血糖
 Min.   :18.00   Min.   : 36.20   Min.   :14.6   Min.   : 56.40   Min.   : 74.0   Min.   : 1.600   Min.   :100.0   Min.   : 2.940
 1st Qu.:33.00   1st Qu.: 66.80   1st Qu.:24.5   1st Qu.: 87.50   1st Qu.: 96.7   1st Qu.: 4.100   1st Qu.:216.0   1st Qu.: 5.270
 Median :49.00   Median : 79.00   Median :28.3   Median : 98.00   Median :104.0   Median : 4.900   Median :259.0   Median : 5.660
 Mean   :48.66   Mean   : 82.02   Mean   :29.4   Mean   : 99.24   Mean   :106.4   Mean   : 5.268   Mean   :261.7   Mean   : 6.181
 3rd Qu.:63.00   3rd Qu.: 94.05   3rd Qu.:33.1   3rd Qu.:109.60   3rd Qu.:113.5   3rd Qu.: 6.100   3rd Qu.:305.0   3rd Qu.: 6.270
 Max.   :80.00   Max.   :210.80   Max.   :82.0   Max.   :173.10   Max.   :180.0   Max.   :13.500   Max.   :400.0   Max.   :25.000
  糖化血红蛋白        甘油三酯       高密度脂蛋白胆固醇       腰臀比           内脏脂肪指数
 Min.   : 2.800   Min.   : 0.113   Min.   :0.130       Min.   :0.6627   Min.   : 0.09986
 1st Qu.: 5.300   1st Qu.: 0.632   1st Qu.:1.090       1st Qu.:0.8738   1st Qu.: 0.69772
 Median : 5.500   Median : 0.960   Median :1.320       Median :0.9335   Median : 1.15322
 Mean   : 5.801   Mean   : 1.196   Mean   :1.386       Mean   :0.9312   Mean   : 1.65828
 3rd Qu.: 5.900   3rd Qu.: 1.456   3rd Qu.:1.600       3rd Qu.:0.9892   3rd Qu.: 1.98764
 Max.   :15.200   Max.   :30.302   Max.   :4.840       Max.   :1.2384   Max.   :57.43934
```

图 3-9

继续检查异常值并用中位数对其进行替换，R 代码如下：

```
#查看和替换异常值
handle_outliers <- function(x) {
  threshold <- 3
  z_scores <- scale(x)
  outliers <- abs(z_scores) > threshold
  x[outliers] <- ifelse(outliers, median(x, na.rm=TRUE), x)
  return(x)
}#上述异常值处理方法较为烦琐，此处通过构建函数 handle_outliers 简化过程
data.e <- data.d %>% mutate_all(handle_outliers)
#查看处理完异常值后的数据
summary(data.e)
```

运行结果如图 3-10 所示，数据中的异常值已被中位数替换。但此处并不能简单替换，还应结合实际数据情况判断异常值产生的原因，并进行相应处理。此处介绍的替换方法适用于因实验操作不当，观测、记录或计算错误而导致的异常值。

```
> #查看处理完异常值后的数据
> summary(data.d)
     年龄            体重          身体质量指数        腰围            臀围          中位肝硬度      中值控制衰减参数     空腹血糖
 Min.   :18.00   Min.   : 36.20   Min.   :14.60   Min.   : 56.40   Min.   : 74.0   Min.   : 1.600   Min.   :100.0   Min.   : 2.940
 1st Qu.:33.00   1st Qu.: 66.65   1st Qu.:24.45   1st Qu.: 87.40   1st Qu.: 96.6   1st Qu.: 4.100   1st Qu.:216.0   1st Qu.: 5.270
 Median :49.00   Median : 78.80   Median :28.30   Median : 97.90   Median :103.8   Median : 4.900   Median :259.0   Median : 5.660
 Mean   :48.66   Mean   : 81.20   Mean   :29.11   Mean   : 98.98   Mean   :105.8   Mean   : 5.134   Mean   :261.7   Mean   : 5.927
 3rd Qu.:63.00   3rd Qu.: 93.40   3rd Qu.:32.90   3rd Qu.:109.40   3rd Qu.:113.1   3rd Qu.: 6.000   3rd Qu.:305.0   3rd Qu.: 6.160
 Max.   :80.00   Max.   :146.30   Max.   :49.90   Max.   :148.30   Max.   :147.7   Max.   :10.500   Max.   :400.0   Max.   :12.000
  糖化血红蛋白      甘油三酯      高密度脂蛋白胆固醇      腰臀比           内脏脂肪指数
 Min.   :2.800   Min.   :0.113   Min.   :0.26       Min.   :0.6993   Min.   :0.09986
 1st Qu.:5.300   1st Qu.:0.632   1st Qu.:1.09       1st Qu.:0.8739   1st Qu.:0.69272
 Median :5.500   Median :0.948   Median :1.32       Median :0.9335   Median :1.14651
 Mean   :5.668   Mean   :1.131   Mean   :1.37       Mean   :0.9312   Mean   :1.51542
 3rd Qu.:5.900   3rd Qu.:1.434   3rd Qu.:1.58       3rd Qu.:0.9892   3rd Qu.:1.94698
 Max.   :9.000   Max.   :4.268   Max.   :2.59       Max.   :1.1774   Max.   :7.52401
```

图 3-10

最后，还要检查数据框中是否存在重复值，R 代码如下：

```
#使用 duplicated()函数检查是否有重复值
duplicate_rows <- data.e[duplicated(data.e), ]
if(nrow(duplicate_rows) > 0) {
  cat("数据框中存在重复值。\n")
  cat("重复的行是:\n")
  print(duplicate_rows)
} else {
  cat("数据框中无重复值。\n")}
```

运行结果如图 3-11 所示，数据框中并不存在重复值。

```
> # 使用duplicated()函数检查是否有重复值
> duplicate_rows <- data.d[duplicated(data.d), ]
> if(nrow(duplicate_rows) > 0) {
+     cat("数据框中存在重复值。\n")
+     cat("重复的行是:\n")
+     print(duplicate_rows)
+ } else {
+     cat("数据框中无重复值。\n")}
数据框中无重复值。
```

图 3-11

至此，我们完成了 NHANES 原始数据的数据清洗，清洗后的数据可以用于下一步的数据分析。

通过学习与实践数据清洗，能够快速掌握数据清洗的具体步骤和技巧，并在实际项目中应用这些知识，从而提高数据处理的效率和准确性。数据清洗的重要性不言而喻，它直接影响数据分析结果的质量和可靠性。因此，在数据处理过程中，务必要注重数据清洗的环节，确保数据的准确性、完整性和一致性，从而保障数据分析结果的准确性和可信度。希望读者在数据清洗与数据分析的实践中取得成功！

第4章

R 语言数据可视化

R 语言是一款功能强大的统计分析和图形可视化工具,提供了丰富的数据可视化手段和工具集。它赋予研究人员和数据分析师们创造多样化图表和图形的能力,使数据的特性和分析结果得以直观而生动地展现。本章将深入探讨 R 语言的绘图机制,并通过一系列案例分析在 SCI 论文绘图的实践应用中展示。通过本章的学习,读者将对运用 R 语言进行数据可视化有更深入的理解,并能将所学知识应用于实际工作中。

4.1　基础绘图

R 语言是一种强大的数据分析和可视化工具,提供了丰富的绘图函数和包,可用来创建各种类型的图形。R 语言中常用的数据可视化基本图形如下:

- 散点图: 常用函数为 plot(),用于展示两个数值型变量之间的关系,通过点的分布展现数据的相关性或趋势。
- 直方图: 常用函数为 hist(),用于展示某个变量的分布情况,通过不同的柱形表示不同数值的频次。
- 饼图: 常用函数为 pie(),用于展示数据的占比情况,将整体分成几个扇形,每个扇形的大小表示对应数据的占比。
- 条形图: 常用函数为 barplot(),用于比较不同类别数据之间的差异,通常用于显示类别型变量的频次或平均值。
- 箱线图: 常用函数为 boxplot(),用于展示数据的分布情况,包括中位数、四分位数、离群点等信息,适合比较不同组别数据的分布情况。

通过绘制这些图形,可以更直观地理解数据的特征和相关性。本节将以下面的示例数据为例,讲解各个图形的绘制过程。

```
#创建一个包含 ID、姓名、年龄、收缩压、体重的数据框
clinical_data<-data.frame(
  ID=c("c001","c002","c003","c004","c005","c006","c007","c008","c009","c010"),
Name=c("Rmesh","Khilan","Kaushik","Chaitali","Hardik","Komal","Tom","Muffy","Susan","Kevin"),
```

```
Age=c(23,20,23,25,27,24,26,31,26,30),
Blood_Pressure = c(120, 110, 117, 122, 133,122, 130, 137, 129,135),
Weight = c(70.5, 65.2, 80.3, 75.0, 72.8, 66.7, 68.2, 56.4, 77.2, 66.9))
plot(clinical_data$Age,clinical_data$Blood_Pressure)
```

代码的运行结果如图 4-1 所示。通过一行简单的代码给 plot()函数定义 x 和 y，即可完成年龄与收缩压的散点图的制作。plot()函数能够绘制不同类型的图形，对于数值型数据，可以绘制散点图；对于分类数据，则适合绘制箱线图。

接下来，我们将通过添加一系列"修饰"来美化图形。首先是调整颜色，可以使用 col 参数设置散点的颜色。下面的代码将散点颜色修改为红色：

```
plot(clinical_data$Age,clinical_data$Blood_Pressure,col="red")
```

代码的运行结果如图 4-2 所示。

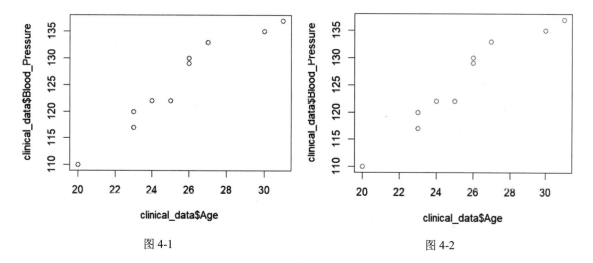

图 4-1　　　　　　　　　　　　　　图 4-2

此外，编写图片标题同样重要，可以使用 title()函数修改图片的标题。格式定义如下：

```
title(main = list(
"main title",    #指定主标题，位于图形上方
"sub-title",     #指定副标题，位于图形下方
cex =cex.main          #指定标题文字大小
col="col.main",        #指定标题颜色
font=font.main)        #指定标题文字格式
xlab="x-axis label",           #指定 x 轴标签
ylab="y-axis label"            #给纵坐标添加标题
)
```

示例代码如下：

```
plot(clinical_data$Age,clinical_data$Blood_Pressure,
 title(main = list("年龄与收缩压关系散点图", cex = 1.2,col = "blue", font =
2)),xlab='年龄',ylab='收缩压')
```

代码的运行结果如图 4-3 所示。我们通过 title()函数添加了图片标题"年龄与收缩压关系散点图"，并修改了横坐标和纵坐标的标题。

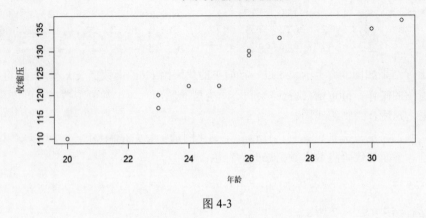

图 4-3

接下来，可以使用 text()函数添加数据标签，相应的 R 代码如下：

```
plot(clinical_data$Age,clinical_data$Blood_Pressure,main = "年龄与收缩压关系散点图",
    xlab='年龄',ylab='收缩压',pch=2,col = "red")
text(clinical_data$Age, clinical_data$Blood_Pressure,
    labels = clinical_data$Name, adj = c(0.5,1))
```

其中 labels 是添加的文本的字符矢量，adj 用于调整各个数据标签的位置。

下面使用 legend()函数添加图表图例，R 代码如下：

```
legend("topleft",c("收缩压"),pch = c(2),title="图例")
```

这里"topleft"表示显示位置在左上方，pch 参数用于更改数据标签的颜色。代码的运行结果如图 4-4 所示，我们不仅通过 text()函数添加了数据标签，还通过 legend()函数添加了图形的图例，增强了图形的可解释性。

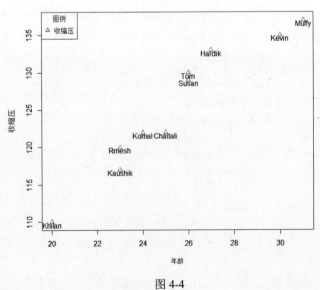

图 4-4

　　除了散点图，我们还可以使用 barplot()函数绘制条形图，使用 hist()函数绘制直方图，使用 pie()
函数绘制饼图，使用 boxplot()函数绘制箱线图。

　　基础绘图示例 R 代码如下：

```
#条形图
barplot(table(clinical_data$Blood_Pressure))
#直方图
hist(table(clinical_data$Blood_Pressure))
#饼图
pie(table(clinical_data$Blood_Pressure))
#箱线图
boxplot(clinical_data$Blood_Pressure)
```

　　在绘图时，有时需要在一个绘图区中绘制多幅图。在 R 语言中，可以使用多个函数来实现此要
求。其中 par()函数可将绘图区分割成规则的部分，使用参数 mfrow 或 mfcol 来设定多图环境。若需
将上述四幅图（图 4-1~图 4-4）显示在同一个绘图区中，可在绘图前运行 par(mfrow = c(2, 2))。该代
码指定在同一绘图区中绘制 2 行 2 列共 4 个图形，按行绘制。绘图效果如图 4-5 所示。

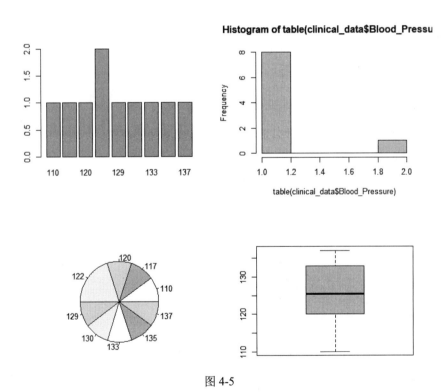

图 4-5

4.2　ggplot2 绘图

　　R 语言的作图能力毋庸置疑，其基础绘图系统已经能够绘制各种各样的图形。实际上，R 语言
拥有 4 种独立的作图系统，分别是基础图形、grid、lattice 以及 ggplot2。其中，ggplot2 是最为综合

的。本章将介绍这个神奇的作图系统。

ggplot2 包是由 Hadley Wickham 设计与实现的 R 扩展包,是一个优秀且强大的数据可视化工具。尽管这个包出现时间不长,但它已经得到了 R 社区许多用户的青睐。这主要归因于其丰富的功能、良好的可扩展性以及美观的输出效果。

4.2.1　ggplot2 语法入门及相关软件包

在当前的数据科学领域,数据可视化的首选工具是 ggplot2。许多优秀的可视化扩展包也是基于 ggplot2 发展而来的。ggplot2 打破了常规的绘图理念,采用了图层的概念。图层就像盖房子,先打好地基,再一层一层叠加。在本章的代码中,会看到大量的"+",这表示图层的叠加。在使用 ggplot2 包绘图之前,先了解一些相关的术语和理论:

(1)数据(data):要可视化的原始材料,包括变量,这些变量存储在数据框的每一列中。

(2)几何对象(geom):呈现数据的几何图形对象,如点、线条和条形等。

(3)图形属性(aesthetic):反映几何对象的视觉属性,如 x 坐标和 y 坐标、点的形状、线条的颜色等。

(4)映射(mapping):表示数据值与图形属性之间的对应关系。

(5)标度(scale):控制数据空间值到图形属性空间值的映射。例如,连续型的 y 标度将大数值映射至绘图空间中纵向更高的位置。

(6)引导元素(guide):向用户解释如何将视觉属性映射回数据空间,最常见的是坐标轴上的刻度线和标签。

(7)主题(theme):英文中使用 theme 一词,中文翻译为"背景"或"主题"均可,笔者习惯称之为"背景"。

通过了解这些术语和理论,后续可以更好地理解使用 ggplot2 包绘图的过程。

另外,用于数据处理和转换的 dplyr 包以及用于数据整理和重构的 tidyr 包,与 ggplot2 结合起来,可以轻松处理数据并创建可视化图形。使用 ggthemes 包提供的主题函数,可以使 ggplot2 图形更加美观。ggExtra 包用于增强 ggplot2 的功能,它的主要作用是向 ggplot2 散点图的边缘添加各种统计分布图,如密度分布图、直方图、箱线图、小提琴图等。

4.2.2　ggplot2 绘制简单的统计图形

接下来,开始尝试使用 ggplot2 绘制图形,R 代码如下:

```
#加载 ggplot2 包
library(ggplot2)
ggplot(data = mtcars,aes(x = wt,y = mpg))+
  geom_point()+
  labs(title = "plot1",x = "weight",y = "miles per gallon")
```

代码的运行结果如图 4-6 所示。

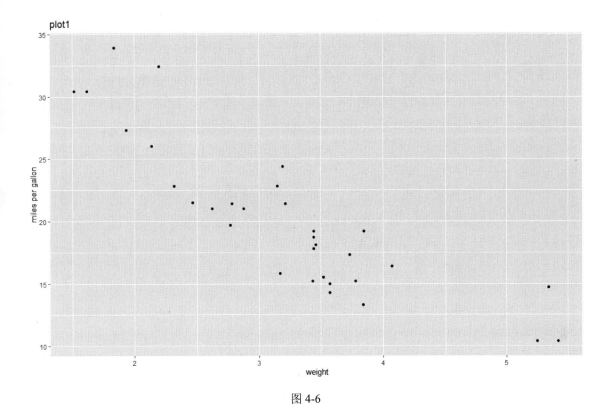

图 4-6

首先，让我们了解一下映射函数 aes() 在 ggplot2 绘图中的作用，它负责美学设计。想象一下放映电影时的白色幕布，一开始空无一物，但随着电影的播放，图像被映射到幕布上。在 ggplot2 绘图中也是这样的，点、线、面等都是通过映射呈现的。最基本的操作就是指定 x 轴和 y 轴，比如变量 wt 的值映射到 x 轴的位置。

另外，需要提供一个关键要素——几何对象。通过向图中添加几何对象，即一系列以 "geom_" 开头的函数，例如例子中的 geom_point()，我们可以将点（geom_point()）、线条（geom_abline()）或条形（geom_bar()）等绘制到图中。labs() 函数用于修改标题、x 轴和 y 轴标签、图例标题。示例 R 代码如下：

```
#编辑坐标轴、图例
ggplot(mtcars,aes(x = vs_f,y = mpg,fill = am_f))+
  geom_boxplot()+
  scale_x_discrete(breaks = c("vs_0","vs_1"),labels = c("vs = 0","vs = 1"))+
#修改横坐标轴
  labs(title = "boxplot of mpg",x = "",y = "Miles Per gallon",#把 x 轴标签去掉
     fill = "value of am")+#这个对应 aes 中的 fill,修改图例的标题
  theme(legend.position = c(0.2,0.8))#图例放置位置
```

运行以上代码，结果如图 4-7 所示。theme(legend.position = c(0.2,0.8)) 表示把图例放在距离左边 20%、距离下边 80% 的位置。

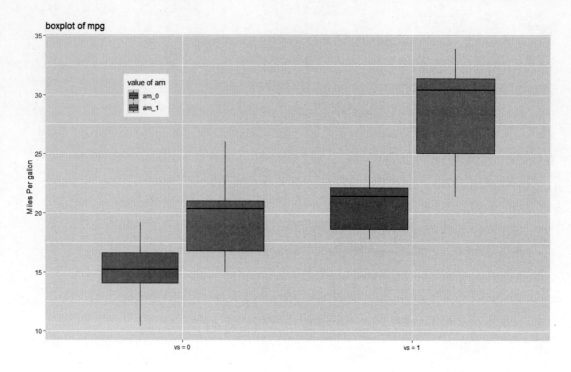

图 4-7

每个函数都有许多参数。通过把每个函数的设置用"+"连接起来，越靠后的设置在图层中就越靠上，有点像图层的叠加。这种方式把每个函数的设置分开，使得设置越多，绘制效果就越丰富。虽然这种表述有些抽象，但读者通过多尝试就能理解。

下面是一个 ggplot2 绘图的典型示例。首先，创建一个包含一些样本数据的数据框用于绘图，R 代码如下：

```
set.seed(123)   #设置随机种子，保证结果的可复现性
clinical_data <- data.frame(
  patient_id = 1:50,
  age = sample(20:80, 50, replace = TRUE),
  gender = sample(c("Male", "Female"), 50, replace = TRUE),
  diagnosis = sample(c("Hypertension", "Diabetes", "Heart disease", "Cancer",
"Obesity"), 50, replace = TRUE),
  blood_pressure = rnorm(50, mean = 120, sd = 10),
  cholesterol = rnorm(50, mean = 200, sd = 20),
  bmi = rnorm(50, mean = 25, sd = 5))
```

然后绘制基本图形，R 代码如下：

```
ggplot(clinical_data,
aes(x = age, y = cholesterol))+
geom_point()
```

绘制的是散点图，代码的运行结果如图 4-8 所示。

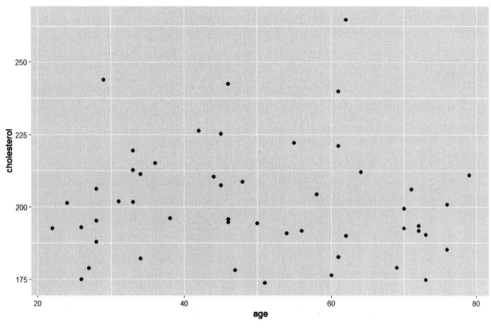

图 4-8

绘制线图的 R 代码如下：

```
ggplot(clinical_data,
aes(x = age, y = cholesterol))+
geom_line()
```

代码的运行结果如图 4-9 所示。通过"+geom_line()"，我们在画板上绘制了线图。

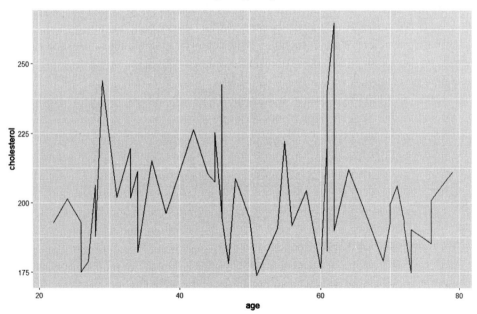

图 4-9

还可以组合多个几何图层，R 代码如下：

```
ggplot(clinical_data,
aes(x = age, y = cholesterol))+
geom_line() + geom_point() #组合多个几何图层
```

代码的运行结果如图 4-10 所示。通过 "+geom_line() + geom_point()"，我们在画板上组合了线图和散点图。

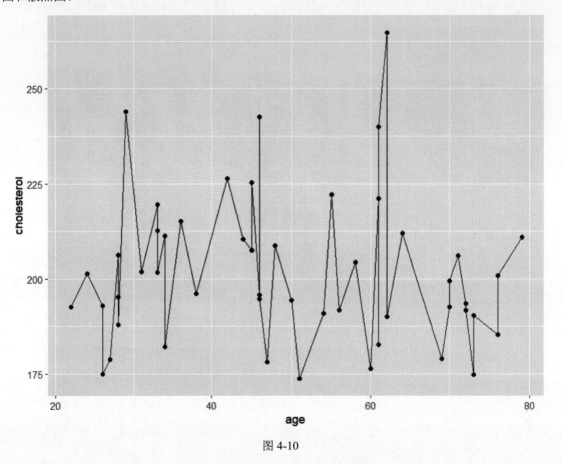

图 4-10

创建了几何对象后，我们可以进一步修改其属性，例如调整散点的颜色、形状和大小。R 代码如下：

```
ggplot(clinical_data,
aes(x = age, y = cholesterol))+
geom_point(color = "firebrick", shape = "diamond", size = 4)
```

代码的运行结果如图 4-11 所示。

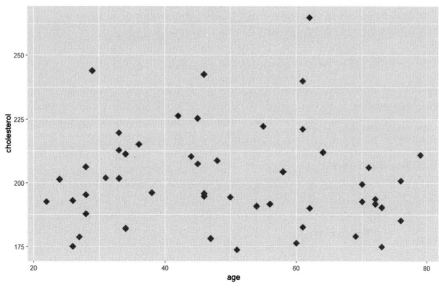

图 4-11

通过 theme()函数可以控制图形的外观，例如使用 theme_minimal()绘制一个背景注释的极简主义主题。另外，还需要修改坐标轴的标题以符合绘图要求，可以使用 labs(x="横坐标标题", y="纵坐标标题")修改坐标标题。

为了使代码简洁，我们将基础 ggplot 图形绘制代码赋值为 g，以下是绘图的 R 代码：

```
g<-ggplot(clinical_data, aes(x = age, y = cholesterol))+geom_point(color =
"firebrick", shape = "diamond", size = 4)+theme_minimal()
    g+labs(x = "Age(year)", y = "Cholesterol (mmol/L)")
```

代码的运行结果如图 4-12 所示，

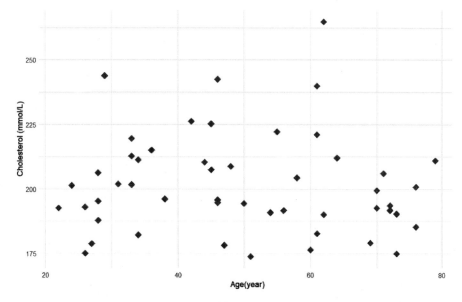

图 4-12

接下来，可以使用 theme()函数调整轴标题的属性，包括标题与坐标轴的间距、标题的字体大小、颜色和样式，以及调整坐标轴刻度的位置、大小和颜色。R 代码如下：

```
g+labs(x = "Age(year)", y = "Cholesterol (mmol/L)")+
theme(
axis.text = element_text(color = "dodgerblue", angle = 50, vjust = 1, hjust =
1,size = 12), #修改坐标轴刻度属性
axis.title.x = element_text(vjust = 0, size = 15,color = "firebrick",face =
"italic"),#修改 x 轴标题属性
axis.title.y = element_text(vjust = 1, size = 15,color = "firebrick",face =
"italic")) #修改 y 轴标题属性
```

代码的运行结果如图 4-13 所示。

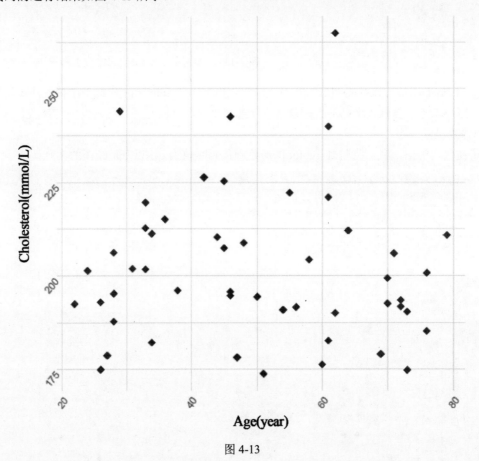

图 4-13

当坐标轴修改完后，如何添加图片的标题呢？我们可以通过 ggtitle()函数来添加标题。R 代码如下：

```
ggtitle()
g+labs(x = "Age(year)", y = "Cholesterol (mmol/L)")+
```

```
ggtitle("The correlation between age and cholesterol")
```

代码的运行结果如图 4-14 所示。

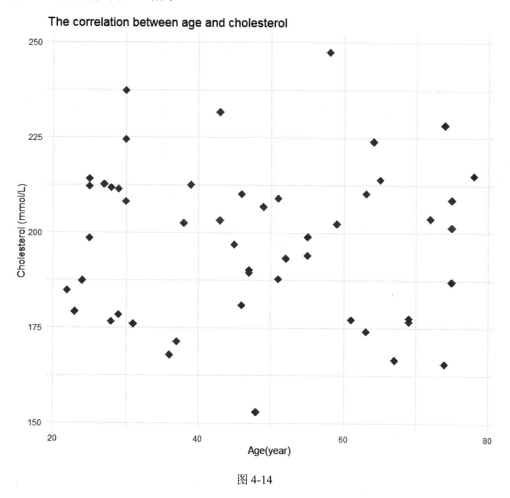

图 4-14

当我们想在图中添加代表不同诊断疾病的散点和图例时，可以通过 aes()函数将该变量映射到图中，R 代码如下：

```
ggplot(clinical_data, aes(x = age, y = cholesterol, color = diagnosis)) +
  geom_point(size = 4) +
  labs(x = "Age(year)", y = "Cholesterol (mmol/L)")
```

代码的运行结果如图 4-15 所示，其中不同诊断对应的点使用了不同的颜色进行展示。

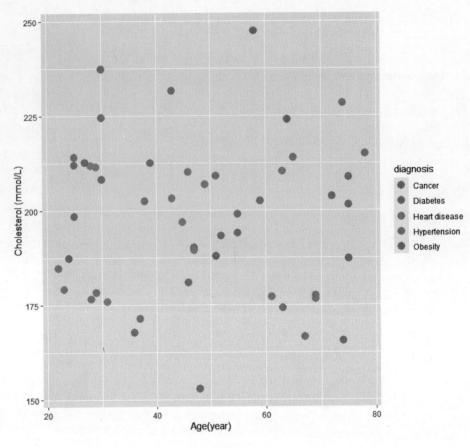

图 4-15

4.2.3　ggplot2 绘制复杂图形（统计图的组合、分面展示）

　　ggplot2 提供了丰富的功能和选项，帮助用户轻松绘制复杂的统计图形，实现图形的组合和分面展示，以更全面地展示数据之间的关系和趋势。其中，Thomas Lin Pedersen 的 patchwork 包提供了一种简单的方法来组合绘图。首先，使用 ggplot2 创建多个图形，并分别赋值给 c、p 和 g，R 代码如下：

```
g<-ggplot(clinical_data, aes(x = age, y = cholesterol))+geom_point(color =
"firebrick", shape = "diamond", size = 4)+theme_minimal()
p<-ggplot(clinical_data,
      aes(x = age, y = cholesterol, color = diagnosis)) +
  geom_point(size = 4) +
  labs(x = "Age(year)", y = "Cholesterol (mmol/L)")
c<-ggplot(clinical_data,
       aes(x = age, y = cholesterol))+
  geom_point(color = "firebrick", shape = "diamond", size = 4)
```

　　随后，通过 patchwork 包实现统计图形的组合：先使用 library(patchwork)加载 patchwork 包，再使用 "+" 和 "/" 符号实现图形的左右和上下组合。

（1）通过输入代码"p+g"实现图形的左右组合，如图 4-16 所示。

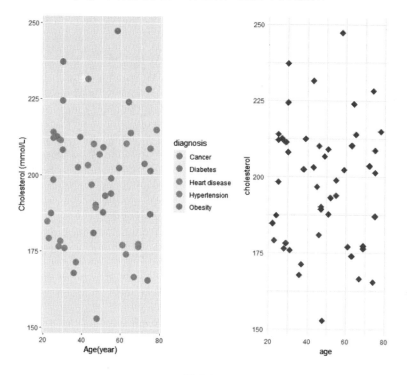

图 4-16

（2）通过输入代码"p/g"实现图形的上下组合，如图 4-17 所示。

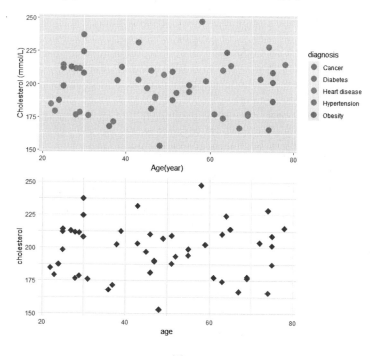

图 4-17

（3）通过输入代码"(g+c)/p"实现多个图形的拼接，如图 4-18 所示。

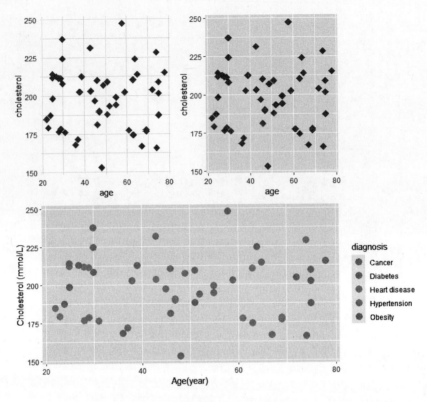

图 4-18

接下来介绍 ggplot2 的分面。分面是一种技术，可以根据一个或多个变量的类别将一个大图形分割成多个小图形，使用户能够更直观地比较不同组之间的数据。

首先，创建单个变量的分面。例如，如果想分别展示药物 A 和药物 B 对年龄和胆固醇水平的治疗效果，可以在基本散点图中使用 facet_wrap 函数来添加分面。R 代码如下：

```
ggplot(clinical_data, aes(x = age, y = cholesterol)) +
  geom_point(size = 3) +
  labs(x = "Age(year)", y = "Cholesterol (mmol/L)") +
  facet_wrap(~treatment)
```

代码的运行结果如图 4-19 所示，我们使用 facet_grid 函数实现了根据单个变量分面的散点图。

当需要同时基于两个变量创建分面图时，例如想展示药物 A 和药物 B 的治疗效果，并根据性别、年龄和胆固醇水平分面展示散点图，可以在基础散点图上使用 facet_grid()函数来实现。R 代码如下：

```
ggplot(clinical_data, aes(x = age, y = cholesterol)) +
  geom_point(size = 3) +
  labs(x = "Age(year)", y = "Cholesterol (mmol/L)") +
  facet_grid(gender ~ treatment)
```

代码的运行结果如图 4-20 所示，通过 facet_grid 函数实现了根据单个变量的散点图分面。当然，也可以通过修改 facet_grid()中的变量顺序来更改横坐标和纵坐标的分面定义。例如，使用

facet_grid(treatment~gender)可以将纵坐标根据治疗药物进行分面，将横坐标根据性别进行分面。

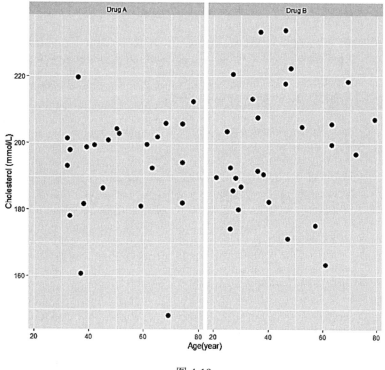

图 4-19

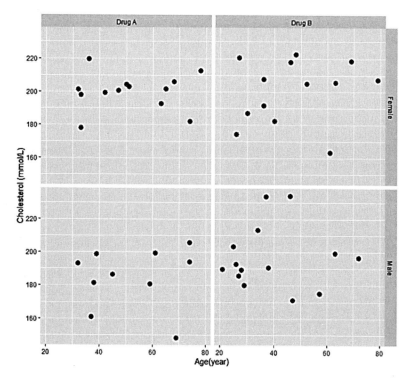

图 4-20

4.3   高质量 SCI 论文绘图

在撰写高质量的 SCI 论文时，图表发挥着至关重要的作用。图表不仅能直观地展示研究数据和结果，还能增强论文的说服力和可读性。本节将详细介绍 SCI 论文中常用图表的绘制。

4.3.1   聚类分析和相关分析的热图详解

聚类分析和相关分析是两种常用的统计方法，它们在数据科学和医学研究中具有重要意义。热图是一种流行的可视化手段，用于展示这两种分析的结果。

首先，我们来了解一下热图。热图是一种以颜色的变化来表示数据矩阵或数据集中程度的图表工具。颜色越深表示数据集中度越高，颜色越浅表示数据集中度越小。热图常用于展示基因表达、蛋白质相互作用、代谢途径活性等方面的数据信息。

聚类分析是一种将数据集中的对象分组的统计方法，目的是使组内对象的相似度尽可能高，而组间对象的相似度尽可能低。聚类分析的结果通常通过热图来展示，热图中的颜色深浅表示聚类成员之间的相似度高低或距离远近。下面通过一个示例来了解一下热图的制作流程，R 代码如下：

```
#加载需要的 R 包
library(ggh4x)
library(ggplot2)
library(tidyverse)
library(ggdendro)
#准备数据，热图的输入是一个数值型矩阵
test = matrix(rnorm(200), 20, 10) #创建一个随机数矩阵
test[1:10, seq(1, 10, 2)] = test[1:10, seq(1, 10, 2)] + 3
test[11:20, seq(2, 10, 2)] = test[11:20, seq(2, 10, 2)] + 2
test[15:20, seq(2, 10, 2)] = test[15:20, seq(2, 10, 2)] + 4
colnames(test) = paste("Test", 1:10, sep = "") #命名列名 Test1——Test10
rownames(test) = paste("Gene", 1:20, sep = "") #命名行名 Gene1——Gene20
yclust <- hclust(dist(test)) #计算基于矩阵 test 行的距离关系进行的层次聚类的结果
xclust <- hclust(dist(t(test))) #计算基于矩阵 test 列的距离关系进行的层次聚类的结果
p = test %>%
  #转换矩阵为数据框
  as.data.frame() %>%
  #将行名添加为一列
  rownames_to_column() %>%
  #将数据从宽格式转换为长格式，其中每一行包含一个样本和对应的基因表达值
  pivot_longer(cols = 2:ncol(.),
               names_to = "sample",
               values_to = "exp") %>%
  #以下开始使用 ggplot2 进行绘图
  #首先 ggplot() 函数初始化一个绘图对象，aes() 指定 x 轴和 y 轴的变量
  ggplot(aes(x = sample,y = rowname))+
  #geom_tile() 函数绘制瓷砖图，fill = exp 指定根据基因表达值来填充颜色
  geom_tile(aes(fill = exp))+
  #设定填充颜色的渐变，包括中点颜色、低值颜色和高值颜色
  scale_fill_gradient2(midpoint = 2.5,
```

```
                  low = '#2fa1dd',
                  mid="white",
                  high = '#f87669') +
#将基于聚类结果 yclust 绘制的行的树形图添加到热图中
scale_y_dendrogram(hclust = yclust) +
#将基于聚类结果 xclust 绘制的列的树形图添加到热图中
scale_x_dendrogram(hclust = xclust,position = 'top') +
#设定图形的主题,包括隐藏网格线、更改背景颜色等
theme(panel.grid = element_blank(),                #隐藏网格线
      axis.line = element_blank(),                 #隐藏坐标轴线
      axis.ticks = element_blank(),                #隐藏坐标轴刻度线
      axis.title = element_blank(),                #隐藏坐标轴标题
      panel.background = element_rect(fill = NA),  #去除面板的背景颜色
      legend.background = element_rect(fill = NA), #去除图例的背景颜色
      plot.background = element_rect(fill = NA),)  #去除绘图区域的背景颜色
```

代码的运行结果如图 4-21 所示。我们使用 ggplot2 完成了热图的绘制。这段代码生成的热图展示了基因表达数据中样本间和基因间的关系,并结合聚类树形图展示了基于样本和基因之间相似性的聚类结构。

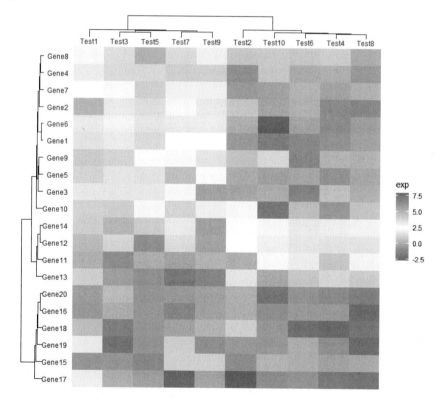

图 4-21

通过这个热图,可以直观地观察到不同基因在不同样本中的表达模式、相似性和聚类关系,有助于发现潜在的模式、规律和群组结构。同时,颜色渐变和聚类树形图也提供了额外的信息,有助于研究人员更好地理解和解释数据中的特点。

多个特征值之间的相关性关系可以通过相关性热图（correlation heatmap）有效地表征。相关性热图通过颜色的深浅来表示特征间相关系数的大小，常用于探索数据集中不同变量间的关系。它不仅能帮助我们直观地识别变量之间的显著正相关或负相关，还能帮助我们检测潜在的多重共线性问题。接下来，我们将使用 ggplot2 包绘制热图，以展示两个基因的相关性。该图展示了所有变量间的相关系数，颜色深浅表示相关系数的大小，并将显著的相关系数数值标记在图中。R 代码如下：

```
#生成一个随机数矩阵作为示例数据
set.seed(123)
data <- matrix(rnorm(100), 10, 10)
#计算相关性矩阵
correlation_matrix <- cor(data)
#将相关性矩阵转换为长数据格式
cor_data <- as.data.frame(as.table(correlation_matrix))
colnames(cor_data) <- c("gene1", "gene2", "correlation")
#设置显著性水平
significance_level <- 0.5
#绘制相关性热图并标记显著的相关系数
ggplot(cor_data, aes(x = gene1, y = gene2)) +
#根据 correlation 填充色块的颜色
  geom_tile(aes(fill = correlation)) +
#在热图的色块上添加筛选出相关性较为显著的文本
  geom_text(data = subset(cor_data, abs(correlation) > significance_level),
            aes(label = round(correlation, 2)), color = "black", size = 3) +
#定义色块的渐变颜色
  scale_fill_gradient2(low = "#2fa1dd", mid = "white", high = "#f87669", midpoint
= 0) +
#应用一个简洁的主题样式
  theme_minimal() +

  theme(axis.text.x = element_text(angle = 45, hjust = 1, size = 8, color =
"black"), #指定 x 轴上文本标签的样式
        axis.text.y = element_text(size = 8, color = "black"), #指定 y 轴上文本标
签的样式
        panel.grid = element_blank(), #移除面板背后的网格线
        strip.text = element_text(size = 10)) + #设置面板分隔文本的字体大小
#添加图形的标题和坐标轴的标签
  labs(title = "Correlation Heatmap", x = "Gene 1", y = "Gene 2") +
#将 x 轴的刻度标签放置在顶部
  scale_x_discrete(position = "top") +
#固定坐标轴的比例
  coord_fixed() +
#调整图例的样式
  theme(legend.title = element_text(size = 10, face = "bold"),
        legend.text = element_text(size = 8))
```

代码的运行结果如图 4-22 所示。

通过图 4-22，我们可以直观地观察到不同基因在不同样本中的表达模式、相似性和聚类关系，有助于发现潜在的模式、规律和群组结构。同时，颜色渐变和聚类树形图也提供了额外的信息展示，

帮助研究人员更好地理解和解释数据中的特点。

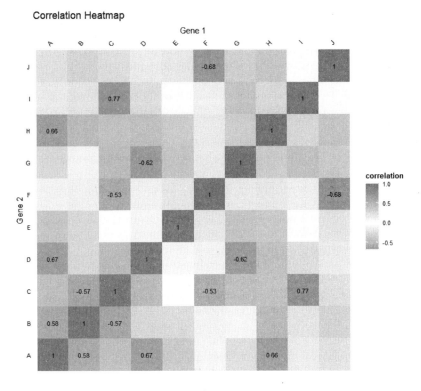

图 4-22

另外，多个特征值之间的相关性关系可以通过热图很好地进行表征。热图通过颜色的深浅来表示特征间相关系数大小的，它常用于探索数据集中不同变量间的关系。热图不仅能帮助我们直观地识别哪些变量之间存在显著的正相关或负相关，还能帮助我们检测潜在的多重共线性问题。接下来我们使用 ggplot2 包绘制热图展示两个基因的相关性的示例。展示所有变量间的相关系数，颜色表示相关系数大小，并将显著的相关系数数值标记在图中。

```
# 生成一个随机数矩阵作为示例数据
set.seed(123)
data <- matrix(rnorm(100), 10, 10)
# 计算相关性矩阵
correlation_matrix <- cor(data)
# 将相关性矩阵转换为长数据格式
cor_data <- as.data.frame(as.table(correlation_matrix))
colnames(cor_data) <- c("gene1", "gene2", "correlation")
# 设置显著性水平
significance_level <- 0.5
# 绘制相关性热图并标记显著的相关系数
ggplot(cor_data, aes(x = gene1, y = gene2)) +
#根据 correlation 填充色块的颜色
  geom_tile(aes(fill = correlation)) +
#在热图的色块上添加筛选出相关性较为显著的文本
  geom_text(data = subset(cor_data, abs(correlation) > significance_level),
```

```
              aes(label = round(correlation, 2)), color = "black", size = 3) +
   #定义了色块的渐变颜色
   scale_fill_gradient2(low = "#2fa1dd", mid = "white", high = "#f87669", midpoint
= 0) +
   #应用了一个简洁的主题样式
   theme_minimal() +
   theme(axis.text.x = element_text(angle = 45, hjust = 1, size = 8, color =
"black"), #指定了 x 轴上文本标签的样式。
        axis.text.y = element_text(size = 8, color = "black"), #指定了 y 轴上文本
标签的样式。
        panel.grid = element_blank(), #移除面板背后的网格线
        strip.text = element_text(size = 10)) + #设置面板分隔文本的字体大小
   #添加图形的标题和坐标轴的标签
   labs(title = "Correlation Heatmap", x = "Gene 1", y = "Gene 2") +
   #将 x 轴的刻度标签放置在顶部
   scale_x_discrete(position = "top") +
   #固定了坐标轴的比例
   coord_fixed() +
   #调整图例的样式
   theme(legend.title = element_text(size = 10, face = "bold"),
        legend.text = element_text(size = 8))
```

代码运行结果如图 4-23 所示，我们可以直观地了解基因之间的相关性情况，颜色变化展示了基因之间的关联性，帮助我们更好地理解数据中的模式和关系，为进一步的数据分析和探索提供了参考。

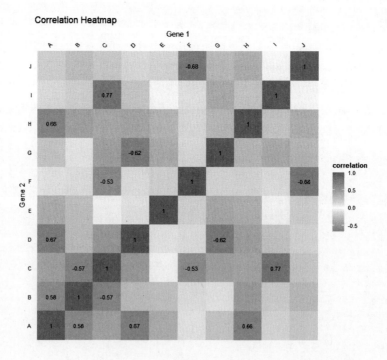

图 4-23

4.3.2　ROC 曲线的绘制

ROC 曲线即受试者工作特征曲线，是一种用于评估二分类模型性能的常用工具，是用真阳性率和假阳性率作图得出的曲线，可反映灵敏度和特异度的关系。

横轴表示假阳性率（1-特异度），纵轴表示真阳性率（灵敏度），而曲线上的任意一点代表某项筛检试验的特定阳性标准值相对应的灵敏度和特异度。曲线下面积（AUC）反映了诊断试验价值的大小，面积越大，越接近 1.0，诊断的真实度越高；越接近 0.5，诊断的真实度越低；当等于 0.5 时，则无诊断价值。

- AUC = 0.5～0.7，较低准确性。
- AUC = 0.7～0.9，有一定准确性。
- AUC > 0.9，较高准确性。

那么，应该如何绘制模型的 ROC 曲线呢？我们需要用到一个强大的 R 包工具：pROC 包，它是 R 语言中的一个统计学分析包，它提供了计算、绘制和分析接受者操作特征曲线（ROC 曲线）的函数和方法，并可用于计算某个阈值下的真阳性率和假阳性率。

在这里，我们将采用 aSAH 数据集作为示例，它是脑动脉瘤研究中的一个经典数据集，该数据集包括了 113 例动脉瘤蛛网膜下腔出血患者的临床和实验室资料。需要注意的是，aSAH 数据集是 MASS 包中的一个示例数据集，在使用前，需要安装并加载 MASS 包。如图 4-24 所示，aSAH 数据集包括 113 名患者，7 个变量。

gos6	outcome	gender	age	wfns	s100b	ndka
5	Good	Female	42	1	0.13	3.01
5	Good	Female	37	1	0.14	8.54
5	Good	Female	42	1	0.10	8.09
5	Good	Female	27	1	0.04	10.42
1	Poor	Female	42	3	0.13	17.40
1	Poor	Male	48	2	0.10	12.75
4	Good	Male	57	5	0.47	6.00

图 4-24

示例代码如下所示，需要安装 MASS 包和 pROC 包。在 aSAH 数据集中，我们用 age 这个数值型预测变量来预测 outcome 二分类因变量的取值，并且指定因变量的两个水平分别为"Good"和"Poor"。roc1 是二分类预测变量 age 在预测 outcome 二分类因变量时的 ROC 曲线和 AUC 值。我们可以通过这个分析来评估 age 对 outcome 的预测能力。

```
# 加载 MASS 包
library(MASS)
# 加载 pROC 包
library(pROC)
# 加载 aSAH 数据集
data(aSAH)
#使用 roc() 来建立 ROC 对象 roc1
roc1<- roc(aSAH$outcome, aSAH$age,
```

```
                levels=c("Good", "Poor"))
# 绘制 ROC 曲线并进行个性化设置
plot(roc1,
     # 打印 AUC 值
     print.auc=TRUE,
     # 设置打印 AUC 值的 x 轴位置
     print.auc.x=0.4,
     # 设置打印 AUC 值的 y 轴位置
     print.auc.y=0.5,
     # 不生成 ROC 曲线下方多边形
     auc.polygon=FALSE,
     # 设置两个轴间隔的大小
     grid=c(0.4, 0.3),
     # 设置两个轴间隔的颜色
     grid.col=c("#FF8C00", "#FF8C00"),
     # 不显示最佳阈值的位置
     print.thres=FALSE,
     # 图形标题
     main="ROC curve for aSAH dataset",
     # ROC 曲线颜色
     col="#FF2E63",
     # 绘制旧式的轴刻度标签
     legacy.axes=TRUE,
     # 打印 AUC 值时使用橙色文本
     print.auc.col="#FF8C00")
```

代码运行结果如图 4-25 所示，我们完成了 ROC 曲线的绘制，并将 AUROC 值在图中体现出来。

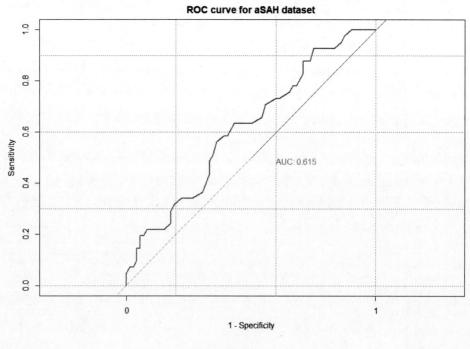

图 4-25

为了检验两条曲线的 p 值，我们再次引入另一条曲线，参数更改为 aSAH$s100b，并使用 add=TRUE 将它与上一条曲线放置在同一图上。同时我们使用 roc.test() 函数对得到的两条 ROC 曲线 roc1 和 roc2 进行比较，并得出它们是否具有显著差异。函数返回的结果存储在变量 testp 中。然后我们使用 text()函数在图表上添加了一个注释，显示了检验结果中 p 值。示例代码如下：

```
#使用 roc()来建立 ROC 对象
roc2 <- roc(aSAH$outcome, aSAH$s100b, levels = c("Good", "Poor"))
# 绘制 ROC 曲线
plot(roc2, col = "blue", add=TRUE, # 增加曲线,
    print.auc = TRUE,
    main = "ROC curve for S100B",
    xlab = "1 - Specificity",
    ylab = "Sensitivity",
    print.auc.x=0.6,print.auc.y=0.6)
testp <- roc.test(roc1,roc2)    # 检验两条曲线
text(0.4, 0.2, # 设置添加 p 值的位置(x,y)
    labels=paste("P value =", format.pval(testp$p.value)),
    adj=c(0, 0.5)) # 在图上添加 P 值
```

代码运行结果如图 4-26 所示。

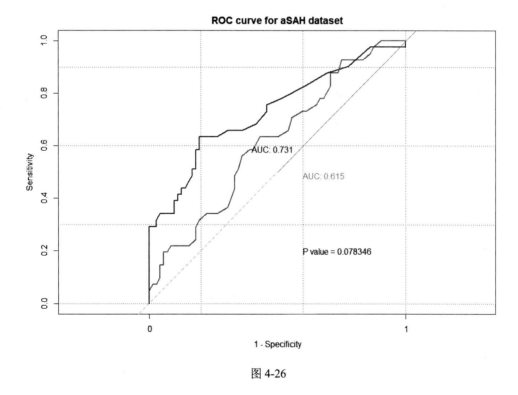

图 4-26

在建立临床预测模型时候，需要对模型的准确性进行评估。一般根据标志物及临床特征对结局进行预测，其中结局变量通常为二分类变量，比如某疾病有无、并发症是否等。最终对模型整个预测准确性进行评估，需要绘制 ROC 曲线，可以直观地比较多个模型的预测性能。这里再举一个 R 代码例子，进一步讲解包含多条曲线的 ROC 图形绘制。

```
# 创建数据
set.seed(123)
actual_labels <- sample(c(0, 1), 1000, replace = TRUE)  # 假设有1000个样本
# 模型1的预测概率值计算
predicted_probabilities_1 <- rnorm(1000, mean = ifelse(actual_labels == 1, 0.6,
0.4), sd = 0.1)
roc_values_1 <- pROC::roc(actual_labels, predicted_probabilities_1)
auc_value_1 <- pROC::auc(roc_values_1)
# 模型2的预测概率值计算
predicted_probabilities_2 <- rnorm(1000, mean = ifelse(actual_labels == 1, 0.55,
0.45), sd = 0.1)
roc_values_2 <- pROC::roc(actual_labels, predicted_probabilities_2)
auc_value_2 <- pROC::auc(roc_values_2)
# 绘制第一条ROC曲线
plot(roc_values_1, col = "steelblue", lwd = 2, lty = 1, print.auc = F,
     main = "ROC Curves for Tumor Prediction Models", xlab = "False Positive Rate",
ylab = "True Positive Rate")
#堆叠绘制第二条ROC曲线
lines(roc_values_2, col = "darkorange", lwd = 2, lty = 1, print.auc = TRUE)
# 添加图例
legend("bottomright", legend = c(paste("Model 1 (AUROC =", round(auc_value_1,
2), ")"),
    paste("Model 2 (AUROC =", round(auc_value_2, 2), ")")),col = c("steelblue",
"darkorange"), lty = 1, lwd = 2)
```

运行结果如图4-27所示，在同一个ROC图形中我们可以方便直观地比较多个模型的预测性能优劣。通过这几个例子，相信读者已经了解并掌握了如何使用pROC包对ROC曲线进行绘制的方法。

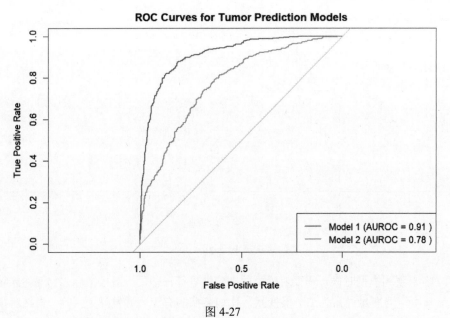

图 4-27

4.3.3　火山图的绘制

什么是火山图（Volcano Plot）？正如名称所描述，火山图的图形非常像火山喷发的形状。火山图通常用来展示差异表达的基因，常常出现在芯片、转录组、蛋白组、代谢组等组学检测技术的结果中，并且通常伴随热图一起出现。

要理解火山图，我们需要先明白如下术语：

- p-value: 表示某个基因在比较分组之间的表达差异是否足够显著，一般认为 p-value<0.05 为显著。

- adjusted p-value: 即经过统计学方法校正后的 p-value，由于统计学上常用的校正方法包括 BH、FDR 等，所以在一些文章中，我们也会看到筛选差异基因的阈值是 FDR<0.05。

- Fold Change: 表示两个分组之间的差异倍数，其绝对值越大说明某基因在两组之间的表达差异也越大。简单来说就是基因在一组样品中的表达值的均值除以其在另一组样品中的表达值的均值。所以火山图只适合展示两组样品之间的比较。该值为正时，表示差异上调；该值为负时，表示差异下调。画图时，一般转换为 log2Fold Change，使展示更直观。Log2Fold Change 也就是 log2 之后的差异倍数。为什么要做 Log 2 转换呢？两个数相除获得的结果 （fold change）要么大于 1，要么小于 1，要么等于 1。那么对应于基因差异呢？简单说，大于 1 表示上调（可以描述为上调多少倍），小于 1 表示下调（可以描述为下调为原来的多少分之多少）。大于 1 可以到多大呢？多大都有可能。小于 1 可以到多小呢？最小到 0。用原始的 Fold Change 描述上调方便，描述下调不方便。绘制到图中时，上调占的空间多，下调占的空间少，展示起来不方便。所以一般会做 log2 转换。默认我们都会用两倍差异做为一个筛选标准。log2 转换的优势就体现出来了，上调的基因转换后 log2(fold change)都大于等于 1，下调的基因转换后 log2 (fold change)都小于等于-1。无论是展示还是描述都更方便了。

- UP: 差异显著且上调的基因。
- DOWN: 差异显著且下调的基因。
- NOT: 差异不显著的基因。

如图 4-28 所示，火山图是散点图的一种展现形式。以实验组和对照组转录组数据为例，一张完美的火山图，通常由"显著上调差异表达基因"和"显著下调差异表达基因"两部分组成。一般来说，x 轴为实验组基因表达量比对照组基因表达量的倍数差异，而 y 轴则为实验组比对照组之后的 p 值或者校正后的 p 值。在欣赏火山图时只需要关注红线框起来的两个区，然后再研究这些区的基因就好。

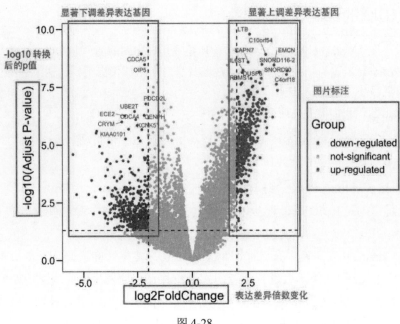

图 4-28

那么火山图该如何解读呢？火山图上中一个点代表一个基因，而颜色则代表他们是显著上调还是显著下调。图中红色的点表示上调的基因，蓝色的点表示下调的基因，黑点是无显著差异的基因。两条竖线外侧是差异表达倍数为 2 倍以上的基因。

下面让我们来看一下如何绘制一幅完美的火山图。首先看一下数据。我们的数据使用的是 RNAseq（RNA Sequencing，全转录组测序，是一种利用深度测序技术来研究样本的 RNA 组成的技术）表达谱计算出来的差异基因，差异基因的计算方法为 limma（Limma 包是针对微阵列数据和 RNA-seq 数据开发的一个 R 软件包，其提供了一套统计模型和工具来鉴定差异表达基因，是进行差异基因分析的常用方法）。

本案例在 RNAseq 分析中，差异分析的结果文件我们存储在一个 alldiff.csv 文件中，使用 Excel 打开该文件，如图 4-29 所示，一共有 7 列数据：第一列 gene_id 为基因名称；第二列 logFC 为实验组比上对照组的倍数差异，其中大于 0 为实验组上调基因，小于 0 为实验组下调基因；第三列 AveExpr 为该基因在所有样本中表达量均值；第四列 t 为 t 统计量；第五列 P.Value 为实验组比对照组的 P 值；第六列 adj.P.Value 为校正后的 P 值，因为基因和基因并不是相互独立的，所以我们需要对 P 值进行校正来降低结果的假阳性，常用的校正方法为 FDR 校正；第七列 B 为 B 统计量。

	A	B	C	D	E	F	G
	gene_id	logFC	AveExpr	t	P.Value	adj.P.Val	B
	SCARA5	-3.31177	4.764778	-32.1193	2.52E-13	5.45E-09	19.97802
	LINC01082	-3.72456	5.288765	-28.7966	9.61E-13	1.04E-08	18.96363
	PRDM6	-3.05745	4.791862	-26.7137	2.41E-12	1.74E-08	18.23173
	MIR100HG	-5.32502	4.764658	-25.0665	5.23E-12	2.58E-08	17.59141
	SLIT2	-4.03048	5.044011	-24.557	6.72E-12	2.58E-08	17.38119
	MRGPRF	-4.03048	5.562586	-24.2175	7.96E-12	2.58E-08	17.23771
	TMEM100	-2.49226	3.68068	-24.1274	8.33E-12	2.58E-08	17.19915
	CFD	-4.74743	8.021167	-22.2537	2.23E-11	4.83E-08	16.35057
	LRFN5	-1.95311	3.902618	-22.2396	2.24E-11	4.83E-08	16.34383
	AK021804	-3.95247	4.932932	-22.0893	2.43E-11	4.83E-08	16.27157

图 4-29

我们需要安装 ggpubr 这个 R 包，它在 ggplot2 的基础上，整合了很多绘图函数，对用户十分友好。另外需要用到的一个包 ggthemes，这个包整合了很多 ggplot2 的绘图主题。

安装好所需的 dplyr、ggpubr、ggthemes 包之后，我们将它们加载到 R 环境中。接下来就是读取我们差异基因的文件了。差异基因文件我们存储在 alldiff.csv 文件中。我们画火山图，只需要其中的 logFC 和 adj.P.val 就可以了。在绘图之前，我们需要对 adj.P.val 进行转换，将它的值变成-1 * log10，这样的话可以拉开差异表达基因之间的间距。另外，我们需要区分其中哪些是显著差异表达基因。因此，我们需要对 log2FC 和 adj.P.Val 两列进行过滤。在本例子中，我们设置的过滤的条件为，adj.P.Val 小于 0.05 并且 logFC 大于 2（4 倍差异）为显著上调差异表达基因，adj.P.Val 小于 0.05 并且 logFC 小于-2（4 倍差异）为显著下调差异表达基因。

接下来就是绘制火山图了，R 代码如下：

```
library(dplyr)
library(ggpubr)
library(ggthemes)
rm(list=ls())
#读取数据
df <- read.csv("c:\\alldiff.csv", header = T)
head(df)
df$logP <- -log10(df$adj.P.Val)
df$group="not-significant"
#判断基因上调还是下调
df$group[which( (df$adj.P.Val<0.05)&(df$logFC>2) )]="up-regulated"
df$group[which( (df$adj.P.Val<0.05)&(df$logFC< -2) )]="down-regulated"
#新增一列label
df$label=""
df<-df[order(df$adj.P.Val),]
up.genes<- head(df$gene_id[which(df$group=="up-regulated")],10)
down.genes<-head(df$gene_id[which(df$group=="down-regulated")],10)
df.top10.genes<-c(as.character(up.genes),as.character(down.genes))
df$label[match(df.top10.genes,df$gene_id)] <-df.top10.genes
ggscatter(df,x="logFC",y="logP",
          color="group",
          palette=c("#2f5688","gray","red"),
          size=1,
          label=df$label,
          font.label=8,
          repel=T,
          xlab="log2FoldChange",
          ylab="-log10(Adjust P-vale)",)+theme_base()+
  geom_hline(yintercept=1.30,linetype="dashed")+
  geom_vline(xintercept=c(-2,2),linetype="dashed")
```

运行代码，画出来的火山图如图 4-30 所示，这里使用添加了上调和下调基因的数据绘制火山图，同时数据增加新的一列 Label，将上调和下调差异表达前十的基因绘制在火山图中。我们修改点的大小size和差异表达基因的颜色palette，使用 geom_hline 和 geom_vline 分别添加横向和纵向的辅助线。这样的一幅火山图，已经可以满足绝大多数杂志对论文配图的要求。

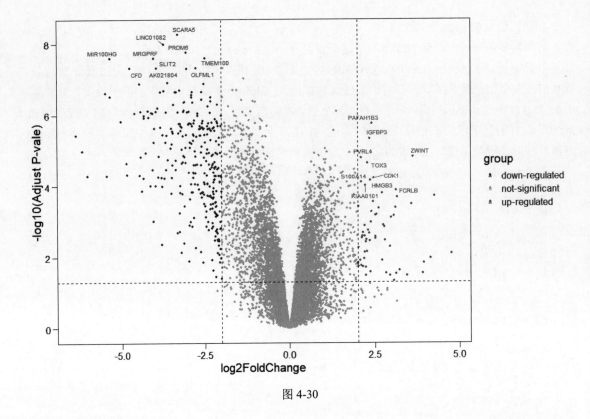

图 4-30

第5章

R语言统计建模分析

R语言拥有丰富的数据处理、统计分析和机器学习工具包，涵盖了从简单的描述统计到复杂的模型建立的各个方面，再加上数据的处理可以完美地衔接后续的可视化，使得它成为处理各种类型和规模的数据集的理想选择。

在医疗领域，数据分析扮演着至关重要的角色。它不仅可以帮助医务人员优化病患治疗方案，还支持医学研究和决策制定。本章将深入探讨R语言在统计分析的应用。R语言提供的数据处理功能可以有效地清洗、转换和处理各种类型和规模的医疗数据集，为后续的分析和决策提供可靠的依据。

5.1　经典统计分析

经典统计分析包括了许多常用的统计方法和技术，用于数据的描述、推断和建模。本节将介绍经典统计分析方法（包括t检验、方差分析、卡方检验、线性回归）在R语言中的实现。

5.1.1　t检验

样本均值（sample mean），又称样本均数，是描述一组数据集中趋势的重要统计量。它是通过将一组数据的所有数值相加后，再除以这组数据的个数来计算的。在统计学中，方差是每个样本值与样本均值之差的平方的平均值。方差衡量了数据的离散程度，即数据点相对于均值的散布情况。标准差则是方差的平方根，表示数据相对于均值的平均偏离程度。标准差也是一种度量数据分散程度的重要指标。

t检验是一种统计方法，用于比较两个样本的均值是否存在显著差异。它基于样本均值和样本标准差，通过计算t值来判断两个样本均值是否显著不同。t检验适用于连续变量的独立样本或配对样本的比较，在医学领域中广泛使用。t检验有两种类型：单样本t检验和双样本t检验。

1. 单样本 t 检验

单样本 t 检验的目的是检验单样本的均值是否与已知总体的均值相等。

应用场景举例：在某偏远地区随机抽取若干名健康男子，检验其脉搏均值是否高于全体健康男子的平均水平；检验某一线城市全体高三学生的视力水平是否低于全国高三学生的视力水平。

在 R 语言中，可以使用 t.test 函数进行单样本 t 检验。具体步骤包括：

步骤 01 设置零假设（H0）：假设检验的零假设通常是样本均值等于总体均值。

步骤 02 收集样本数据。

步骤 03 运行单样本 t 检验：使用 t.test 函数，指定样本数据和总体均值，得出检验结果，包括 t 值、p 值和置信区间。

2. 双样本 t 检验

双样本 t 检验的目的是检验两个独立样本的均值是存在显著差异，要求两样本独立，服从正态分布或近似正态。

应用场景举例：为研究某种治疗儿童贫血的新药的疗效，以常规药作为对照，治疗一段时间后，检验施以新药的儿童的血红蛋白的增加量是否比常规药的大；检验两种药物对治疗高血压的效果，检验两组药物的降压水平是否存在显著差异。

在 R 语言中，也可以使用 t.test 函数进行双样本 t 检验。具体步骤包括：

步骤 01 设置零假设（H0）：假设检验的零假设通常是两个样本的均值相等。

步骤 02 收集两组独立样本数据。

步骤 03 运行双样本 t 检验：使用 t.test 函数，指定两个样本数据，得出检验结果，包括 t 值、p 值和置信区间。

在执行 t 检验时，关键的输出包括 t 值、自由度、p 值和置信区间。p 值通常用来判断检验结果的显著性，如果 p 值小于显著性水平（通常为 0.05），则可以拒绝零假设，认为两个样本的均值存在显著差异。执行 t 检验的示例 R 代码如下：

```
#单样本 t 检验
set.seed(123)
blood_pressure <- rnorm(30, mean = 120, sd = 10) #创建数据 blood_pressure
#执行单样本 t 检验，比较样本 blood_pressure 的均值与总体均数 mu=130 的差异
t_test_single_blood_pressure <- t.test(blood_pressure, mu = 130)
#输出单样本 t 检验结果
print(t_test_single_blood_pressure)
#双样本 t 检验
set.seed(123)
baseline_blood_sugar <- rnorm(20, mean = 100, sd = 15) #创建数据
baseline_blood_sugar
endline_blood_sugar <- rnorm(20, mean = 120, sd = 15)  #创建数据
endline_blood_sugar
#执行双样本 t 检验，比较样本 baseline_blood_sugar 和 endline_blood_sugar 均值的差异
t_test_double_blood_sugar <- t.test(baseline_blood_sugar,
endline_blood_sugar)
#输出双样本 t 检验结果
```

```
print(t_test_double_blood_sugar)
```

运行结果如图 5-1 所示。该图展示了单样本和双样本 t 检验的结果，其中 p 值分别为 2.431e-06 和 0.0003，均小于 0.05。结果提示，blood_pressure 的均值与总体均数 130 之间存在显著差异，baseline_blood_sugar 与 endline_blood_sugar 之间均值也存在显著差异，且这种差异具有统计学意义。

```
> # 单样本t检验
> set.seed(123)
> blood_pressure <- rnorm(30, mean = 120, sd = 10) #创建数据blood_pressure
> # 执行单样本t检验，比较样本blood_pressure的均值与总体均数mu=130的差异
> t_test_single_blood_pressure <- t.test(blood_pressure, mu = 130)
> # 输出单样本t检验结果
> print(t_test_single_blood_pressure)

        One Sample t-test

data:  blood_pressure
t = -5.8461, df = 29, p-value = 2.431e-06
alternative hypothesis: true mean is not equal to 130
95 percent confidence interval:
 115.8657 123.1922
sample estimates:
mean of x
 119.529

> # 双样本t检验
> set.seed(123)
> baseline_blood_sugar <- rnorm(20, mean = 100, sd = 15) #创建数据baseline_blood_sugar
> endline_blood_sugar <- rnorm(20, mean = 120, sd = 15) #创建数据endline_blood_sugar
> # 执行双样本t检验，比较样本baseline_blood_sugar和endline_blood_sugar均值的差异
> t_test_double_blood_sugar <- t.test(baseline_blood_sugar, endline_blood_sugar)
> # 输出双样本t检验结果
> print(t_test_double_blood_sugar)

        Welch Two Sample t-test

data:  baseline_blood_sugar and endline_blood_sugar
t = -3.9889, df = 37.082, p-value = 0.0003005
alternative hypothesis: true difference in means is not equal to 0
95 percent confidence interval:
 -25.79573  -8.41784
sample estimates:
mean of x mean of y
 102.1244  119.2311
```

图 5-1

总的来说，t 检验是一种常用的假设检验方法，用于比较样本均值之间的差异。在 R 语言中，使用 t.test 函数进行 t 检验非常方便，能够帮助用户快速、准确地进行显著性检验。

5.1.2　方差分析

方差分析（Analysis of Variance，简称 ANOVA），由英国统计学家 R.A.Fisher 首创，为纪念 Fisher 故以"F"命名，所以方差分析又称"F 检验"。它用于两个及两个以上样本均值差异的显著性检验。

方差分析中使用频率最高的是单因素方差分析。它用于分析一类定类数据与定量数据之间的差异性，且定类数据通常为多分类数据。例如，分析不同班级（1 班、2 班、3 班）学习成绩之间的差异时，可以使用单因素方差分析来比较这 3 个班级学习成绩均值的差异（独立样本 t 检验只能进行两组数据之间均值差异的比较）。

在 R 语言中，可以使用 stats 包中的 aov 函数和 car 包中的 Anova 函数进行单因素方差分析。具体步骤包括：

步骤 01 设置零假设（H0）：假设检验的零假设通常是所有组的均值相等。

步骤 02 收集各组样本数据。

步骤 03 运行单因素方差分析：使用 aov 函数指定因变量和组变量，使用 summary 函数获取方差分析的结果，包括 F 统计量、自由度和 p 值。

在方差分析中，关键的输出值为 F 值和 p 值。F 值用于判断组间均值差异是否显著；当 p 值小于显著性水平（通常为 0.05）时，则可以拒绝零假设，认为组间均值存在显著差异。执行方差分析的示例 R 代码如下：

```
#创建数据框（包含 3 个组别的计量资料）
data <- data.frame(
  RecoveryTime = c(10, 12, 8, 9, 11, 14, 13, 7, 6, 5,11), #恢复时间
  Treatment = factor(c("TreatmentA", "TreatmentB", "TreatmentC", "TreatmentA",
                       "TreatmentB", "TreatmentC", "TreatmentA", "TreatmentB",
                       "TreatmentC", "TreatmentA", "TreatmentB")))#治疗方法
#进行方差分析
aov_result <- aov(RecoveryTime ~ Treatment, data = data)
summary(aov_result)
```

运行结果如图 5-2 所示，该图展示了方差分析结果，通过 summary(aov()) 计算得出 F 值为 0.116 和 p 值为 0.892。p 值大于 0.05 说明治疗方法对恢复时间没有显著影响。

```
> # 创建数据框
> data <- data.frame(
+   RecoveryTime = c(10, 12, 8, 9, 11, 14, 13, 7, 6, 5,11), # 恢复时间
+   Treatment = factor(c("TreatmentA", "TreatmentB", "TreatmentC", "TreatmentA",
+                        "TreatmentB", "TreatmentC", "TreatmentA", "TreatmentB",
+                        "TreatmentC", "TreatmentA", "TreatmentB")) # 治疗方法
+ )
> # 进行方差分析
> aov_result <- aov(RecoveryTime ~ Treatment, data = data)
> summary(aov_result)
            Df Sum Sq Mean Sq F value Pr(>F)
Treatment    2   2.38   1.189   0.116  0.892
Residuals    8  82.17  10.271
```

图 5-2

总的来说，方差分析是一种常用的统计方法，用于比较组间均值是否有显著差异。在 R 语言中，使用 aov 函数和 Anova 函数进行方差分析非常方便，能够帮助用户快速、准确地进行组间差异比较。

5.1.3　卡方检验

卡方检验是一种用于检验两个或多个分类变量之间是否存在相关性的统计方法。卡方检验适用于分析分类数据，通常用于检验观测频数（frequency）与期望频数之间的差异是否显著。频数又称"次数"，是指变量值中代表某种特征的数（标志值）出现的次数。在 R 语言中，可以使用基本的 chisq.test 函数进行卡方检验。以下是关于卡方检验的详细介绍。

在单样本卡方检验中，我们测试一个分类变量的频数是否符合某种理论分布。假设检验的零假设是观测频数符合某种预期的分布。在 R 语言中，可以使用 chisq.test 函数指定观测频数和理论频数的期望比例，得出卡方统计量和 p 值。

在卡方检验中，关键的输出包括卡方统计量、自由度和 p 值。p 值通常用来判断检验结果的显

著性。如果 p 值小于显著性水平（通常为 0.05），则可以拒绝零假设，认为观测频数与期望频数存在显著差异，或者两个分类变量之间存在相关性。

执行卡方检验的示例 R 代码如下：

```
#创建数据框
data <- data.frame(
  PatientID = 1:80,
  Treatment = c(rep("TreatmentA", 40), rep("TreatmentB", 40)),
  CureStatus = c(rep("Cured", 30), rep("Cured", 30), rep("Not Cured", 20))
)
#创建列联表
table_data <- table(data$Treatment, data$CureStatus)
#进行卡方检验
chi_result <- chisq.test(table_data)
#输出结果
print(chi_result)
```

代码的运行结果如图 5-3 所示，该图展示了卡方检验的结果。通过 chisq.test 函数计算得出的卡方统计量的 X-squared 值为 24.067、p 值为 9.306e-07。p 值小于 0.05，说明治疗方法和治愈结果之间存在显著关联。

```
> # 创建数据框
> data <- data.frame(
+   PatientID = 1:80,
+   Treatment = c(rep("TreatmentA", 40), rep("TreatmentB", 40)),
+   CureStatus = c(rep("Cured", 30), rep("Cured", 30), rep("Not Cured", 20))
+ )
> # 创建列联表
> table_data <- table(data$Treatment, data$CureStatus)
> # 进行卡方检验
> chi_result <- chisq.test(table_data)
> # 输出结果
> print(chi_result)

        Pearson's Chi-squared test with Yates' continuity correction

data:  table_data
X-squared = 24.067, df = 1, p-value = 9.306e-07
```

图 5-3

总的来说，卡方检验是一种常用的统计方法，用于检验分类变量之间的相关性，能够帮助研究者在数据分析中进行合理的推断。在 R 语言中，使用 chisq.test 函数进行卡方检验非常方便，能够快速准确地进行相关性分析。

5.1.4　简单线性回归分析

简单线性回归分析是统计学中经常使用的一种方法，用于建立和评估一个自变量对一个连续因变量的线性关系。简单线性回归分析通过拟合一条直线来描述自变量与因变量之间的关系，以预测和解释因变量的变化。下面是关于简单线性回归分析的详细介绍：

简单线性回归模型可以表示为：

$$Y = \beta_0 + \beta_1 X + \varepsilon$$

其中，Y 是因变量（响应变量）、X 是自变量、β_0 是截距项、β_1 是斜率、ε 是误差项（随机误差）。

回归分析的目标是通过估计截距和斜率，拟合一条最优的直线来描述自变量和因变量之间的关系。通常使用最小二乘法来估计回归系数，使得预测值与实际值的残差平方和最小化。简单线性回归模型可以用来预测因变量的取值，也可以用来推断自变量和因变量之间的关系程度。

在 R 语言中，可以使用 lm()函数进行简单线性回归分析。具体步骤包括：

步骤01 收集自变量和因变量的数据。

步骤02 运行 lm()函数，指定因变量与自变量，得出回归系数、拟合直线及相关统计指标。

步骤03 通过 summary()函数获取回归模型的摘要统计信息，包括截距、斜率、R 方值、t 值和 p 值等。

简单线性回归分析能够帮助研究者理解和预测变量之间的关系，它提供了一种简单而有效的工具来解释和探究数据背后的模式和规律。执行简单线性回归分析的示例 R 代码如下：

```
#创建数据框
data <- data.frame(
  Weight = c(61, 75, 83, 92, 100),  #体重，单位：千克
  BloodPressure = c(110, 123, 130, 150, 160)  #血压，单位：毫米汞柱
)
#进行简单线性回归分析
model <- lm(BloodPressure ~ Weight, data = data)
#查看模型输出结果
summary(model)
```

lm()函数中的"BloodPressure ~ Weight"表示正在拟合一个模型，其中血压（BloodPressure）是因变量，体重（Weight）是自变量，"data = data"指定了包含数据的数据框。Summary()函数将提供模型的详细摘要，包括回归系数、截距、R 平方值、F 统计量和 p 值等。这些统计量可以帮助我们了解模型的拟合情况和变量之间的线性关系是否显著。代码运行结果如图 5-4 所示，该图展示了简单线性回归的结果。

```
> # 创建数据框
> data <- data.frame(
+    Weight = c(61, 75, 83, 92, 100),  # 体重，单位：千克
+    BloodPressure = c(110, 123, 130, 150, 160)  # 血压，单位：毫米汞柱
+ )
> # 进行简单线性回归分析
> model <- lm(BloodPressure ~ Weight, data = data)
> # 查看模型摘要
> summary(model)

Call:
lm(formula = BloodPressure ~ Weight, data = data)

Residuals:
    1      2      3      4      5
 3.311 -2.121 -5.653  2.498  1.965

Coefficients:
            Estimate Std. Error t value Pr(>|t|)
(Intercept)  26.3778    12.0604   2.187  0.11657
Weight        1.3166     0.1448   9.094  0.00281 **
---
Signif. codes:  0 '***' 0.001 '**' 0.01 '*' 0.05 '.' 0.1 ' ' 1

Residual standard error: 4.379 on 3 degrees of freedom
Multiple R-squared: 0.965,    Adjusted R-squared: 0.9533
F-statistic: 82.7 on 1 and 3 DF,  p-value: 0.002809
```

图 5-4

从图 5-4 中可以看到，截距（Intercept）是 26.3778，斜率（Weight 的系数）是 1.3166，这表示每增加 1 千克体重，血压平均增加 1.3166 毫米汞柱；p 值为 0.02809，小于 0.05，表明体重与血压之间存在显著的线性关系；R 平方值（Multiple R-squared）为 0.965，表示模型解释了 96.5%的血压变异。

5.2　高级回归分析

上一节介绍了简单线性回归分析，本节将介绍高级回归分析，包括多重线性回归和 logistic 回归。

5.2.1　多重线性回归分析

多重线性回归分析是一种统计分析方法，用于建立自变量（解释变量）与因变量（响应变量）之间的线性关系模型。在多重线性回归中，可以通过多个自变量对因变量进行预测和解释，考虑各自变量对因变量的影响并对它们的系数进行估计。以下是多重线性回归的详细介绍。

多重线性回归模型的一般形式如下：

$$Y=\beta_0+\beta_1 X_1+\beta_2 X_2+\cdots+\beta_p X_p+\varepsilon$$

其中，Y 是因变量，$X_1, X_2, \cdots, X_p$ 是自变量，$\beta_0, \beta_1, \cdots, \beta_p$ 是对应系数，ε 是误差项。系数表示当自变量增加一个单位时，因变量的变化量，即自变量与因变量变化的关系。通过最小化观测值与模型预测值之间的残差平方和，可以得到最佳的系数估计值，从而拟合回归模型。在建立多重线性回归模型后，需要对模型进行诊断，发现问题并进行改进。例如，发现离群值、共线性、异方差等问题时，需要采取相应措施。

在实际应用中，多重线性回归可以用于探索自变量对因变量的影响，预测因变量的取值，识别影响因变量的重要自变量等。通过适当的建模方法和对结果的解释，多重线性回归能有效地帮助我们理解变量之间的关系，进行预测和决策。在 R 语言中，可以使用 lm()函数来拟合多重线性回归模型，并通过 summary()函数查看模型的统计结果。执行多重线性回归的示例 R 代码如下：

```
#创建数据框
data <- data.frame(
  Age = c(22, 34, 35, 42, 40),                #年龄
  Weight = c(62, 60, 75, 79, 99),             #体重，单位：千克
  ExerciseFrequency = c(3, 1, 4, 6, 2),       #每周运动频率
  BloodPressure = c(132, 112, 143, 159, 122)  #血压，单位：毫米汞柱
)
#进行多重线性回归分析
model <- lm(BloodPressure ~ Age + Weight + ExerciseFrequency, data = data)
#查看模型
summary(model)
```

lm 函数中的公式 "BloodPressure ~ Age + Weight + ExerciseFrequency" 表示我们正在拟合一个

模型，其中血压（BloodPressure）是因变量，年龄（Age）、体重（Weight）和运动频率（ExerciseFrequency）是自变量；"data = data"指定了包含数据的数据框。summary 函数将提供模型的详细摘要，包括每个自变量的回归系数、截距、R 平方值、F 统计量和 p 值等。这些统计量可以帮助我们了解模型的拟合情况和各个自变量对因变量的影响是否显著。

代码的运行结果如图 5-5 所示，该图展示了多重线性回归分析的结果。

```
> # 创建数据框
> data <- data.frame(
+    Age = c(22, 34, 35, 42, 40),          # 年龄
+    Weight = c(62, 60, 75, 79, 99),       # 体重，单位：千克
+    ExerciseFrequency = c(3, 1, 4, 6, 2), # 每周运动频率
+    BloodPressure = c(132, 112, 143, 159, 122)  # 血压，单位：毫米汞柱
+ )
> # 进行多重线性回归分析
> model <- lm(BloodPressure ~ Age + Weight + ExerciseFrequency, data = data)
> # 查看模型
> summary(model)

Call:
lm(formula = BloodPressure ~ Age + Weight + ExerciseFrequency,
    data = data)

Residuals:
     1       2       3       4       5
-0.5221 -0.1871  1.7813 -0.8069 -0.2652

Coefficients:
                  Estimate Std. Error t value Pr(>|t|)
(Intercept)       104.18499    5.28126  19.727   0.0322 *
Age                -0.09485    0.18644  -0.509   0.7004
Weight              0.02760    0.08912   0.310   0.8088
ExerciseFrequency   9.57084    0.56181  17.036   0.0373 *
---
Signif. codes:  0 '***' 0.001 '**' 0.01 '*' 0.05 '.' 0.1 ' ' 1

Residual standard error: 2.05 on 1 degrees of freedom
Multiple R-squared:  0.9969,    Adjusted R-squared:  0.9874
F-statistic: 105.7 on 3 and 1 DF,  p-value: 0.07134
```

图 5-5

从图 5-5 中可以看到，模型的截距是 104，年龄、体重和运动频率的系数分别是-0.09485、0.0276和 9.57084。p 值显示运动频率对血压的影响是显著的（$p < 0.05$），而年龄和体重的影响不显著。R平方值（Multiple R-squared）为 0.997，表示模型解释了 99.7%的血压变异。

5.2.2　Logistic 回归分析

Logistic（逻辑）回归分析是一种广义的线性回归分析模型，常用于数据挖掘、疾病自动诊断、经济预测等领域。Logistic 回归根据给定的自变量数据集来估计事件的发生概率，由于结果是一个概率，因此因变量的范围在 0 和 1 之间。例如，它可以用于探讨引发疾病的危险因素，并根据危险因素预测疾病发生的概率等。以胃癌病情分析为例，选择两组人群，一组是胃癌组，一组是非胃癌组，两组人群必定具有不同的体征与生活方式等。因此，因变量就为是否患有胃癌，其值为"是"或"否"，自变量可以有很多，如年龄、性别、饮食习惯、幽门螺杆菌感染等。自变量既可以是连续的，也可以是分类的。通过 Logistic 回归分析，可以得到自变量的权重，从而可以大致了解到底哪些因素是胃癌的危险因素，同时可以根据这些危险因素预测一个人患癌症的可能性。

Logistic 回归用于预测二分类（如是/非、成功/失败等）或多分类问题，它将线性回归模型的输出映射为一个 0~1 的概率值，从而预测观测值属于某个类别的概率。训练好的 Logistic 回归模型可

以用于预测新样本属于某一类别的概率。通常将概率大于 0.5 的归类为正类（1），概率小于或等于 0.5 的归类为负类（0）。

　　Logistic 回归广泛应用于医学领域，可用于疾病风险预测、疾病预后预测等。在 R 语言中，Logistic 回归分析可以通过调用广义线性回归模型函数 glm() 来实现，通常通过设置参数 family 为 Binomial（二项式分布）来解决二元分类问题。在建立模型后，可以通过 predict() 函数进行预测，并使用性能评估指标对模型进行评估。以下是执行 Logistic 回归的示例 R 代码：

```
#创建数据框
data <- data.frame(
  Age = c(25, 30, 35, 40, 45, 50),              #年龄
  Weight = c(63, 71, 89, 90, 110, 102),         #体重，单位：千克
  Smokes = factor(c(0, 1, 1, 1, 0, 1)),         #是否吸烟，0 代表否，1 代表是
  Hypertension = factor(c(0, 1, 0, 1, 1, 0))    #是否患有高血压，0 代表否，1 代表是
)
#进行 Logistic 回归分析
model <- glm(Hypertension ~ Age + Weight + Smokes, data = data, family = binomial)
#查看模型
summary(model)
```

　　glm 函数中的公式 "Hypertension ~ Age + Weight + Smokes" 表示我们正在拟合一个模型，其中是否患有高血压（Hypertension）是因变量，年龄（Age）、体重（Weight）和是否吸烟（Smokes）是自变量；"data = data" 指定了包含数据的数据框；"family = binomial" 指定了逻辑回归使用的分布族，对于二元分类问题，我们使用二项式分布。summary 函数将提供模型的详细摘要，包括每个自变量的回归系数、截距、模型拟合优度指标（如伪 R 平方值）、似然比检验的 p 值等。这些统计量可以帮助我们了解模型的拟合情况以及各个自变量对因变量的影响是否显著。

　　代码的运行结果如图 5-6 所示，该图展示了 Logistic 回归的结果。

```
Call:
glm(formula = Hypertension ~ Age + Weight + Smokes, family = binomial,
    data = data)

Coefficients:
            Estimate Std. Error z value Pr(>|z|)
(Intercept)  -3.0622     5.3705  -0.570    0.569
Age          -0.1608     0.3217  -0.500    0.617
Weight        0.1005     0.1664   0.604    0.546
Smokes1       0.4574     2.0842   0.219    0.826

(Dispersion parameter for binomial family taken to be 1)

    Null deviance: 8.3178  on 5  degrees of freedom
Residual deviance: 7.8749  on 2  degrees of freedom
AIC: 15.875

Number of Fisher Scoring iterations: 4
```

图 5-6

　　从图 5-6 中可以看到，年龄、体重和是否吸烟的系数在统计上是不显著的（p＞0.05），这表明年龄、体重和吸烟与患高血压之间不存在显著的关联；伪 R 平方值则可以帮助我们了解模型对因变

量变异的解释程度。

5.2.3 回归分析实战

为了说明如何在临床研究中运用回归分析，笔者从 REGICOR 研究中选取了一部分数据用于回归分析实战。REGICOR 是一个针对来自西班牙东北部的参与者进行的横断面研究，包括人口统计学信息（年龄、性别、身高、体重、腰围等）、血脂特征（总胆固醇和胆固醇、甘油三酯等）、问卷调查信息（体格、活动、生活质量等）等。此外，心血管事件和死亡信息来自医院和官方登记处。

本研究旨在探究心血管事件发生的危险因素，以有无心血管事件发生作为因变量进行回归分析。R 代码如下：

```
#载入 regicor 数据集
library(compareGroups)
data("regicor")
regicor<-na.omit(regicor)    #删除缺失值
#为避免繁杂的计算，编写循环函数进行批量单因素回归分析
Uni_glm_model=function(x){
  FML=as.formula(paste0("cv~",x))    #构建分析
  glm1<- glm(FML,family = binomial,data = regicor) #单因素分析
  glm2=summary(glm1)        #处理分析结果
  OR=round(exp(coef(glm1)),2)    #提取风险率
  SE=glm2$coefficients[,2]
  CI5=round(exp(coef(glm1)-1.96*SE),2)  #计算风险率范围
  CI95=round(exp(coef(glm1)+1.96*SE),2)
  CI=paste0(CI5,"-",CI95)
  P=signif(glm2$coefficients[,4],3)      #提取 p 值，保留 2 位小数
  Uni_glm_model <- data.frame("characteristics"=x,
                      "OR"=OR,
                      "CI"=CI,
                      "p"=P)[-1,]
  return(Uni_glm_model)
}
#提取需要纳入分析的变量
variable.names=colnames(regicor)[c(2:5,10:13)]
#应用函数
Uni_glm=lapply(variable.names,Uni_glm_model)
#把列表转换为数据框
Uni_glm<-do.call(rbind, Uni_glm)
Uni_glm$characteristics<-rownames(Uni_glm)
rownames(Uni_glm) <- NULL
#输出结果
print(Uni_glm)
```

代码的运行结果如图 5-7 所示。图中以有无心血管事件发生为分组变量，统计了各个变量的组间差异。

```
> #载入regicor数据集
> library(compareGroups)
> data("regicor")
> regicor<-na.omit(regicor)          #删除缺失值
> #为避免繁杂的计算，编写循环函数进行批量单因素回归分析
> Uni_glm_model=function(x){
+     FML=as.formula(paste0("cv~",x))          #构建分析
+     glm1<- glm(FML,family = binomial,data = regicor)     #单因素分析
+     glm2=summary(glm1)  #处理分析结果
+     OR=round(exp(coef(glm1)),2)                #提取风险率
+     SE=glm2$coefficients[,2]
+     CI5=round(exp(coef(glm1)-1.96*SE),2)          #计算风险率范围
+     CI95=round(exp(coef(glm1)+1.96*SE),2)
+     CI=paste0(CI5,"-",CI95)
+     P=signif(glm2$coefficients[,4],3)     #提取p值，保留2位小数
+     Uni_glm_model <- data.frame("characteristics"=x,
+                                 "OR"=OR,
+                                 "CI"=CI,
+                                 "p"=P)[-1,]
+     return(Uni_glm_model)
+ }
> #提取需要纳入分析的变量
> variable.names=colnames(regicor)[c(2:5,10:13)]
> #应用函数
> Uni_glm=lapply(variable.names,Uni_glm_model)
> #把列表转换为数据框
> Uni_glm<-do.call(rbind, Uni_glm)
> Uni_glm$characteristics<-rownames(Uni_glm)
> rownames(Uni_glm) <- NULL
> #输出结果
> print(Uni_glm)
                 characteristics   OR        CI        p
1                       year2000 1.68 0.81-3.47 1.61e-01
2                       year2005 1.45 0.72-2.93 2.95e-01
3                            age 1.02    1-1.04 3.33e-02
4                      sexFemale 0.90 0.58-1.39 6.36e-01
5     smokerCurrent or former < 1y 3.57  2.23-5.7 1.08e-07
6               smokerFormer >= 1y 0.60 0.26-1.37 2.23e-01
7                           chol 1.00    1-1.01 5.49e-02
8                            hdl 0.99   0.97-1 6.33e-02
9                        triglyc 1.01    1-1.01 1.64e-03
10                           ldl 1.01    1-1.01 4.32e-02
```

图 5-7

为了进一步找出独立危险因素，将在单因素回归中具有统计学意义的变量纳入多因素回归模型。R 示例代码如下：

```
#将单因素回归有统计学意义的变量(p<0.05)纳入多因素回归
milti_glm_model<- glm(cv~age+smoker+triglyc+ldl,
                 family = binomial,
                 data = regicor)
summary(milti_glm_model)
library(broom)
Muti_uni_result <- data.frame(exp(coef(milti_glm_model)),
                    exp(confint(milti_glm_model)),
                    tidy(milti_glm_model)$p.value)
names(Muti_uni_result) <- c("OR","CI5","CI95","P")
Muti_uni_result
```

代码运行结果如图 5-8 所示，该图展示了多因素回归分析的结果：OR（odds ratio，比值比）值、P 值、CI95。从结果中可以看出，年龄、吸烟和高甘油三酯是心血管事件发生的独立危险因素。

```
> #将单因素回归有统计学意义的变量(p<0.05)纳入多因素回归
> milti_glm_model<- glm(cv~age+smoker+triglyc+ldl,
+                       family = binomial,
+                       data = regicor)
> summary(milti_glm_model)

Call:
glm(formula = cv ~ age + smoker + triglyc + ldl, family = binomial,
    data = regicor)

Coefficients:
                              Estimate Std. Error z value Pr(>|z|)
(Intercept)                  -6.423112   0.798186  -8.047 8.48e-16 ***
age                           0.035924   0.010807   3.324 0.000886 ***
smokerCurrent or former < 1y  1.445395   0.251989   5.736 9.70e-09 ***
smokerFormer >= 1y           -0.488072   0.425696  -1.147 0.251577
triglyc                       0.004181   0.002093   1.997 0.045790 *
ldl                           0.003359   0.002767   1.214 0.224705
---
Signif. codes:  0 '***' 0.001 '**' 0.01 '*' 0.05 '.' 0.1 ' ' 1

(Dispersion parameter for binomial family taken to be 1)

    Null deviance: 674.64  on 1696  degrees of freedom
Residual deviance: 616.47  on 1691  degrees of freedom
AIC: 628.47

Number of Fisher Scoring iterations: 6

> library(broom)
> Muti_uni_result <- data.frame(exp(coef(milti_glm_model)),
+                               exp(confint(milti_glm_model)),
+                               tidy(milti_glm_model)$p.value)
Waiting for profiling to be done...
> names(Muti_uni_result) <- c("OR","CI5","CI95","P")
> Muti_uni_result
                                    OR        CI5         CI95            P
(Intercept)                  0.001623595 0.00032564 0.007470491 8.475117e-16
age                          1.036577330 1.01500775 1.059023750 8.864242e-04
smokerCurrent or former < 1y 4.243527530 2.60265200 7.011373960 9.697226e-09
smokerFormer >= 1y           0.613808924 0.24536125 1.335823481 2.515775e-01
triglyc                      1.004190094 0.99993945 1.008205005 4.579006e-02
ldl                          1.003364722 0.99788002 1.008774683 2.247047e-01
```

图 5-8

此外,当我们的研究目的是评估两个变量之间的相关性并消除其他混杂因素的影响时,也可以通过同样的代码输出不同调整混杂因素模型的回归分析结果。如果我们想进一步分析吸烟和死亡事件发生的相关性,并计算未调整混杂因素、调整年龄和性别的影响以及调整年龄、性别、胆固醇和甘油三酯的影响的结果,可以使用如下 R 代码:

```
#评估吸烟和胆固醇水平的关系
#未调整混杂因素 model1
smoke_chol_model1<- glm(death~smoker,family = binomial,data = regicor)
smoke_chol_result1 <- data.frame(exp(coef(smoke_chol_model1)),
                                 exp(confint(smoke_chol_model1)),
                                 tidy(smoke_chol_model1)$p.value)
names(smoke_chol_result1) <- c("OR","CI5","CI95","P")
smoke_chol_result1

#调整年龄和性别的影响 model2
smoke_chol_model2<- glm(death~smoker+age+sex,family = binomial,
                        data = regicor)
smoke_chol_result2 <- data.frame(exp(coef(smoke_chol_model2)),
                                 exp(confint(smoke_chol_model2)),
                                 tidy(smoke_chol_model2)$p.value)
names(smoke_chol_result2) <- c("OR","CI5","CI95","P")
smoke_chol_result2

#调整年龄、性别、甘油三酯和胆固醇的影响 model3
```

```
smoke_chol_model3<- glm(death~smoker+age+sex+chol+triglyc,family =
binomial,data = regicor)
smoke_chol_result3 <- data.frame(exp(coef(smoke_chol_model3)),
                        exp(confint(smoke_chol_model3)),
                        tidy(smoke_chol_model3)$p.value)
names(smoke_chol_result3) <- c("OR","CI5","CI95","P")
smoke_chol_result3
```

运行结果如图 5-9 所示，该图展示了多因素回归分析中三种不同调整混杂因素模型计算的吸烟和死亡事件相关性的结果（OR 值、P 值、CI95%），整理成表格如图 5-10 所示。

```
> #评估吸烟和胆固醇水平的关系
> #未调整混杂因素model1
> smoke_chol_model1<- glm(death~smoker,family = binomial,data = regicor)
> smoke_chol_result1 <- data.frame(exp(coef(smoke_chol_model1)),
+                          exp(confint(smoke_chol_model1)),
+                          tidy(smoke_chol_model1)$p.value)
Waiting for profiling to be done...
> names(smoke_chol_result1) <- c("OR","CI5","CI95","P")
> smoke_chol_result1
                              OR        CI5       CI95          P
(Intercept)            0.09208973 0.07246177 0.1152991 2.382241e-90
smokerCurrent or former < 1y 1.77530916 1.23747174 2.5363730 1.683739e-03
smokerFormer >= 1y     0.59774171 0.34241857 0.9907855 5.617084e-02
>
> #调整年龄和性别的影响model2
> smoke_chol_model2<- glm(death~smoker+age+sex,family = binomial,
+                          data = regicor)
> smoke_chol_result2 <- data.frame(exp(coef(smoke_chol_model2)),
+                          exp(confint(smoke_chol_model2)),
+                          tidy(smoke_chol_model2)$p.value)
Waiting for profiling to be done...
> names(smoke_chol_result2) <- c("OR","CI5","CI95","P")
> smoke_chol_result2
                              OR        CI5       CI95          P
(Intercept)            0.001834835 0.0005438798 0.00578979 1.399233e-25
smokerCurrent or former < 1y 2.844330498 1.8206633287 4.46315529 4.728141e-06
smokerFormer >= 1y     0.719272567 0.3868383062 1.28785429 2.805833e-01
age                    1.065603525 1.0477975247 1.08436491 3.591371e-13
sexFemale              1.210329087 0.8017617745 1.83744135 3.663645e-01
>
> #调整年龄、性别、甘油三酯和胆固醇的影响model3
> smoke_chol_model3<- glm(death~smoker+age+sex+chol+triglyc,family = binomial,data
= regicor)
> smoke_chol_result3 <- data.frame(exp(coef(smoke_chol_model3)),
+                          exp(confint(smoke_chol_model3)),
+                          tidy(smoke_chol_model3)$p.value)
Waiting for profiling to be done...
> names(smoke_chol_result3) <- c("CI5","CI95","P")
> smoke_chol_result3
                              OR        CI5       CI95          P
(Intercept)            0.0009643816 0.0002214193 0.003933791 2.769650e-21
smokerCurrent or former < 1y 2.7745427684 1.7621039202 4.390075578 1.142046e-05
smokerFormer >= 1y     0.7193016773 0.3846069027 1.296930592 2.858422e-01
age                    1.0635880722 1.0456586077 1.082459897 2.651658e-12
sexFemale              1.2837374247 0.8426591811 1.967101334 2.476341e-01
chol                   1.0003811930 0.9964631951 1.004255483 8.477610e-01
triglyc                1.0056150796 1.0022942180 1.008848424 7.402916e-04
```

图 5-9

Smoke	Model1		Model2		Model3	
	OR[95%CI]	P	OR[95%CI]	P	OR[95%CI]	P
Never smoker	Ref	-	Ref	-	Ref	-
Smoker Current or former < 1y	1.78[1.24,2.54]	<0.001	2.84[1.82,4.46]	<0.001	2.77[1.76,4.39]	<0.001
Smoker Former >= 1y	0.59[0.34,0.99]	0.056	0.72[0.39,1.29]	0.281	0.72[0.38,1.30]	0.285

Model 1 was adjusted for none.

Model 2 was adjusted for age, gender.

Model 3 was adjusted for age, gender, triglyceride and cholesterol.

图 5-10

5.3　SCI 文章两表一图实战

本节进入实战环节，涵盖以下内容：SCI 文章的基线资料表、单因素回归分析表、多因素回归分析表和亚组分析的森林图。

5.3.1　SCI 文章——基线资料表

在临床研究中，基线资料表必不可少，它通常也是 SCI 文章中的第一张表。一般我们会通过 Word 或者 Excel 绘制基线资料表，但这种方法很麻烦，需要不停地进行复制和粘贴。

本节介绍的 compareGroups 包可用一句代码生成基线资料表、单因素分析表、多因素分析表等，并且可以直接把结果导出为 CSV、Excel、Word、Markdown、LaTeX、PDF 等格式的文件，且十分美观，大大提高了工作效率。

使用该 R 包时，请注意以下事项：

（1）该包的重点是描述数据，不包括对数据进行质量控制或其他目的。

（2）强烈建议数据框中只包含需要描述的数据，不需要的数据应当排除在外。

（3）分类变量需要进行因子化，并可以给各个变量增加标签（label）属性以展示其详细信息，该包默认会显示各个变量的标签。

接下来，我们将实际操作基线资料表。首先，加载 compareGroups 包并载入 regicor 数据集，R 代码如下：

```
library(compareGroups)
data("regicor")
```

关于 regicor 数据集中各个变量的详细解释，如表 5-1 所示。

表 5-1　regicor 数据集中各个变量的详细解释

Name	Label	Codes
id	individual id	
year	Recruitment year	1995;2000;2005
age	Age	
sex	Sex	Male;Female
smoker	Smoking status	Never smoker; Current or former < 1y; Former \(\geq\) 1y
sbp	Systolic blood pressure	
dbp	Diastolic blood pressure	
histhtn	History of hypertension	Yes;No
txhtn	Hypertension treatment	No;Yes
chol	Total cholesterol	
hdl	HDL cholosterol	
triglyc	Triglycerides	
ldl	LDL cholesterol	
histchol	History of hyperchol	Yes;No

（续表）

Name	Label	Codes
txchol	Cholesterol treatment	No:Yos
height	Height (cm)	
weight	Weight (Kg)	
bmi	Body mass index	
phyact	Physical activity(Kcal/week)	
pcs	Physical component	
mcs	Mental component	
cv	Cardiovascular event	No;Yes
tocv	Days to cardiovascular event or end of follow-up	
death	Overall death	No;Yes
todeath	Days to overall death or end of follow-Up	

然后统计各个变量的差异，R 代码如下：

```
regicor<-na.omit(regicor)    #删除缺失值
dim(regicor)
#以 year 为分组变量，统计各个变量的差异
compareGroups(year ~ . - id, data=regicor)
```

代码的运行结果如图 5-11 所示。该图展示了以 year 为分组变量统计出的各个变量的差异结果。例如，第一个变量 age 使用了方差分析，显示了 age 在不同 year 中的 p 值，method 列表显示了 compareGroups 包把 age 视为连续型变量，且假设它符合正态分布。而 sex 变量则使用了卡方检验。

```
> regicor<-na.omit(regicor)        #删除缺失值
> dim(regicor)
[1] 1697    25
> #以year为分组变量，统计各个变量的差异
> compareGroups(year ~ . - id, data=regicor)


-------- Summary of results by groups of 'year'---------

     var     N    p.value   method            selection
1    age     1697 0.079*    continuous normal ALL
2    sex     1697 0.417     categorical       ALL
3    smoker  1697 <0.001**  categorical       ALL
4    sbp     1697 <0.001**  continuous normal ALL
5    dbp     1697 0.001**   continuous normal ALL
6    histhtn 1697 0.005**   categorical       ALL
7    txhtn   1697 0.007**   categorical       ALL
8    chol    1697 <0.001**  continuous normal ALL
9    hdl     1697 0.094*    continuous normal ALL
10   triglyc 1697 0.551     continuous normal ALL
11   ldl     1697 <0.001**  continuous normal ALL
12   histchol 1697 0.011**  categorical       ALL
13   txchol  1697 0.017**   categorical       ALL
14   height  1697 0.018**   continuous normal ALL
15   weight  1697 0.404     continuous normal ALL
16   bmi     1697 0.003**   continuous normal ALL
17   phyact  1697 <0.001**  continuous normal ALL
18   pcs     1697 0.002**   continuous normal ALL
19   mcs     1697 0.001**   continuous normal ALL
20   cv      1697 0.368     categorical       ALL
21   tocv    1697 0.159     continuous normal ALL
22   death   1697 0.005**   categorical       ALL
23   todeath 1697 0.358     continuous normal ALL
-----
Signif. codes:  0 '**' 0.05 '*' 0.1 ' ' 1
```

图 5-11

我们可以用 4.1 节中的 aov 和 chisq.test 对结果进行检验，R 代码如下：

```
summary(aov(age ~ year, data = regicor))
chisq.test(regicor$sex, regicor$year)
```

代码的运行结果如图 5-12 所示。该图展示了变量 age 与 year 的方差分析结果以及变量 sex 与 year 的卡方检验结果。可以发现，使用 aov 和 chisq.test 计算的 p 值与上述使用 compareGroups 包得到的计算结果一致。

```
> summary(aov(age ~ year, data = regicor))
              Df Sum Sq Mean Sq F value Pr(>F)
year           2    614     307   2.536 0.0795 .
Residuals   1694 205062     121
---
Signif. codes:  0 '***' 0.001 '**' 0.01 '*' 0.05 '.' 0.1 ' ' 1
> chisq.test(regicor$sex, regicor$year)

        Pearson's Chi-squared test

data:  regicor$sex and regicor$year
X-squared = 1.7508, df = 2, p-value = 0.4167
```

图 5-12

接下来，以有无心血管事件发生（cv）为分组变量，统计年龄、性别、吸烟、BMI 和血脂的组间差异，并绘制基线表格。R 代码如下：

```
res <- compareGroups(cv ~ age + sex + bmi + smoker + chol + hdl + triglyc + ldl,
data = regicor)
createTable(res)
```

createTable 函数用于把 compareGroups 计算的结果转换为表格。代码的运行结果如图 5-13 所示，该图展示了基线表格的绘制结果。表格中的 p.overall 对于计量资料使用 t 检验计算（如果不符合正态分布，则使用 Kruskall-Wallis 检验），对于计数资料则使用卡方检验。从图 5-13 中可以看到，age、smoke、HDL、triglyc 在有无心血管事件发生的组别间有显著差异，这些差异具有统计学意义（$p < 0.05$）。

```
> res <- compareGroups(cv ~ age + sex + bmi + smoker + chol + hdl + triglyc + ldl, da
ta = regicor)
> createTable(res)

--------Summary descriptives table by 'cv'---------

                               No          Yes        p.overall
                            N=1612       N=85

age                        54.6 (11.0) 57.3 (10.9)    0.033
sex:                                                   0.717
    Male                   773 (48.0%) 43 (50.6%)
    Female                 839 (52.0%) 42 (49.4%)
bmi                        27.5 (4.57) 28.2 (4.58)    0.165
smoker:                                               <0.001
    Never smoker           894 (55.5%) 31 (36.5%)
    Current or former < 1y 380 (23.6%) 47 (55.3%)
    Former >= 1y           338 (21.0%)  7 (8.24%)
chol                       218 (44.8)  227 (50.5)     0.088
hdl                        53.1 (14.8) 50.0 (13.4)    0.044
triglyc                    106 (50.6)  124 (51.6)     0.002
ldl                        143 (40.1)  152 (45.6)     0.075
```

图 5-13

除了计算并显示 p 值外，还可以进一步修饰基线表格，并将表格输出保存为文件。R 代码如下：

```
restab<-createTable(res, digits = 2,show.all = TRUE)
restab
export2word(restab, file='table.docx')
```

代码的运行结果如图 5-14 所示，该图展示了基线表格修饰后的结果。Digits 参数用于控制表格中小数点的位数，show.all = TRUE 表示显示所有数量（包括第一列中的[ALL]）。

```
> restab<-createTable(res, digits = 2,show.all = TRUE)
> restab

--------Summary descriptives table by 'cv'---------

                          [ALL]           NO             Yes          p.overall
                          N=1697          N=1612         N=85

age                    54.77 (11.01)   54.64 (11.01)  57.26 (10.85)     0.033
sex:                                                                    0.717
    Male                 816 (48.08%)    773 (47.95%)   43 (50.59%)
    Female               881 (51.92%)    839 (52.05%)   42 (49.41%)
bmi                    27.57 (4.57)    27.53 (4.57)   28.25 (4.58)      0.165
smoker:                                                                <0.001
    Never smoker         925 (54.51%)    894 (55.46%)   31 (36.47%)
    Current or former < 1y  427 (25.16%)  380 (23.57%)  47 (55.29%)
    Former >= 1y         345 (20.33%)    338 (20.97%)    7 (8.24%)
chol                   217.99 (45.10)  217.51 (44.77) 227.15 (50.47)    0.088
hdl                    52.93 (14.76)   53.08 (14.81)  50.03 (13.37)     0.044
triglyc                107.14 (50.75)  106.24 (50.56) 124.22 (51.63)    0.002
ldl                    143.64 (40.41)  143.18 (40.08) 152.28 (45.62)    0.075

> export2word(restab, file='table.docx')
```

图 5-14

此外，可以通过 export2word 函数将基线表格输出为方便编辑和修改的 Word 格式。图 5-15 展示了 Word 文件中的基线表格。

	[ALL]	No	Yes	p.overall
	N=1697	*N=1612*	*N=85*	
age	54.77 (11.01)	54.64 (11.01)	57.26 (10.85)	0.033
sex:				0.717
Male	816 (48.08%)	773 (47.95%)	43 (50.59%)	
Female	881 (51.92%)	839 (52.05%)	42 (49.41%)	
bmi	27.57 (4.57)	27.53 (4.57)	28.25 (4.58)	0.165
smoker:				<0.001
Never smoker	925 (54.51%)	894 (55.46%)	31 (36.47%)	
Current or former < 1y	427 (25.16%)	380 (23.57%)	47 (55.29%)	
Former >= 1y	345 (20.33%)	338 (20.97%)	7 (8.24%)	
chol	217.99 (45.10)	217.51 (44.77)	227.15 (50.47)	0.088
hdl	52.93 (14.76)	53.08 (14.81)	50.03 (13.37)	0.044
triglyc	107.14 (50.75)	106.24 (50.56)	124.22 (51.63)	0.002
ldl	143.64 (40.41)	143.18 (40.08)	152.28 (45.62)	0.075

Summary descriptives table by groups of `cv`

图 5-15

5.3.2 SCI 文章——单因素回归分析表或多因素回归分析表

在上一节中，我们了解了如何用 compareGroups 包绘制 SCI 文章中的第一张表——基线资料表。然而，在临床数据分析中，往往要进行回归分析，以进一步探讨多个自变量对因变量的影响，并考虑它们之间的复杂关系。因此，接下来将介绍如何绘制单因素回归分析表和多因素回归分析表。

相对于 compareGroups 包，用于绘制回归分析表格的 autoReg 包更加被推崇，因这它不仅能够同时展示单因素和多因素回归的结果，还能自动选择统计意义显著的解释变量进入多因素分析。因此，接下来的示例将介绍如何使用 autoReg 包绘制回归分析表。R 代码如下：

```
#载入相关 R 包
library(autoReg)
library(rrtable)
#构建回归模型
overall.log <- glm(cv ~ .- id,data=regicor,family=binomial)
#展示单因素回归及多因素回归表格
result<-autoReg(overall.log,uni=TRUE,milti=TRUE,threshold=0.05)#只显示多因素
result
#把表格保存为 Word 文件
table2docx(result)
```

代码的运行结果如图 5-16 所示，该图展示了单因素及多因素回归的结果。

```
> #载入相关R包
> library(autoReg)
> library(rrtable)
> #构建回归模型
> overall.log <- glm(cv ~ .- id,data=regicor,family=binomial)
> #展示单因素回归及多因素回归表格
> result<-autoReg(overall.log,uni=TRUE,milti=TRUE,threshold=0.05)#只显示多因素
> result
```

Dependent: cv		No (N=1612)	Yes (N=85)	OR (univariable)	OR (multivariable)
year	1995	275 (17.1%)	10 (11.8%)		
	2000	524 (32.5%)	32 (37.6%)	1.68 (0.81-3.47, p=.161)	
	2005	813 (50.4%)	43 (50.6%)	1.45 (0.72-2.93, p=.295)	
age	Mean ± SD	54.6 ± 11.0	57.3 ± 10.9	1.02 (1.00-1.04, p=.033)	1.02 (0.99-1.05, p=.137)
sex	Male	773 (48%)	43 (50.6%)		
	Female	839 (52%)	42 (49.4%)	0.90 (0.58-1.39, p=.636)	
smoker	Never smoker	894 (55.5%)	31 (36.5%)		
	Current or former < 1y	380 (23.6%)	47 (55.3%)	3.57 (2.23-5.70, p<.001)	4.43 (2.60-7.52, p<.001)
	Former >= 1y	338 (21%)	7 (8.2%)	0.60 (0.26-1.37, p=.223)	0.71 (0.30-1.67, p=.439)
sbp	Mean ± SD	129.9 ± 20.0	138.1 ± 22.1	1.02 (1.01-1.03, p<.001)	1.00 (0.99-1.02, p=.628)
dbp	Mean ± SD	79.2 ± 10.3	83.1 ± 12.5	1.03 (1.01-1.05, p=.001)	1.02 (0.99-1.05, p=.209)
histhtn	Yes	493 (30.6%)	35 (41.2%)		
	No	1119 (69.4%)	50 (58.8%)	0.63 (0.40-0.98, p=.041)	0.86 (0.49-1.51, p=.589)
txhtn	No	1316 (81.6%)	65 (76.5%)		
	Yes	296 (18.4%)	20 (23.5%)	1.37 (0.82-2.29, p=.235)	
chol	Mean ± SD	217.5 ± 44.8	227.1 ± 50.5	1.00 (1.00-1.01, p=.055)	
hdl	Mean ± SD	53.1 ± 14.8	50.0 ± 13.4	0.99 (0.97-1.00, p=.063)	
triglyc	Mean ± SD	106.2 ± 50.6	124.2 ± 51.6	1.01 (1.00-1.01, p=.002)	1.00 (1.00-1.01, p=.170)
ldl	Mean ± SD	143.2 ± 40.1	152.3 ± 45.6	1.01 (1.00-1.01, p=.043)	1.00 (1.00-1.01, p=.418)
histchol	Yes	490 (30.4%)	24 (28.2%)		
	No	1122 (69.6%)	61 (71.8%)	1.11 (0.68-1.80, p=.673)	
txchol	No	1442 (89.5%)	80 (94.1%)		
	Yes	170 (10.5%)	5 (5.9%)	0.53 (0.21-1.33, p=.175)	
height	Mean ± SD	163.0 ± 9.2	163.6 ± 9.2	1.01 (0.98-1.03, p=.515)	
weight	Mean ± SD	73.2 ± 13.6	75.5 ± 12.8	1.01 (1.00-1.03, p=.123)	
bmi	Mean ± SD	27.5 ± 4.6	28.2 ± 4.6	1.03 (0.99-1.08, p=.161)	
phyact	Mean ± SD	408.4 ± 404.1	335.7 ± 241.9	1.00 (1.00-1.00, p=.092)	
pcs	Mean ± SD	49.6 ± 9.1	47.4 ± 9.1	0.98 (0.96-1.00, p=.035)	0.98 (0.96-1.01, p=.131)
mcs	Mean ± SD	48.1 ± 10.9	46.0 ± 12.2	0.98 (0.97-1.00, p=.099)	
tocv	Mean ± SD	1788.2 ± 1068.2	761.2 ± 819.5	1.00 (1.00-1.00, p<.001)	1.00 (1.00-1.00, p<.001)
death	No	1471 (91.3%)	70 (82.4%)		
	Yes	141 (8.7%)	15 (17.6%)	2.24 (1.25-4.01, p=.007)	1.04 (0.52-2.05, p=.917)
todeath	Mean ± SD	1702.1 ± 1042.3	1642.8 ± 1114.6	1.00 (1.00-1.00, p=.611)	

```
> #保存表格为word文件
> table2docx(result)
Exported table as Report.docx
```

图 5-16

在上面表格中，首先进行单因素分析，然后挑选统计意义显著的解释变量进入多因素分析。例如，在单因素回归分析中，统计学上显著的因素如 Age、Smoker、blood pressure、History of hypertension、Triglycerides、LDL cholesterol 和 Physical component 等被纳入进一步的多因素回归分析。而在多因素回归分析中，仅有吸烟和随访天数具有统计学意义。此外，通过 table2docx() 函数可以将基线表格输出为方便编辑和修改的 Word 格式。

5.3.3　SCI 文章——亚组分析的森林图

在临床试验中，除了重点关注整体人群的治疗效应外，通常还需要通过亚组分析等方法观察疗效在不同亚人群中是否存在异质性（即不同亚人群的疗效可能不同）。亚组（subgroup）是指所有受试者的一个子集（部分人群）。交互效应指某因素的各个单独效应随另一因素的变化而变化，常体现为变量 A 对结局指标的作用在变量 B 的不同水平下表现不同。

一般来说，亚组分析根据研究对象的基线特征进行分组，然后在每个亚组内进行统计分析。例如，不同种族、年龄、性别、是否抽烟、是否合并某种疾病等进行分组。亚组分析的目的在于观察干预措施或暴露因素对结局的影响在不同特征的亚人群中是否存在差异。

那么如何理解亚组分析结果呢？首先，常见的亚组分析会有两个 P 值，一个是回归分析 P 值，另一个是 P for interaction。回归分析 P 值比较好理解，其反映了在亚组人群中，不同干预措施与结局的关联。P for interaction 反映的是干预效果是否受到某个基线特征的影响，即不同亚组间干预与结局的关系是否有差异，也就是说干预措施或暴露因素和亚组因素是否有交互作用。如果没有交互作用（P for interaction > 0.05），则无须进一步关注每个亚组的效应值；如果存在交互作用（P for interaction < 0.05），则需要观察每个亚组的效应值，以判断效应值在每个亚组中是否存在差异。

图 5-17 所示是一个亚组分析的森林图示例，结果解读为：在全人群中（第 1 行"All patients"结果），吸烟对结局的影响没有统计学差异；在 AJCC 分组中，发现 3 级 AJCC 人群中吸烟对结局的影响存在统计学差异（P=0.022），并且 AJCC 与暴露（吸烟）之间存在交互作用（P for interaction=0.009），即不同 AJCC 人群中，暴露与结局的关系存在统计学差异。

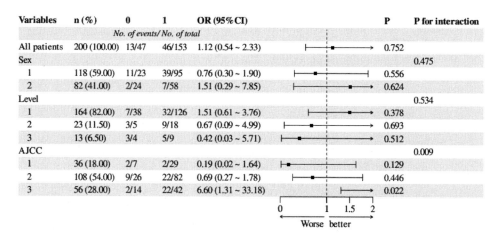

图 5-17

下面以 R 内置的 pbc 数据集为例,介绍如何使用 R 语言的 jstable 包实现 Cox 回归的亚组分析和交互作用效应。pbc 数据集是 survival 包中的一个数据集,包含原发性胆汁性肝硬化(Primary Biliary Cirrhosis,PBC)患者的生存数据。

本例所用到的具体变量如下:

- age: 年龄,连续变量。
- sex: 性别,m=男性,f=女性。
- ascites: 有无腹水,1=有,0=无。
- hepato: 有无肝肿大,1=有,0=无。
- edema: 有无水肿,1=有,0=无。
- spiders: 有无皮肤血管畸形,1=有,0=无。
- stage: 组织学阶段,1=Stage I,2=Stage II,3=Stage III,4=Stage IV。
- trt: 药物治疗,1=D-青霉素,2=安慰剂。
- status: 终点状态,0=存活,1=移植(存活),2=死亡。
- time: 生存时间。

亚组分析的 R 代码如下:

```
############################亚组分析############################
library(jstable)    #加载 jstable 包,用于亚组分析
library(survival)   #加载 survival 包,调用 pbc 数据集
library(forestploter)  #加载 forestploter 包,用于绘制森林图
library(grid)   #加载 grid 包,用于基础绘图
str(pbc)
library(tidyverse)          #加载 tidyverse 包,用于处理数据
df <- pbc %>%
  select(time, status, sex, age, ascites, hepato, edema, spiders, stage, trt) %>%
  #从 pbc 数据集中选择需要的变量
  mutate(status = as.integer(status == 2),
         age = ifelse(age > 40,"> 40", "<= 40"),
         age = factor(age, levels = c("> 40", "<= 40")),
         ascites = factor(ascites, levels = c(0, 1), labels = c("No", "Yes")),
         hepato = factor(hepato, levels = c(0, 1), labels = c("No", "Yes")),
         edema = factor(edema, levels = c(0, 1), labels = c("No", "Yes")),
         spiders = factor(spiders, levels = c(0, 1), labels = c("No", "Yes")),
         stage = factor(stage, levels = c(1, 2, 3, 4), labels = c("I", "II", "III",
"IV")),
         trt = factor(trt, levels = c(1, 2), labels = c("D-penicillamine",
"Placebo"))
    )   #将分类变量转换为因子变量
  str(df)
  res <- TableSubgroupMultiCox(formula = Surv(time, status) ~ sex,
                        var_subgroups = c("age", "ascites",
                                          "hepato",
                                          "edema", "spiders",
                                          "stage", "trt"),
                        data = df
)
res

plot_df <- res        #对 res 数据重新命名
```

```
plot_df[, c(2, 3, 9, 10)][is.na(plot_df[, c(2, 3, 9, 10)])] <- " "
#选取第 2、3、9、10 列的数据在森林图中显示，并替换缺失值 NA 为一个空格字符
plot_df$` ` <- paste(rep(" ", nrow(plot_df)), collapse = " ")
#添加空白列，用于存放森林图的图形部分
plot_df[, 4:6] <- apply(plot_df[, 4:6], 2, as.numeric)
#将第 4~6 列的数据转换为数值型
plot_df$"HR (95% CI)" <- ifelse(is.na(plot_df$"Point Estimate"), "",
                        sprintf("%.2f (%.2f to %.2f)",
                                plot_df$"Point Estimate",
                                plot_df$Lower,
                                plot_df$Upper))  #计算 HR (95% CI)

plot_df   #查看数据

p <- forest(
  data = plot_df[, c(1, 2, 3, 11, 12, 9, 10)],  #选择需要用于绘图的列
  lower = plot_df$Lower,  #置信区间下限
  upper = plot_df$Upper,  #置信区间上限
  est = plot_df$`Point Estimate`,  #点估计值
  ci_column = 4,      #点估计对应的列
  ref_line = 1,       #设置参考线位置
  xlim = c(0, 5)      #x 轴的范围
)
plot(p)   #输出森林图
###########################################################
```

这里的核心代码使用 jstable 包中的 TableSubgroupMultiCox 函数进行多变量 Cox 生存分析，formula = Surv(time, status) ~ sex 指定生存分析的模型，其中以 sex 为分组变量，var_subgroups 指定将哪些变量设置为亚组。运行代码后，即可得出包括亚组分析和交互作用效应的结果，结果的森林图如图 5-18 所示。

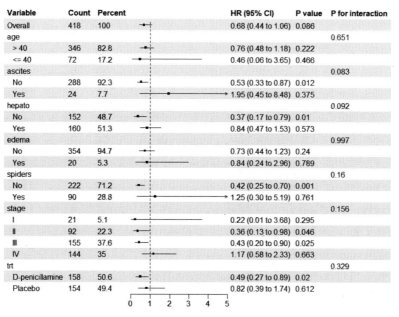

图 5-18

5.3.4 限制性立方样条图

限制性立方样条是统计学中的一个重要工具，在许多高分 SCI 论文中也可以常常看见，是用于对数据进行平滑的拟合和建模，以及分析连续变量之间的复杂关系。临床上，因变量和临床的结局有时候不是线性关系，而回归模型有一个重要的假设就是自变量和因变量呈线性关联，因此非线性关系模型用回归分析来拟合受到限制。因此，一个更好的解决方法是拟合自变量与因变量之间的非线性关系，限制性立方（Restricted cubic spline，RCS）就是分析非线性关系的常见方法之一。

我们知道多重线性回归分析是最常使用的一种多元统计方法。但是其要求数据符合线性关系，而实际上这一假设常常很难满足。随便举个例子：体质指数（BMI）与抑郁的发生呈现曲线关系。有研究认为过低和过高的 BMI 都会导致抑郁症的发病率上升，只有保持合理的体重才能保持身心健康；人一生的死亡风险与年龄成曲线关系，新生儿容易夭折，但是随着年龄的增长死亡风险逐渐降低，到四五十岁后又开始逐渐走高。面对上述情况，使用我们之前所学习的多重回归显然不可取，需要使用描述曲线关系的方法——曲线拟合。曲线拟合的方法很多，比如多项式回归，这个方法形式较为复杂，涉及到自变量和自变量的高次项，并且容易过拟合

为了克服以上缺陷，曲线拟合时我们常常使用样条方法，简单地理解就是利用分段函数来代替复杂的多项式，如图 5-19 所示。

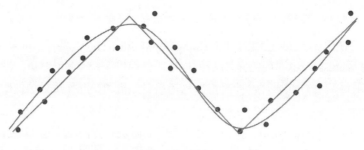

图 5-19

这样做的好处是明显的：每个分段内可以使用不同的函数，线性函数可以，多项式也可以。但是，为了避免不同分段在连接处出现断点或跳跃，我们必须在建模时加入一些限制条件，如节点处连续且光滑。这样就形成了限制性立方样条（Restricted Cubic Spline, RCS）模型。RCS 字面上看，限制是指为了保证曲线光滑连续而提出的一些条件，立方则指的是函数的最高次幂为 3 次多项式。

总而言之，限制性立方样条是一种用于对连续变量进行拟合和建模的方法，通过将数据范围分割成若干区间，在每个区间内使用一个三次多项式进行拟合，从而创建一个平滑的曲线。这些多项式在相邻区间上是平滑连接的，通常还有一些附加的平滑性约束，以避免曲线出现剧烈的波动。在统计建模中，限制性立方样条常用于对连续变量和因变量之间的关系进行建模。尤其在回归分析中，它允许捕捉非线性关系，并在保持平滑性的同时避免过拟合。

本案例基于 Logistic 回归绘制立方条图，Logistic 回归主要用于结果是二分类变量且没有相关时间变量的模型。我们使用乳腺癌数据 Breast canver survival agec.sav，要在 R 语言中读取 SPSS 文件，可以使用 foreign 包中的 read.spss 函数，代码如下所示：

```
library(foreign)
library(rms)
```

```
bc <- read.spss("c:/temp/Breast cancer survival agec.sav",
          use.value.labels=F, to.data.frame=T)
bc <- na.omit(bc)
head(bc)
```

运行结果如图 5-20 所示。在这个数据集中，age 表示年龄，pathsize 表示病理肿瘤大小（厘米），lnpos 表示腋窝淋巴结阳性，histgrad 表示病理组织学等级，er 表示雌激素受体状态，pr 表示孕激素受体状态，status 结局事件是否死亡，pathscat 表示病理肿瘤大小类别（分组变量），ln_yesno 表示是否有淋巴结肿大，time 是生存时间，后面的 agec 是我们自己设定的。

```
> head(bc)
   id age pathsize lnpos histgrad er pr status pathscat ln_yesno     time agec
15 15  60     0.15     0        1  1  1      0        1        0 16.36667    4
23 23  77     0.30     0        1  1  1      0        1        0 63.46667    6
27 27  52     0.30     0        3  0  0      0        1        0 17.93333    3
31 31  70     0.40     0        3  0  0      0        1        0 82.96667    5
32 32  72     0.40     0        3  1  0      0        1        0 68.16667    5
34 34  72     0.40     0        2  0  0      0        1        0 63.26667    5
```

图 5-20

接下来，转换分类变量并且抽取一部分变量，来拟合模型，我们不需要时间变量 time，绘制 RCS 图的代码如下：

```
attach(bc)
be<-data.frame(age,status,ln_yesno)
be$ln_yesno<-as.factor(be$ln_yesno)


dd <- datadist(be)  #为后续程序设定数据环境
options(datadist='dd')  #为后续程序设定数据环境
fit<- lrm(status ~ rcs(age,4) + ln_yesno,data=be)


dd$limits$age[2] <-50###设定标准
fit1=update(fit)###更新模型
OR<-Predict(fit, age,fun=exp,ref.zero = TRUE)  ##生成预测值


ggplot()+geom_line(data=OR, aes(age,yhat),linetype=1,size=1,alpha =
0.9,colour="red")+
  geom_ribbon(data=OR, aes(age,ymin = lower, ymax = upper),alpha =
0.3,fill="red")+
  geom_hline(yintercept=1, linetype=2,size=1)+theme_classic()+
  labs(title = "RCS", x="age", y="OR(95%CI)")###绘图
```

运行结果如图 5-21 所示。这里提示一下，代码中的限制性立方样条函数（RCS）在比较非线性关系中很常用。

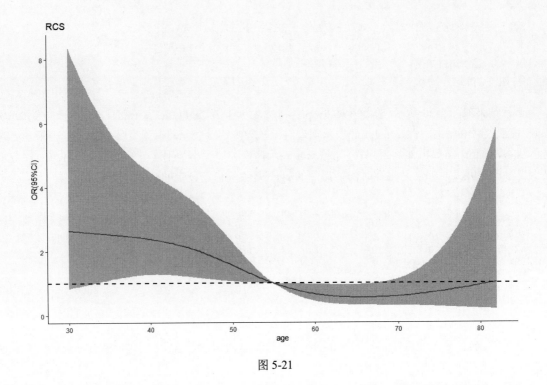

图 5-21

第6章

R 语言机器学习实战入门

机器学习研究的是计算机怎样模拟人类的学习行为，以获取新的知识或技能，并重新组织已有的知识结构使之不断改善自身。机器学习就是计算机从数据中学习规律和模式，并将其应用于新数据的预测任务。随着机器学习的火热，人工智能（AI）也在快速发展，并迅速席卷全球，为很多行业带来了可信的深刻洞察以及充满希望的前景。

6.1　什么是机器学习

近期，笔者在豆瓣上重温了自己最喜欢的电影《谍中谍 6》，这部电影实在是太精彩了。每当笔者在豆瓣上选择这部电影时，豆瓣都推荐一些笔者可能喜欢的其他电影。而推荐的这些电影确实符合笔者的喜好，例如《生死时速》《飓风营救》等都是笔者喜欢的。那么，豆瓣是如何知道用户的喜好呢？这些推荐背后的秘密是什么呢？

像豆瓣、淘宝、QQ 音乐这些推荐系统，其背后的秘密武器正是机器学习。下面用最通俗易懂的大白话来聊聊，到底什么是机器学习。

机器学习有点像人类的思考过程。假设我们去买苹果，想挑选又脆又甜的苹果，我们该如何挑选呢？记得妈妈说过，苹果的表面要光滑，没有虫眼，没有干枯。因此，我们有了一个简单的判断标准：只挑选表面光滑的苹果。

如果用计算机程序来帮我们挑选苹果，我们会写下这样的规则：

```
if (表面光滑)
then
    苹果是甜的
else
    苹果不甜
```

我们用这些规则来挑选苹果，但在实际操作中很快发现，买回的苹果中有些是不够甜的。经过品尝各种不同类型的苹果，我们发现，如果苹果带着蒂，那么选择蒂比较绿的苹果通常比较好，因为枯黄的蒂说明苹果可能不新鲜。

因此，我们修改了规则：

```
if(表面光滑 and 蒂比较绿 ):
    苹果是甜的
else:
    苹果不甜
```

我们继续深入研究影响苹果甜度的因素，于是发现自然熟透的苹果通常呈黄里透红的颜色，且苹果的分量越重说明含水量越充足等。随之，我们发现这个普通的算法有个缺点，那就是当规则变得越来越复杂时，手动制定所有苹果类型的挑选规则变得非常困难。

如何克服这个缺点呢？我们可以使用机器学习算法。机器学习算法是从普通算法演变而来的，它会主动从提供的数据中学习，使程序变得更"聪明"。

我们从市场上的苹果中随机抽取一定数量的样品（在机器学习里被称为训练数据），在表格上记录每个苹果的属性，如颜色、大小、产地等（这些属性称为特征），并记录每个苹果甜不甜（这称为标签）。

将这些训练数据提供给一个机器学习算法之后，它会学习出一个关于苹果的特征和甜度之间关系的模型。下次我们再去市场买苹果时，面对新的苹果（测试数据），只需将新苹果的属性输入这个训练好的模型，模型就会直接输出新苹果是甜的还是不甜的。有了这个模型，我们就可以自信地去买苹果，根本不用考虑复杂的挑选细节，只需将苹果的属性输入这个模型，就能直接知道它是否甜。

更重要的是，我们可以让这个模型随着时间的推移变得越来越好（增强学习）。当这个模型接收到更多的训练数据后，它会变得更加准确，并在预测错误后进行自我修正。更棒的是，我们可以用相同的机器学习算法去训练不同的模型。例如，可以用同样的机器算法来训练挑选橘子、西瓜等的模型。这是传统计算机程序所做不到的，是机器学习的独有优势。

总结一下，机器学习使用机器学习算法来建立模型，当新的数据到来时，可以通过模型进行预测。机器学习的基本做法是使用算法来解析数据、从中学习，并对真实世界中的事件做出决策和预测。与传统的为解决特定任务的硬编码的软件程序不同，机器学习使用大量的数据进行"训练"，利用各种算法从数据中学习如何完成任务。

6.2　机器学习的流程

本节主要介绍机器学习的流程。

6.2.1　数据收集

中国古代的"神农尝百草"的故事实际上体现了机器学习的思想。机器学习不是基于推理的"演绎法"，而是基于观测的"归纳法"。因为是归纳法，所以数据是基础。其实人们很早就意识到了数据的重要性，比如在贴吧里，我们经常可以看到铺天盖地的"求数据"帖子。

初期的人工智能软件就像刚出生的小婴儿一样，是一张白纸，一无所知。父母需要教小婴儿认识周围的事物，例如告诉他哪里是鼻子，鼻子是用来呼吸的；告诉他哪里是嘴巴，嘴巴是用来说话和吃东西的。人工智能也一样，我们需要向机器提供鼻子和嘴巴的图片，并将图片中的鼻子和嘴巴标记出来。然后，机器通过学习图片中鼻子和嘴巴的特征，并做好标注，之后就能识别出鼻子和嘴巴了。

再举一个例子，考勤使用的指纹打卡机。当我们使用打卡机时，会先录入员工的指纹，并设置指纹对应的员工名字或编号。机器确认后，只要输入指纹，机器就能识别出员工。这就是最简单的人工智能应用：先录入信息，然后机器识别信息，再进行输出。

机器学习的本质在于将各种形式的数据（如图片、文字、声音等）转换为数值形式（如向量、矩阵），然后通过这些数值数据来训练模型，使其能够执行特定任务。业界有一句非常著名的话："数据决定了机器学习的上界，而模型和算法只是逼近这个上界。"由此可见，数据对于整个机器学习项目而言至关重要，有了优质数据的支持，人工智能才能得到更好的发展。

6.2.2　数据预处理

在工程实践中，我们得到的数据常常存在缺失值、重复值等问题，因此在使用之前需要对数据进行预处理（也称为数据清洗）。数据预处理没有固定的流程，通常会根据任务的不同和数据集属性的不同而不同。数据预处理的常用流程为：去除唯一属性、处理缺失值、特征编码、特征缩放。

去除唯一属性是因为唯一属性通常是一些 ID 属性，这些属性不能有效刻画样本自身的分布规律，所以可以直接删除这些属性。

对于缺失值的处理，我们有几种选择：可以不处理，直接使用含有缺失值的特征；也可以补全缺失值；还可以删除含有缺失值的特征（当特征中含有大量缺失值而仅包含极少量有效值时，这种方法是有效的）。

特征编码是指特征必须是数值型才能进行统计计算。比如类别特征（如['male', 'female']等），模型不能直接识别，所以需要对这些特征进行编码。处理的目的是将不能够定量处理的变量进行量化。

为什么还要进行特征缩放呢？这是因为有些特征（属性）的值是有区间界限的，如年龄、体重；而有些特征的值可以无限制增加。因此，特征之间数值的差距会对模型产生不良影响（数量级的差异将导致量级较大的属性占据主导地位，依赖于样本距离的算法对数据的数量级非常敏感）。如果没有对数据进行预处理，可能会带来偏差，难以准确反应特征之间的重要程度。通过归一化和标准化的方法，可以将样本的属性缩放到指定的范围，消除样本不同属性之间量级的影响。

6.2.3　特征工程

特征工程也叫作特征提取。特征是原始数据在某个方面的数值表示。为了提取知识和进行预测，机器学习使用数学模型来拟合数据，这些模型将特征作为输入。在机器学习流程中，特征是数据和模型之间的纽带。

特征工程是通过对原始数据进行处理和加工，将原始数据属性转换为数据特征的过程。优秀的数据和特征往往是性能卓越模型的基础，它是机器学习流程中一个极其关键的环节，因为合适的特征可以降低模型构建的难度，从而使机器学习流程输出更高质量的结果。机器学习从业者有一个共识，那就是建立机器学习流程的绝大部分时间都花费在特征提取和数据预处理上。

6.2.4　模型构建和训练

在数据处理完成后，就可以选择合适的机器学习模型进行训练了。可供选择的机器学习模型有很多，每个模型都有其适用场景。那么，如何选择合适的模型呢？

首先，要判断处理好的数据是属于监督学习问题还是无监督学习问题；其次，分析问题的类型是分类问题还是回归问题。在确定问题的类型后，再选择具体的模型。

实际选择模型时，通常会尝试不同的模型对数据进行训练，然后比较其输出结果，选择最佳模型。此外，还需要考虑数据集的大小。若是数据集样本较少且训练的时间较短，通常可以考虑使用朴素贝叶斯等轻量级的算法；否则，可以考虑使用一些重量级算法。

选好模型后，就可以进行模型训练，训练的目标是找到最合适的权重和参数，以最大限度地提高分类准确率（在分类问题中）或使预测值与实际值之间的误差最小（在回归问题中）。

在验证数据上测试模型时，应使用与训练数据相同的参数来验证模型。如果我们尝试了不同的模型、特征和精度参数，并对模型的质量感到满意，那么我们的模型就可以用于实际数据了。

需要特别说明的是，广大读者大多不是算法科学家，因此更倾向于熟练掌握一个机器学习软件库。成熟的软件库一般包含了绝大多数的机器学习算法，并且在实现上使用了许多数值计算优化技巧。为了实现自己的需求，我们不必从头实现算法，即使实现了，计算效率也通常无法与软件库相提并论。

6.3　机器学习分类

根据训练数据是否有标注，机器学习问题大致分为监督学习和无监督学习两大类。

6.3.1　监督学习

我们在很小的时候就被大人教导什么是鸟、什么是猪，什么是西瓜、什么是南瓜，什么可以吃，什么不能吃。我们眼里见到的这些动物、食物，在机器学习中就是输入，而大人们告诉我们的结果就是输出。久而久之，当我们见得多了，听大人们说得多了，我们的大脑中就会形成一个抽象的模型，下次在没有大人提醒的情况下，我们也能辨别出别墅或洋楼，获知它们不能吃，也不能飞等信息。上学的时候，老师教我们汉字、数学公式、英语单词等，我们在遇到这些知识时也能进行区分和识别。这就是监督学习，它在我们的生活中无处不在。每个输入样本都有标注，这些标注就像老师的标准答案一样"监督"着学习的过程。

监督学习大致分成两类：分类和回归。

● 分类：标注是离散值，比如用户"点击"和"不点击"。如果标注只有两个值，则称为二分类；如果标注有多个值，则称为多分类。
● 回归：标注是连续值，比如预测北京市房屋的价格，价格作为标注就是一个连续值，属于回归问题。

例如，有一个房屋价格数据集，其中横轴表示房子的大小，纵轴表示房价。如果你有一间 100

平方米的房子，想知道能卖多少钱，机器学习算法怎么帮助你呢？它会根据收集到的房屋价格数据集拟合出一个函数，让函数尽可能匹配到所有的数据。当你输入自己房子的大小时，它就会返回一个目前市场上比较合理的价格。这是一个监督学习的例子，它是一种回归问题，即要预测一个连续值的输出。

再看一个监督学习的例子，有一个胸部肿瘤的数据集，其中横轴表示肿瘤的大小，纵轴表示肿瘤是否为良性。假如非常不幸，我们的胸部长了肿瘤，则对应的机器学习算法会根据肿瘤的尺寸估算出一个概率，即肿瘤为良性的概率或者为恶性的概率。这是一个分类问题。分类的任务是预测一个离散值的输出，这里为 0/1，也就是良性/恶性。

总结一下，在监督学习中，我们使用一个训练集，该训练集要求包括输入和输出，也可以说是特征和目标。训练集中的目标是由人标注的。 数据集中的每个样本都有一个"正确答案"，即输入和输出之间存在某种关系。我们从给定的训练集中学习出一个函数（模型参数），当新的数据到来时，可以根据这个函数预测结果。

根据样本做出的预测分为两类：回归和分类。

● 回归举例：预测房价，根据样本集拟合出一条连续曲线。
● 分类举例：根据肿瘤特征判断良性还是恶性，得到的是结果是"良性"或"恶性"。

6.3.2　无监督学习

无监督学习事先没有任何训练数据样本，它直接对数据进行建模。例如，参观一个画展，我们对艺术一无所知，但在欣赏了多幅作品后，面对一幅新的作品时，至少可以知道这幅作品属于哪个派别，比如是抽象派还是写实派。虽然我们可能不能完全理解这幅画的具体含义，但至少我们能把它归为某一类。

在无监督学习中，没有属性或标签的概念，也就是说所有的数据都是一样的，没有任何区别。因此，在无监督学习中，我们只有一个数据集，没人告诉我们该怎么做，我们也不知道每个数据点的具体含义。无监督学习只会告诉我们：这是一个数据集，你能在其中找到某种结构或者规律吗？

基于给定的数据集，无监督学习算法可以进行不同的聚类，这就是所谓的聚类算法。举个例子，给定一组不同的个体，检测他们是否拥有某种特定的基因，然后运行一个聚类算法，把不同的个体归入不同的类，这就是无监督学习。我们没有提前告诉算法这种基因类型具体属于哪一类人，只是告诉算法："这里有一堆数据，我也不知道这些数据是什么，但你要帮我找到这些数据中的类型。"

无监督学习解决的典型问题是聚类问题。虽然我们不知道变量的具体影响，但可以从数据中提取结构。我们可以根据数据中变量之间的关系对数据进行聚类，从而揭示出这种结构。例如，可以对一个网站的用户进行聚类，分析该网站用户的大致构成，了解每类用户群的特点。

总结一下，无监督学习的输入数据没有被标记，也没有确定的结果；样本数据的类别未知，需要根据样本间的相似性对样本集进行分类，尽量使类内差距最小化、类间差距最大化。在实际应用中，不少情况下我们无法预先知道样本的标签，也就是说没有训练样本对应的类别信息，因而只能从没有样本标签的样本集开始学习，以发现数据的内在结构或模式。

6.3.3 强化学习

这里先解释一下"强化学习"这个名字。为什么叫强化学习呢？是因为这是一个不断重复、不断强化认知的过程。英文 reinforcement learning（强化学习）中的 reinforcement，更准确的中文翻译也是"强化"。

强化学习的关键因素有三个：智能体（agent）、状态（state）、奖励（reward）。对于智能体来说，自身具备的选择决策的能力被称为策略。这个策略的含义是，在观察到环境处于某种状态时，选择采取什么样的动作。智能体可能处于一个非常陌生的环境中，对环境的具体情况一无所知。我们的目标是让它通过与环境打交道来适应这个环境，从而学习到最佳的动作策略。智能体的学习过程并不是一次决策就完成的，而是一个序列决策的过程。我们如何评估智能体策略的优劣呢？评判的依据是它能够获得的奖励的总量。每一步都可能获得奖励，所以评判的依据是把所有奖励加总，以衡量总量的多寡。

为了更好地认识强化学习，我们可以通过一个与现实世界中类似的场景来进行说明。例如，使用强化学习来训练狗，如图 6-1 所示。

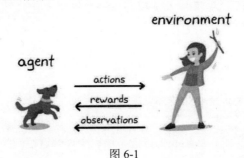

图 6-1

在这种情况下，强化学习的目标是训练狗（agent）在一个环境（environment）中完成一项任务。这里的"环境"包括狗所处的物理环境和训练者。首先，驯兽师发出一条命令或指示，狗会进行观察（observation），然后做出反应。如果动作接近期望的行为，训练者可能会提供奖励（rewards），如食物或玩具；否则，将不提供任何奖励或予以惩罚。在训练开始时，狗可能会做出更多随机的动作，比如当命令是"坐下"时，它可能会翻身，因为它试图将特定的观察和动作与奖励（rewards）联系起来。观察和动作之间的这种关联或映射称为策略。

从狗的角度来看，最理想的情况是它能对每一个提示做出正确的反应，这样它就能获得尽可能多的奖励。因此，强化学习训练的核心在于"调整"狗的策略，使它学习期望的行为，从而获得最大的回报。训练完成后，狗应该能够观察到主人的指示并采取适当的行动，例如，当命令它"坐下"时，它应该能够按照自己学到的策略"坐下"。

强化学习同样没有标签，但有一个回报函数（即 reward 奖励）来判断是否更加接近目标。例如，让学生搜寻某个答案，如果学生靠近答案，就给予奖励——比如给一个棒棒糖；如果更加偏离答案，就轻拍一下——给予轻微的负面反馈。久而久之，学生将越来越靠近正确答案。

6.4　过拟合和欠拟合

无论是在机器学习还是深度学习建模中，都可能会遇到两种常见的问题：一种是过拟合（over-fitting），另外一种是欠拟合（under-fitting）。

6.4.1　过拟合

过拟合指的是所建的机器学习模型或者深度学习模型在训练样本中表现得过于优越，导致在验证数据集和测试数据集上表现不佳。过拟合通常意味着模型学到了很多不必要的特征。例如，模型可能把长得像猫的狗和长得像狗的猫这类特例视为重要特征。神经网络为了更好地降低损失，可能会被迫学习这些特征，以便区分猫和狗。然而，过度学习这些特征（例如，一个男人穿着蓝色的衣服，神经网络可能把是否穿蓝色衣服作为区分男人和女人的特征）会导致在新样本上表现不佳，因为这些特征在新样本中可能并不适用。因此，过拟合通常表现为在训练时效果很好（因为神经网络学到了很多有用和没用的特征），但在测试样本上的效果就很差（学到的某些特征完全没用）。一般来说，当训练数据集过小，特别是比模型参数数量少时，过拟合更容易发生。

降低过拟合的方法如下：

（1）增加训练数据。举个例子，投硬币时，如果碰巧投了 10 次都是正面，那么仅凭这些数据进行机器学习是无法揭示规律的。根据统计学的大数定律（通俗地说，这个定理是指在试验条件不变的情况下，重复试验多次，随机事件的频率会接近它的概率），当样本增加时，真实规律将必然显现。使用更多的训练数据是解决过拟合的最有效手段，因为更多的数据能让模型学习到更多的有效特征，减小噪声的影响。当然，直接增加实验数据一般比较困难，但可以通过一定的规则来扩充训练数据。比如，在图像分类问题中，可以通过图像的平移、旋转、缩放等方法来扩充数据；更进一步的，可以使用生成式对抗网络（GAN）来合成大量的新数据。

（2）降低模型复杂度。在数据较少的情况下，模型过于复杂是导致过拟合的主要原因。适当降低模型的复杂度可以避免模型拟合过多的采样噪声。例如，可以在神经网络模型中减少网络层数、神经元个数等，在决策树模型中降低树的深度并进行剪枝等。

（3）正则化的方法。给模型的参数添加一定的正则约束，例如将权值的大小加入损失函数中（损失函数用于评价模型的预测值和真实值的差异程度，损失函数越好，通常模型的性能就越好）。

6.4.2　欠拟合

什么是欠拟合呢？相对过拟合，欠拟合更容易理解。欠拟合是指从训练样本中提取的特征较少，导致训练出的模型不能很好地匹配数据，甚至样本本身也无法高效识别。欠拟合的模型在训练集和验证集上的表现都很差，其根本原因是训练的模型过于简单，无法学习到足够的特征。

降低"欠拟合"的方法如下：

（1）添加新特征。当特征不足或者现有特征与样本特征标签的相关性不强时，模型容易出现欠拟合。通过添加新特征，可以帮助模型更好地学习样本的特征，从而改善拟合效果。

（2）增加模型复杂度。简单的模型学习能力较差，通过增加模型的复杂度可以提高模型的拟合能力。例如，在线性模型中添加高次项，在神经网络模型中增加网络层数或神经元的个数。

6.5 衡量机器学习模型的指标

对于一个训练出来的模型，我们无法直接知道它的性能如何，也不能确定它是否能很好地对测试集进行预测或分类。因此，我们需要一个评判标准来了解模型的优劣。性能度量的意义就在于此。通过某个指标，我们可以比较不同模型的性能，进而确定哪个模型较好，哪个模型较差，并通过这些指标进一步调参，逐步优化模型。

6.5.1 正确率、精确率和召回率

假设我们有一台自动分类装置，用于自动检测和分类目标。为了方便论述，假设它用于预测某种疾病。这台机器接收某种疾病的数据作为输入，输出结果只有两种：患病或者未患病。虽然机器的输出只有两种，但它对疾病的概率估计是一个实数，比如 p。机器上还有一个旋钮用来控制敏感度阈值 a。因此，预报过程如下：首先用数据计算出 p，然后比较 p 和 a 的大小。如果 p>a，则输出"患病"（检测结果为阳性）；如果 p<a，就输出"未患病"（检测结果为阴性）。

如何评价这台机器的疾病预测性能呢？需要注意的是，虽然机器可能每次都准确预报，但这并不意味着它就是好机器。例如，如果机器总是预测"患病"（把 a 调得很低），自然就不会漏掉任何病例，但可能会产生大量虚警，在绝大多数时间里它都只是让大家虚惊一场。相反，如果机器总是预测"未患病"（把 a 调得很高），从不产生虚警的机器，那它也不一定就是好机器，虽然在绝大多数时间里这种预测是正确的，但也可能漏掉真正的病症，即漏报。因此，一台预测能力强的机器，应该同时具有低虚警率和低漏报率。精确率（precision）高意味着虚警少，即当机器检测结果为阳性时，事件实际发生的概率高，但不能保证机器检测结果为阴性时事件一定不发生。相反，召回率（recall）高意味着漏报少，即当机器检测结果为阴性时，事件实际不发生的概率高，但不能保证机器检测结果为阳性时事件就一定发生。

下面介绍几个常见的模型评价术语。假设我们的分类目标只有两类：正例（positive）和负例（negative）。

- true positives（TP）：被正确地划分为正例的个数，即实际为正例且被分类器划分为正例的实例数（样本数）。
- false positives（FP）：被错误地划分为正例的个数，即实际为负例但被分类器划分为正例的实例数。
- false negatives（FN）：被错误地划分为负例的个数，即实际为正例但被分类器划分为负例的实例数。
- true negatives（TN）：被正确地划分为负例的个数，即实际为负例且被分类器划分为负例的实例数。

通俗地说，真正例（TP）是指模型将正类别样本正确地预测为正类别，真负例（TN）是指模型将负类别样本正确地预测为负类别，假正例（FP）是指模型将负类别样本错误地预测为正类别，

假负例（FN）是指模型将正类别样本错误地预测为负类别。这四个术语的混淆矩阵如图 6-2 所示。

实际类别	预测类别			
		Yes	No	总计
	Yes	TP	FN	P（实际为Yes）
	No	FP	TN	N（实际为No）
	总计	P′（被分为Yes）	N′（被分为No）	P+N

图 6-2

正确率（accuracy）是我们最常见的评价指标，它的计算公式为：

$$accuracy=(TP+TN)/(TP+FP+TN+FN)$$

这很容易理解，就是正确分类的样本数除以所有的样本数。

精确率（precision），也叫精度，是针对预测结果的指标，表示被分类为正例的样本中实际为正例的比例。预测为正例有两种情况：一种是把正类预测为正类（TP），另一种是把负类预测为正类（FP）。精确率的计算公式为：

$$precision=TP/(TP+FP)$$

召回率（recall），也叫覆盖率，是度量有多少正例被正确分类的指标。召回率也是针对原始样本的指标，它表示样本中的正例有多少被预测正确。召回率有两种情况：一种是把原来的正类预测成正类（TP），另一种是把原来的正类预测为负类（FN）。召回率的计算公式为：

$$recall=TP/(TP+FN)$$

举一个例子，假设有 5 万例儿童，其中有 4 万例被正确识别为儿童，1 万例被识别为其他（other）。还有 10 万例 other 样本，其中 8 万例被正确识别为 other，2 万例被错误识别成儿童。由于我们现在分析的是儿童的准确率和召回率，因此儿童是正类，other 是负类。具体的分析如下：

步骤01 检索到儿童，是儿童的数据并识别为儿童（即正类识别为正类），TP=4 万。

步骤02 把 other 识别成儿童（即负类识别为正类），FP=2 万。

步骤03 未检索到儿童，是儿童数据却识别为 other（即正类识别为负类），FN= 1 万。

步骤04 把 other 识别为 other（负类识别为负类），TN=8 万。

步骤05 精确率可以解释为，在所有判别为儿童的数据中是儿童的比例，precision = TP / (TP + FP) = 66.67%；召回率可解释为，在所有儿童相关的数据中判别为儿童的比例，recall = TP / (TP + FN) = 80%。

一般来说，我们不可能同时提高所有的指标。例如，人们通常希望精确率和召回率都高，最好都是 100%。这代表识别出来的样本都是真正的正类别，并且所有的正类别都被识别出来了。然而，现实中这两个指标往往是此消彼长的关系。提高精确率通常会降低召回率，尽管这可以从数学上证明，也可以从直观上理解：因为这两个指标的目标刚好相反，精确率要求尽可能精确，就需要抛弃掉难以决定的把握不大的样本；而召回率要求尽可能识别出所有的正类别，就可能带入把握不大的样本。

选择提高精确率还是召回率要根据实际应用场景来决定。例如，在医院检测疾病的仪器是宁愿多虚警也要少漏报，因为即使错误地检测出患病（虚警），也可以通过后续更细致的检查来排除。

召回率越高，代表实际"患病"用户被预测出来的概率越高，这类似"宁可做错，绝不错过"。

例如，在地震预测中，我们可以容忍一定程度的误报。虽然可能谎报了几次地震，但真的地震来临时能够预测到，这才是我们想要的结果。

6.5.2　几个常见的比率

1. 敏感度

敏感度（sensitivity），也称为召回率（recall）或真阳性率（true positive rate，TPR），衡量的是发病之后诊断方法对疾病的敏感程度（识别能力）。敏感度的计算公式为：

$$sensitivity = TPR（true\ positive\ rate）= TP / (TP+FN)$$

敏感度评估的是实际阳性患者中能被诊断为阳性的比例。敏感度越高，漏诊率越低。

2. 特异度（specificity）

特异度，也称为真阳性率（true negative rate，TNR）评估的是实际阴性患者中能被诊断出阴性的比例。特异度越高，误诊率越低。特异度的计算公式为：

$$specificity = TNR（true\ negative\ rate）= TN / (TN+FP)$$

3. 假阳性率

假阳性率（false positive rate，FPR）又称误诊率，即所有实际为阴性的样本被错误地判断为阳性的比例，FPR 等于 1-specificity（特异度）。假阳性率的计算公式为：

$$FPR = FP / (FP + TN)$$

4. 假阴性率

假阴性率（false negative rate，FNR）又称漏诊率，即所有实际为阳性的样本被错误地判断为阴性的比例。假阴性率的公式为：

$$FNR = FN / (TP + FN)$$

6.5.3　混淆矩阵

混淆矩阵是评估分类模型性能的重要工具。它展示了一个分类模型在测试数据集上的预测结果与实际标签之间的对应关系。混淆矩阵是机器学习中用于总结分类模型预测结果的情形分析表，以矩阵形式将数据集中的记录按照真实的类别与分类模型预测的类别进行汇总。其中，矩阵的行表示真实值，矩阵的列表示预测值。一个常见的二分类问题的混淆矩阵如图 6-3 所示，纵向数据表示真实值，横向数据表示预测值。

	实际阳性	实际阴性
检测阳性	TP-Ture positive	FP -False positive
检测阴性	FN -False negative	TN -True Negative

图 6-3

为了进一步理解这 4 个概念，假设一次普通流感（阴性）与肺炎（阳性）的检测结果如下：

	肺炎患者（实际阳性，8）	流感患者（实际阴性，10）
检测为肺炎（9）	TP=7	FP=2
检测为非肺炎（9）	FN=1	TN=8

- TP（真正例）表示实际为阳性且被检测为阳性。TP=7，说明有 7 个感染了肺炎的患者被正确检测出来。
- FP（假正例）表示实际为阴性但被检测为阳性。FP=2，说明有 2 个流感患者被误诊为肺炎。
- FN（假负例）表示实际为阳性但被检测为阴性。FN=1，说明有 1 个肺炎患者被漏检，被误诊为流感。
- TN（真负例）表示实际为阴性且被检测为阴性。TN=8，说明有 8 个实际为普通流感的患者被正确筛选出来。

6.5.4　F1 score 和 ROC 曲线

1. F1 score

虽然有了精确率和召回率，但这两个指标在多个模型之间相近时，可能难以判断哪个模型更好。于是引入了 F1 值作为评价指标。例如，有两个模型，它们识别样本的精确率与召回率分别如下：

- 模型 A：精确率=0.6，召回率=0.6。
- 模型 B：精确率=0.5，召回率=0.7。

那么哪个好呢？于是数学家又定义了一个指标来综合评价模型的性能，即 F score，常见的是 F1 score。F1 score 是精确率和召回率的调和均值，它的计算公式为：

$$F_1 = \frac{2}{\dfrac{1}{recall} + \dfrac{1}{precision}} = 2 \times \frac{precision \times recall}{precision + recall}$$

对于极端情况下的最佳示例：精确率=1.0，召回率=1.0 时，$F_1 = 2 \times \dfrac{1.0 \times 1.0}{1.0 + 1.0} = 1.0$。

计算上面的两个模型，F1 score 分别是：

```
precision=0.6 recall=0.6时，F1 score=0.60
precision=0.5 recall=0.7时，F1 score=0.58
```

显然，模型 A 的 F1 score（0.6）高于模型 B 的 F1 score（0.58），因此模型 A 的效果相对更好。

2. ROC 曲线

ROC 曲线起源于第二次世界大战时期雷达兵对雷达信号的判断。当时,雷达兵负责解析雷达信号,但由于当时雷达技术的限制,雷达信号中常常包含很多噪声(比如一只大鸟飞过)。每当雷达屏幕上出现信号时,雷达兵需要判断信号的性质。有些雷达兵比较谨慎,凡是有信号过来,都倾向于解析成敌军轰炸机,而有些雷达兵比较随意,会倾向于解析成飞鸟。这使得雷达兵的上司很头痛,就急需一套评估指标来汇总各个雷达兵的判断信息,并评估雷达的可靠性。因此,最早的 ROC 曲线分析方法应运而生,作为评估雷达可靠性的指标。在那之后,ROC 曲线被广泛应用于许多领域,包括医学和现在的机器学习领域。

ROC 的全称是 receiver operating characteristic curve,中文名为"受试者工作特征曲线"。顾名思义,ROC 曲线主要通过绘制特征曲线来分析模型的表现,如图 6-4 所示。该曲线的横坐标为假阳性率(FPR),即负例分错的概率= FP/(FP+TN),也称为假警报率;纵坐标为真阳性率(TPR),正例分对的概率=TP/(TP+FN),其实就是召回率 Recall,即预测对的正例数占真正的正例数的比率。

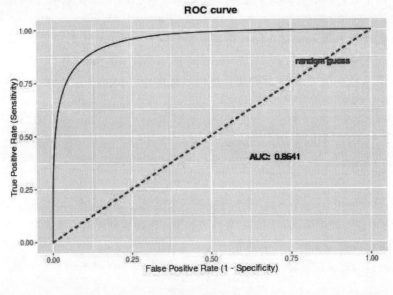

图 6-4

如果是随机分类(比如投掷硬币),没有使用任何学习器,则 TPR=FPR,即正例分对和负例分错的概率相同,预测出来的真正例和假正例的分布是一致的,此时 ROC 曲线是一条 45° 的直线。因此,ROC 曲线越向上远离这条 45° 的直线,就说明用了这个学习器之后在较小的代价(负例分错为正例,横轴)下达到了相对较大的召回率(即真阳性率)。

下面举一个简单的例子帮助读者理解。假设现在有 10 个雷达信号警报,其中 8 个是真的轰炸机(P 是真实正样本的个数)来了,2 个是老鹰(N 是真实负样本的个数)飞过。某分析员解析雷达信号,判断出 9 个信号是轰炸机,1 个是老鹰。被判定为轰炸机的信号中,有 1 个其实是老鹰的信号(FP=1,FP 是 N 个负样本中被分类器预测为正样本的个数),而剩下 8 个确实是轰炸机信号(TP=8,TP 是 P 个正样本中被分类器预测为正样本的个数)。因此可以计算出 FPR 为 0.5,TPR 为 1,而(0.5,1)就对应 ROC 曲线上的一点。我们肯定希望敏锐的雷达系统能准确感知所有的敌方轰炸机来袭,即

TPR 越高越好，但又不希望它把老鹰的飞过也误判为轰炸机，即 FRP 越低越好。这两个指标之间存在权衡关系。

　　ROC 曲线分析在医学领域的应用非常广泛，主要用于研究 X（检验变量）对于 Y（状态变量）的预测准确率以及确定最佳阈值。假阳性率和假阴性率来医学术语中的概念，比如一个人去医院检查，拿到化验单，其中阳性代表诊断患病或被病毒感染，阴性代表正常。但化验单的结果不一定准确，比如一个人被诊断为阳性但事实上没有患病，这就是假阳性；而一个人被诊断为阴性但实际上患病了，这就是假阴性。这两种情况都属于误诊。真阳性和真阴性则表示诊断结果和实际情况相符。

　　图 6-5 为一个 ROC 曲线示例，它的横坐标就是假阳性率（FPR），也称为误诊率，x 轴上的值越接近 0，准确率越高；纵坐标是真阳性率（TPR），也称为敏感度，y 轴上的值越大，准确率越高。ROC 曲线把整个图划分成了两部分，曲线下方的面积被称为 AUC，用于反映检测方法的真实性（即性能）。AUC 值越高，也就是曲线下方面积越大，说明预测准确率越高。

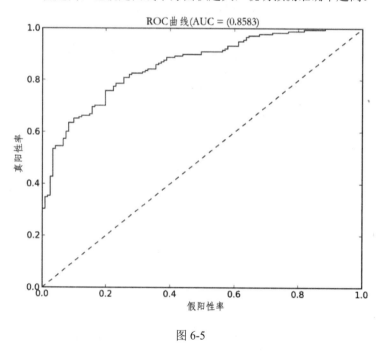

图 6-5

结合横纵坐标的概念，可以得到以下结论：

- 曲线越接近左上角，曲线下面积（AUC 值）越大，说明预测准确率越高。
- ROC 曲线越接近 45° 对角线，预测准确率越低。
- AUC 值 > 0.5 时，AUC 的值越接近于 1，说明诊断效果越好：AUC 值为 0.5 ~ 0.7 时，准确性较低；AUC 值为 0.7 ~ 0.9 时，有一定准确性；AUC 值在 0.9 以上时，准确性较高。

　　ROC 曲线在临床医学诊断、心理测评和算法效度研究中都有广泛应用。在机器学习中，ROC 曲线可以用来比较不同分类器的性能，并用于选择最佳截止点。此外，ROC 曲线还可以用来评估分类器的鲁棒性，即在不同数据集上的表现。通过使用 ROC 曲线，可以帮助确定分类器的最佳参数设置，并在模型训练和测试过程中进行模型选择。

6.6　K 折交叉验证

首先来看一下简单验证方法，它将原始数据集随机划分成 train（训练集）和 test（验证集）两部分。例如，可以将数据按照 7:3 的比例分成两部分，即 70%的样本用于训练模型，30%的样本用于模型验证，如图 6-6 所示。

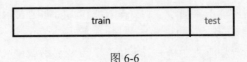

图 6-6

简单验证的缺点是数据只被用了一次，验证集上计算出来的评估指标与原始分组有很大关系。为了解决简单交叉验证的不足，引出了 K 折交叉验证，它既可以解决数据集的数据量不足的问题，也可以帮助进行参数调优。

K 折交叉验证的思路是：首先，将全部样本划分成 k 个大小相等的样本子集；然后，依次遍历这 k 个子集，每次把当前子集作为验证集，其余子集作为训练集，并进行模型的训练和评估；最后，把 k 次评估指标的平均值作为最终的评估指标。在实际应用中，k 通常取 10，如图 6-7 所示。

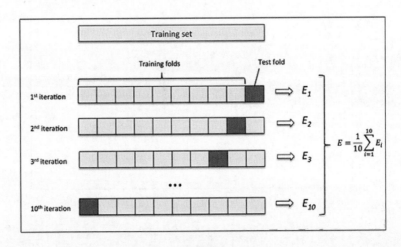

图 6-7

在 K 折交叉验证中，有一个细节需要注意：每次训练新的一折时，都是在重新初始化模型参数的基础上进行的，而不是在上一折的基础上继续训练。

6.7　支持向量机概述

支持向量机（support vector machine，SVM）是用于分类的一种算法。举个例子，假设桌子上放置了一些球，并且这些球看起来按一定的规律分布。现在要求用一根木棍将它们分开，并且希望在放置更多球之后，这根棍子仍然适用。如果按照这种方式放置，如图 6-8 所示，是否可行呢？

注意：本书配套资源中提供了对应的彩图。

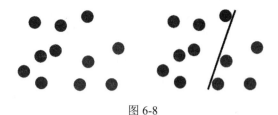

图 6-8

　　然后在桌上放置了更多的球,如图 6-9 所示。似乎有一个球站错了阵营,因此显然需要调整棍子。

　　我们试图把棍子放在最佳位置,好让棍子的两边有尽可能大的间隙。这个间隙即为球到棍的距离。如图 6-10 所示,经过调整,即使放置更多的球,棍子仍然可以作为一个有效的分界线。

　　现在提出一个新的挑战:用一根棍子把如图 6-11 所示的两种颜色的球分开。相信读者已经可以感受到线性模型的"绝望"了,无论怎么尝试,都无法用一根棍子正确地分开这两种球,这就是所谓的样本线性不可分。

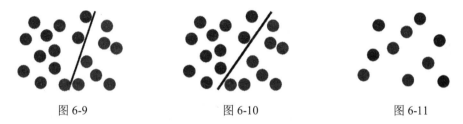

图 6-9　　　　　　　　　　图 6-10　　　　　　　　　　图 6-11

　　现在该怎么办呢?我们可以借助强大的支持向量机,它的核函数(kernel)功能可以帮助我们。想象一下,球飞到空中,然后有一块玻璃板插到了这两种球的中间,如图 6-12 所示。

　　从正上方俯视这些球,球看起来像是被一条曲线分开了,如图 6-13 所示。

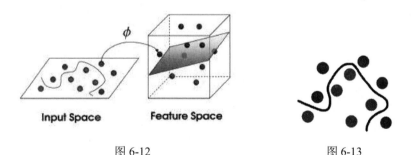

图 6-12　　　　　　　　　　　　图 6-13

　　概述一下:当一个分类问题的数据是线性可分的,也就是说,可以用一根棍子将两种小球分开时,我们只需将棍子放置在使小球与棍子的距离最大化的位置即可,寻找这个最大间隔的过程就称为最优化。但是,现实中数据往往是线性不可分的,即找不到一根棍子能够有效地将两种小球分类。这时,我们需要像武侠小说中的大侠一样,将小球拍起,用一张纸代替棍子将小球分类。想要让数据飞起,我们需要使用核函数,相当于用纸代替棍子来给小球分类,这张纸就相当于超平面。

　　将二维数据变成三维数据的过程称为将数据投射到高维空间,这正是 SVM 算法中核函数的功能。核函数的作用很简单,它通过将不可分的数据提升到一个更高的维度,使数据变得可分。核函数的价值在于,虽然它也是将特征从低维空间转换到高维空间,但它的独特之处在于事先可以在低维空间中进行计算，从而实现高维空间中的分类效果。这种方法避免了直接在高维空间中进行复杂计算。

SVM 是一个二类分类器，它的目标是找到一个超平面，使两类数据离超平面尽可能远，从而提高对新数据分类的准确性，就是让分类器更加健壮。

6.8　随机森林概述

作为新兴起的、高度灵活的机器学习算法，随机森林（random forest，RF）拥有广泛的应用前景。从市场营销到医疗保健保险，它既可以用于市场营销模拟的建模，也可用来预测疾病的发病风险和病患者的易感性。随机森林算法在准确率方面具有显著优势。

那么，随机森林到底是怎样的一种算法呢？如果读者接触过决策树（decision tree），那就很容易理解随机森林。随机森林是通过集成学习的思想，将多棵树集成在一起的一种算法。它的基本单元是决策树，随机森林的名称中有两个关键词，一个是"随机"，另一个是"森林"。

"森林"这个词很好理解——一棵叫作树，成百上千棵就叫作森林。这样的比喻还是很贴切的，也体现了随机森林的主要思想——集成思想。从直观的角度来看，每棵决策树都是一个分类器（假设我们现在讨论的是分类问题），那么对于一个输入样本，N 棵树会有 N 个分类结果，而随机森林集成了所有分类投票结果，将投票次数最多的类别作为最终的输出。因此，随机森林是一种基于决策树的更高级算法。像决策树一样，随机森林既可以用于回归，也可以用于分类。

名称中的"随机"指的是随机森林在构建过程采用了随机的方法，而这个"森林"是由许多相互独立的决策树组成的。事实上，随机森林本质上是机器学习中一个重要的分支——集成学习。集成学习通过组合多个模型来解决单一预测问题。它的工作原理是生成多个分类器/模型，各自独立地学习和做出预测，然后将这些预测结果合起来，形成一个综合预测，因此它优于任何一个单分类器的预测结果。

综上所述，理论上来看，随机森林的表现通常优于单一的决策树，因为它的结果是通过多棵决策树投票来决定的。简单来说，随机森林中每棵决策树都有自己的预测结果，随机森林通过统计所有决策树的结果，选择投票数最多的结果作为最终结果。谚语"三个臭皮匠，顶个诸葛亮"形象地表达了随机森林的运作模式。

6.9　糖尿病风险预测实战

本节进入实战环节，进行糖尿病风险预测实战。

6.9.1　数据集背景

糖尿病是一种常见且严重的慢性疾病，对患者的健康有重大影响。为了帮助预测糖尿病的发生，我们可以利用机器学习算法和医疗数据进行分析。

原始数据来自美国加利福尼亚大学 UGI 机器学习数据库中的 PimaIndianDiabetes 数据集。该数据集的研究对象为亚利桑那州凤凰城附近的皮马印第安人，共包含 768 条数据记录，数据项包括 8 个医学预测变量和 1 个结果变量，如图 6-14 所示。具体属性包括：怀孕次数（Pregnancies）、血糖浓度（Glucose）、年龄（Age）、血压（BloodPressure）、肱三头肌皮脂厚度（SkinThickness）、胰岛素含量（Insulin）、身体质量指数（BMI）、糖尿病遗传系数（DiabetesPedigreeFunction）和结果（OutCome，1 代表患糖尿病，0 代表未患糖尿病）。在 PimaIndianDiabetes 数据集中，Outcome 为 1 的有 268 例，即糖尿病患者人数；Outcome 为 0 的有 500 例，即未患糖尿病的人数。

Pregnancies	Glucose	BloodPressure	SkinThickness	Insulin	BMI	DiabetesPedigreeFunction	Age	Outcome
6	148	72	35	0	33.6	0.627	50	1
1	85	66	29	0	26.6	0.351	31	0
8	183	64	0	0	23.3	0.672	32	1
1	89	66	23	94	28.1	0.167	21	0
0	137	40	35	168	43.1	2.288	33	1
5	116	74	0	0	25.6	0.201	30	0
3	78	50	32	88	31	0.248	26	1
10	115	0	0	0	35.3	0.134	29	0
2	197	70	45	543	30.5	0.158	53	1
8	125	96	0	0	0	0.232	54	1
4	110	92	0	0	37.6	0.191	30	0
10	168	74	0	0	38	0.537	34	1

图 6-14

本实战的目的是基于数据集中确定的诊断测量指标，来预测患者是否患有糖尿病。数据集中包含的所有患者都是年龄至少 21 周岁的皮马印第安女性。

首先加载必需的 R 包：

```
#加载必需的 R 包
library(tidyverse)
library(caret)
library(corrplot)
```

tidyverse 包实际上是一些常用 R 包的集合，包括 ggplot2（可视化）、dplyr（数据操作）、tidyr（数据）对齐、tibble（更现代的数据框）、stringr（字符串操作）。加载 tidyverse 包后，可以直接使用其余包中的函数。

R 语言的 caret 机器学习包对于想要精通机器学习的人来说是必不可少的，它涵盖了数据预处理、数据分割、特征选择、模型训练和调参以及强大的可视化等方面。通过 caret 包，用户可以方便地实现机器学习的各个阶段，从而提高工作效率和模型性能。

corrplot 包提供了一个用于相关矩阵的可视化探索工具。

下面首先对数据进行一些基本的探索性分析，R 代码如下：

```
#查看数据集的前几行
head(diabetes_data)
#概览数据集的统计摘要
summary(diabetes_data)
```

代码运行结果如图 6-15 所示。在 R 语言中，summary() 函数是一个重要的统计分析函数，用于计算一维统计特征并生成摘要。在 R 语言的统计分析中，summary() 函数常用于数据预处理和探索性分析，以获取描述性统计量。它可以提供最小值、最大值、四分位数等信息。

```
> head(diabetes_data)
  Pregnancies Glucose BloodPressure SkinThickness Insulin  BMI DiabetesPedigreeFunction Age Outcome
1           6     148            72            35       0 33.6                    0.627  50       1
2           1      85            66            29       0 26.6                    0.351  31       0
3           8     183            64             0       0 23.3                    0.672  32       1
4           1      89            66            23      94 28.1                    0.167  21       0
5           0     137            40            35     168 43.1                    2.288  33       1
6           5     116            74             0       0 25.6                    0.201  30       0
>
> # 概览数据集的统计摘要
> summary(diabetes_data)
  Pregnancies       Glucose       BloodPressure    SkinThickness       Insulin           BMI
 Min.   : 0.000   Min.   :  0.0   Min.   :  0.00   Min.   : 0.00   Min.   :  0.0   Min.   : 0.00
 1st Qu.: 1.000   1st Qu.: 99.0   1st Qu.: 62.00   1st Qu.: 0.00   1st Qu.:  0.0   1st Qu.:27.30
 Median : 3.000   Median :117.0   Median : 72.00   Median :23.00   Median : 30.5   Median :32.00
 Mean   : 3.845   Mean   :120.9   Mean   : 69.11   Mean   :20.54   Mean   : 79.8   Mean   :31.99
 3rd Qu.: 6.000   3rd Qu.:140.2   3rd Qu.: 80.00   3rd Qu.:32.00   3rd Qu.:127.2   3rd Qu.:36.60
 Max.   :17.000   Max.   :199.0   Max.   :122.00   Max.   :99.00   Max.   :846.0   Max.   :67.10
 DiabetesPedigreeFunction      Age            Outcome
 Min.   :0.0780           Min.   :21.00   Min.   :0.000
 1st Qu.:0.2437           1st Qu.:24.00   1st Qu.:0.000
 Median :0.3725           Median :29.00   Median :0.000
 Mean   :0.4719           Mean   :33.24   Mean   :0.349
 3rd Qu.:0.6262           3rd Qu.:41.00   3rd Qu.:1.000
 Max.   :2.4200           Max.   :81.00   Max.   :1.000
```

图 6-15

绘制特征之间相关性矩阵的 R 代码如下：

```
correlation_matrix <- cor(diabetes_data[, -9])
corrplot(correlation_matrix, method = "color")
```

代码的运行结果如图 6-16 所示。

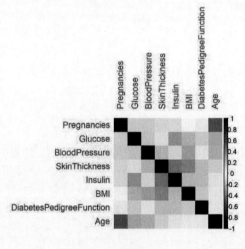

图 6-16

6.9.2　数据预处理

在建立预测模型之前，我们需要对数据进行清洗处理。通常，我们需要处理缺失值和标准化特征等。对于缺失值，有两种常见的处理方式：删除包含缺失值的行和填充缺失值。在本例中，数据集已经是干净的且没有缺失值，因此不需要处理缺失值。对于特征，我们使用 factor()函数将

diabetes_data$Outcome 转换为因子变量。通过将糖尿病标签转换为因子变量，可以确保在逻辑回归模型中正确处理分类变量，使模型能够理解糖尿病标签作为分类变量的含义，并进行相应的预测。

接下来，我们可以将数据集分为训练集和测试集，以便在建立预测模型时进行模型评估。R 代码如下：

```
#设置随机种子以保证结果的可重复性
set.seed(123456)
diabetes_data$Outcome <- factor(diabetes_data$Outcome)
#将数据集分为训练集和测试集（70%训练集，30%测试集）
train_index <- createDataPartition(diabetes_data$Outcome, p = 0.7, list = FALSE)
train_data <- diabetes_data[train_index, ]
test_data <- diabetes_data[-train_index, ]
```

6.9.3 模型建立

现在，我们可以选择适当的机器学习算法来建立糖尿病预测模型。逻辑回归的另一个重要作用是基于概率来判定类别。因此，在本例中，我们将使用逻辑回归算法。R 代码如下：

```
#创建逻辑回归模型
logistic_model <- train(
  Outcome~ .,
  data = train_data,
  method = "glm",
  family = "binomial"
)
```

在这里，我们构建了逻辑回归模型，"Outcome~ ."指定了目标变量（Outcome）与所有其他变量之间的关系，其中"."表示使用除了目标变量之外的所有其他变量；"data = train_data"指定了模型使用的训练数据集；"method = "glm""指定了使用的建模方法，即逻辑回归模型；family 参数指定了响应分布为 binominal（二项式）。逻辑回归模型是一种广义线性模型，用于建模二分类问题。

在测试集上进行预测的 R 代码如下：

```
predictions <- predict(logistic_model, test_data)
```

6.9.4 模型评估

最后，我们可以评估预测模型的性能，以了解其在糖尿病预测方面的准确性。输出混淆矩阵的 R 代码如下：

```
confusion_matrix <- confusionMatrix(predictions, test_data$Outcome)
print(confusion_matrix)
```

代码的运行结果如图 6-17 所示。

```
> # 创建混淆矩阵
> confusion_matrix <- confusionMatrix(predictions, test_data$Outcome)
> print(confusion_matrix)
Confusion Matrix and Statistics

          Reference
Prediction  0  1
         0 133 31
         1 17 49

               Accuracy : 0.7913
                 95% CI : (0.733, 0.8419)
    No Information Rate : 0.6522
    P-Value [Acc > NIR] : 2.878e-06

                  Kappa : 0.5204

 Mcnemar's Test P-Value : 0.0606

            Sensitivity : 0.8867
            Specificity : 0.6125
         Pos Pred Value : 0.8110
         Neg Pred Value : 0.7424
             Prevalence : 0.6522
         Detection Rate : 0.5783
   Detection Prevalence : 0.7130
      Balanced Accuracy : 0.7496

       'Positive' Class : 0
```

图 6-17

输出模型的准确率、敏感度和特异度的 R 代码如下：

```
accuracy <- confusion_matrix$overall['Accuracy']
sensitivity <- confusion_matrix$byClass['Sensitivity']
specificity <- confusion_matrix$byClass['Specificity']
print(paste("准确率：", accuracy))
print(paste("敏感度：", sensitivity))
print(paste("特异度：", specificity))
```

代码的运行结果如图 6-18 所示。

```
> # 输出模型的准确率、敏感度和特异度
> accuracy <- confusion_matrix$overall['Accuracy']
> sensitivity <- confusion_matrix$byClass['Sensitivity']
> specificity <- confusion_matrix$byClass['Specificity']
> print(paste("准确率：", accuracy))
[1] "准确率： 0.791304347826087"
> print(paste("敏感度：", sensitivity))
[1] "敏感度： 0.886666666666667"
> print(paste("特异度：", specificity))
[1] "特异度： 0.6125"
```

图 6-18

我们对测试集进行了预测，并评估了模型的性能。通过混淆矩阵和评估指标，我们可以得到模型的准确率、敏感度和特异度等性能指标，从而对模型的预测能力有一个全面的了解。

以上是基于 PimaIndians 糖尿病数据集的糖尿病预测分析的源代码和步骤。通过这些步骤，我们可以利用机器学习算法对糖尿病进行预测，从而提供一定的决策支持和指导。注意，这里的代码和步骤只是一个示例，实际应用中需要根据具体情况进行调整和改进。

6.10　ICU 患者死亡率预测实战

预测 ICU 患者的死亡率对于比较药物的疗效、护理的有效性和手术的效果具有重要意义。本节将介绍利用机器学习来构建预测模型，以辅助临床预测。

6.10.1　数据集背景

本数据集来自医学公开数据库 MIMIC III ICU，其中共包含 4000 名患者。纳入的指标包括 RecordID（住院号）、Age（年龄）、Gender（性别）、Height（身高）、Weight（体重）、ICUType（ICU 类别）、SAPS 评分、SOFA 评分、Length_of_stay（住院时间）、Survival（生存天数）和 In.hospital_death（院内死亡）。此外，根据临床相关性还纳入了其他指标。这些纳入的指标在机器学习中的术语为特征（feature）。例如，根据临床经验，格拉斯哥昏迷评分（GCS）的最低值 min 和中位数 mean 可能有助于预测死亡风险。其他指标也按照类似的方法处理。最终纳入的指标有 94 项，如图 6-19 所示。当然，某项临床指标是否纳入、如何纳入，并没有明确的答案，主要依赖于是临床经验和业务知识。

```
 [1] "RecordID"          "SAPS.I"            "SOFA"              "Length_of_stay"    "Survival"
 [6] "In.hospital_death" "baseWeight"        "baseHeight"        "baseGender"        "baseAge"
[11] "baseICUType"       "medianGCS"         "minGCS"            "meanHR"            "minHR"
[16] "maxHR"             "meanNIDiasABP"     "minNIDiasABP"      "maxNIDiasABP"      "meanNIMAP"
[21] "minNIMAP"          "maxNIMAP"          "meanNISysABP"      "minNISysABP"       "maxNISysABP"
[26] "meanRespRate"      "meanTemp"          "minTemp"           "maxTemp"           "medianUrine"
[31] "minUrine"          "maxUrine"          "meanHCT"           "minHCT"            "maxHCT"
[36] "meanBUN"           "minBUN"            "maxBUN"            "meanCreatinine"    "minCreatinine"
[41] "maxCreatinine"     "meanGlucose"       "minGlucose"        "maxGlucose"        "meanHCO3"
[46] "minHCO3"           "maxHCO3"           "meanPlatelets"     "minPlatelets"      "maxPlatelets"
[51] "meanK"             "minK"              "maxK"              "meanWBC"           "minWBC"
[56] "maxWBC"            "meanpH"            "minpH"             "maxpH"             "numpH"
[61] "meanPaCO2"         "minPaCO2"          "maxPaCO2"          "meanPaO2"          "minPaO2"
[66] "maxPaO2"           "meanFiO2"          "meanDiasABP"       "minDiasABP"        "maxDiasABP"
[71] "meanMAP"           "minMAP"            "maxMAP"            "meanMechVent"      "meanSysABP"
[76] "minSysABP"         "maxSysABP"         "meanSaO2"          "minSaO2"           "meanAlbumin"
[81] "minAlbumin"        "maxAlbumin"        "medianALP"         "maxALP"            "medianALT"
[86] "maxALT"            "medianAST"         "maxAST"            "medianBilirubin"   "maxBilirubin"
[91] "medianLactate"     "maxLactate"        "medianTroponinI"   "medianTroponinT"
```

图 6-19

6.10.2　数据预处理

原始数据中的某些指标在部分患者中没有观测值，因此存在许多缺失值，这些缺失值在数据表中以"NA"表示。读入数据并查看每一列的数据概况，R 代码如下：

```
#数据文件 icumortality.csv 的路径根据实际情况修改
sur<-read.csv("c:/icu_demo/icumortality.csv", header = T, sep = ",")
summary(sur)
```

summary()函数会输出每一列数据的平均值、最大值、最小值以及缺失情况，如图 6-20 所示（由于输出结果太长，这里仅截取部分进行展示）。

```
> sur<-read.csv("c:/icu_demo/icumortality.csv", header = T, sep = ",")
> summary(sur)
    RecordID         SAPS.I          SOFA         Length_of_stay      Survival      In.hospital_death
 Min.   :132539   Min.   :-1.0   Min.   :-1.000   Min.   : -1.00   Min.   :  -1.0   Min.   :0.0000
 1st Qu.:135076   1st Qu.:11.0   1st Qu.: 3.000   1st Qu.:  6.00   1st Qu.:  -1.0   1st Qu.:0.0000
 Median :137593   Median :15.0   Median : 6.000   Median : 10.00   Median :  -1.0   Median :0.0000
 Mean   :137605   Mean   :14.2   Mean   : 6.402   Mean   : 13.44   Mean   : 128.7   Mean   :0.1385
 3rd Qu.:140100   3rd Qu.:18.0   3rd Qu.: 9.000   3rd Qu.: 17.00   3rd Qu.:  16.0   3rd Qu.:0.0000
 Max.   :142673   Max.   :34.0   Max.   :22.000   Max.   :154.00   Max.   :2600.0   Max.   :1.0000

   baseWeight       baseHeight       baseGender         baseAge        baseICUType      medianGCS
 Min.   : -1.00   Min.   : -1.00   Min.   :-1.0000   Min.   :15.00   Min.   :1.00   Min.   : 3
 1st Qu.: 63.20   1st Qu.: -1.00   1st Qu.: 0.0000   1st Qu.:52.75   1st Qu.:2.00   1st Qu.:10
 Median : 78.30   Median :152.40   Median : 1.0000   Median :67.00   Median :3.00   Median :14
 Mean   : 76.81   Mean   : 88.92   Mean   : 0.5607   Mean   :64.25   Mean   :2.76   Mean   :12
 3rd Qu.: 93.06   3rd Qu.:170.20   3rd Qu.: 1.0000   3rd Qu.:78.00   3rd Qu.:4.00   3rd Qu.:15
 Max.   :300.00   Max.   :431.80   Max.   : 1.0000   Max.   :90.00   Max.   :4.00   Max.   :15
                                                                                     NA's   :64

     minGCS           meanHR           minHR            maxHR         meanNIDiasABP     minNIDiasABP
 Min.   : 3.000   Min.   : 42.78   Min.   :  0.00   Min.   : 53.0   Min.   :  0.00   Min.   :  0.00
 1st Qu.: 3.000   1st Qu.: 77.07   1st Qu.: 60.00   1st Qu.: 96.0   1st Qu.: 49.26   1st Qu.: 31.00
 Median : 7.000   Median : 86.33   Median : 68.00   Median :110.0   Median : 56.28   Median : 40.00
 Mean   : 8.223   Mean   : 87.16   Mean   : 68.49   Mean   :112.5   Mean   : 57.35   Mean   : 39.83
 3rd Qu.:14.000   3rd Qu.: 96.70   3rd Qu.: 77.00   3rd Qu.:125.0   3rd Qu.: 64.59   3rd Qu.: 48.00
 Max.   :15.000   Max.   :137.84   Max.   :115.00   Max.   :300.0   Max.   :107.50   Max.   :103.00
 NA's   :64       NA's   :63       NA's   :63                       NA's   :517      NA's   :517
   maxNIDiasABP      meanNIMAP         minNIMAP         maxNIMAP        meanNISysABP     minNISysABP
 Min.   :  0.00   Min.   :  0.00   Min.   :  0.00   Min.   :  0.00   Min.   :  0.0   Min.   :  0.00
 1st Qu.: 66.00   1st Qu.: 67.93   1st Qu.: 51.00   1st Qu.: 84.00   1st Qu.:104.0   1st Qu.: 80.00
 Median : 79.00   Median : 74.79   Median : 58.33   Median : 95.67   Median :115.4   Median : 92.00
 Mean   : 79.28   Mean   : 76.30   Mean   : 59.04   Mean   : 96.73   Mean   :117.3   Mean   : 90.39
 3rd Qu.: 91.00   3rd Qu.: 83.41   3rd Qu.: 67.00   3rd Qu.:107.70   3rd Qu.:129.1   3rd Qu.:105.00
 Max.   :201.00   Max.   :132.54   Max.   :121.00   Max.   :209.00   Max.   :234.0   Max.   :234.00
 NA's   :517      NA's   :519      NA's   :519      NA's   :519      NA's   :507      NA's   :507
   maxNISysABP     meanRespRate       meanTemp         minTemp          maxTemp        medianUrine
 Min.   :  0.0   Min.   :10.54   Min.   :21.64   Min.   :-17.80   Min.   :35.60   Min.   :  0.0
```

图 6-20

下面对数据进行预处理。例如，患者的性别 Gender 值应为 0 或 1，但有些患者的值为-1，这明显是推断错误，可以将它改为 1。有些患者的 Height 值小于 100，Weight 值小于 10，这也都是推断错误，可以将它们赋值为"NA"。计算患者的体重指数（BMI）后，可以删除身高和体重这两列。对于患者的 minTemp 和 meanTemp 小于 33℃，minPH 小于 6 或 maxPH 大于 8 的这些情况，也都是不可能的，可以将它们都赋值为"NA"。

又如，medianTroponinI 缺失值达 3795 个（90%以上），如图 6-21 所示，可以将它删除。暂时不需要用的列，如 RecordID、SAPS.I、SOFA、Length_of_stay、Survival 等，也都可以删除。

```
 medianTroponinI
 Min.   : 0.300
 1st Qu.: 0.800
 Median : 2.100
 Mean   : 6.937
 3rd Qu.: 9.550
 Max.   :49.200
 NA's   :3795
```

图 6-21

MechVent 指标表示机械通气，0 表示无，1 表示有，如图 6-22 所示。发现部分患者的 MechVent 值为"NA"，推断没有采取过机械通气，因而可以将它赋值 0。

```
meanMechVent
Min.   :1
1st Qu.:1
Median :1
Mean   :1
3rd Qu.:1
Max.   :1
NA's   :1471
```

图 6-22

血压分为有创血压和无创血压两种类型。可以先找出有创血压（包括 DiasABP、SysABP、MAP）的缺失值，并用该患者的无创血压（即带有 NI 的变量）替换缺失值，然后删除无创血压的数据。

这是一种基于经验的缺失值处理方法。此外，还可以使用 mice 程序包进行插补。mice 是基于多重填补法构造的，它的基本思想是，对于一个具有缺失值的变量，使用其他变量的数据对该变量进行拟合，再用拟合得到的预测值填补该变量的缺失值。

数据清洗的 R 代码如下：

```
#数据清洗
sur$baseGender[sur$baseGender<0] <- 1
sur$baseHeight[which(sur$baseHeight < 100)] <- NA
sur$baseHeight[which(sur$baseHeight > 210)] <- NA
sur$baseWeight[which(sur$baseWeight < 10)] <- NA
sur$BMI <- (sur$baseWeight/sur$baseHeight)/sur$baseHeight * 10000
sur[,"baseWeight"] <- NULL
sur[,"baseHeight"] <- NULL
sur[,"medianTroponinI"] <- NULL

sub=which(is.na(sur$meanDiasABP))
sur$meanDiasABP[sub] <- sur$meanNIDiasABP[sub]
sur$minDiasABP[sub] <- sur$minNIDiasABP[sub]
sur$maxDiasABP[sub] <- sur$maxNIDiasABP[sub]
sur[,"meanNIDiasABP"] <- NULL
sur[,"minNIDiasABP"] <- NULL
sur[,"maxNIDiasABP"] <- NULL
sub=which(is.na(sur$meanMAP))
sur$meanMAP[sub] <- sur$meanNIMAP[sub]
sur$minMAP[sub] <- sur$minNIMAP[sub]
sur$maxMAP[sub] <- sur$maxNIMAP[sub]
sur[,"meanNIMAP"] <- NULL
sur[,"minNIMAP"] <- NULL
sur[,"maxNIMAP"] <- NULL
sub=which(is.na(sur$meanSysABP))
sur$meanSysABP[sub] <- sur$meanNISysABP[sub]
sur$minSysABP[sub] <- sur$minNISysABP[sub]
sur$maxSysABP[sub] <- sur$maxNISysABP[sub]
sur[,"meanNISysABP"] <- NULL
sur[,"minNISysABP"] <- NULL
sur[,"maxNISysABP"] <- NULL

sur$minTemp[sur$minTemp < 33] <- NA
sur$meanTemp[sur$meanTemp < 33] <- NA
```

```
sur$minpH[sur$minpH>8] <- NA
sur$minpH[sur$minpH<6] <- NA
sur$meanpH[sur$meanpH>8] <- NA
sur$maxpH[sur$maxpH>8] <- NA

sur$meanMechVent[is.na(sur$meanMechVent)] <- 0

sur[,"RecordID"] <- NULL
sur[,"SAPS.I"] <- NULL
sur[,"SOFA"] <- NULL
sur[,"Length_of_stay"] <- NULL
sur[,"Survival"] <- NULL
```

对于缺失值，可以使用 mice 程序包进行插补：

```
library(mice)
sur_clean <- mice(sur, m=5, seed=123456)
completedData <- complete(sur_clean,1)
```

6.10.3 模型建立

首先，使用熟悉的 Logistic 回归分析模型载入 glmnet 包。这个 R 包括了广义线性回归方程的所有功能。R 代码如下：

```
###Model 1: logistic regression with lasso
completedData$test_pred <- 0
library(glmnet)
for (i in 1:10){
  completedData_smtrain <- completedData[completedData$group!=i,]
  outcome<-completedData_smtrain$In.hospital_death
  completedData_smtrain$In.hospital_death <- NULL
  completedData_smtrain$group <- NULL
  completedData_smtrain$test_pred <- NULL
  completedData_smtest <- completedData[completedData$group==i,]
  completedData_smtest$In.hospital_death <- NULL
  completedData_smtest$group <- NULL
  completedData_smtest$test_pred <- NULL
  predictors_train<-as.matrix(completedData_smtrain)
  predictors_test<-as.matrix(completedData_smtest)
  cvfit_lasso_deviance <- cv.glmnet(x=predictors_train, y=outcome,
                            family = "binomial",alpha=1,
                            type.measure = "deviance", nfolds=10)
  completedData[completedData$group==i,]$test_pred<-predict(cvfit_lasso_deviance,
                                          s=cvfit_lasso_deviance$lambda.min,
                                          newx= predictors_test, type="response")
}
AUC<-rep(NA, 10)
library(ROCR)
for (i in 1:10){
  AUC[i] <- as.numeric(performance(prediction(completedData[completedData$group==i,]$test_pred,
                              completedData[completedData$group==i,]$In.hospital_death),
                      "auc")@y.values)
}
summary(AUC)
```

代码的运行结果如图 6-23 所示。

```
> summary(AUC)
  Min. 1st Qu.  Median    Mean 3rd Qu.    Max.
0.7875  0.7988  0.8147  0.8154  0.8242  0.8691
```

图 6-23

因为最终需要比较各个机器学习模型的表现，所以需要新建一张表格来存储模型的 AUC。新表格命名为 final，其中只有一列 label，表示真实的死亡情况。在该表格中增加一列 lasso，用于存储 Lasso 模型的预测值。R 代码如下：

```
label<-completedData$In.hospital_death
final <- as.data.frame(label)
final$Lasso <- completedData$test_pred
```

接下来讨论支持向量机 SVM。给定一组训练样本集，样本数据集是二维的，分散在平面上，需要找到一条直线将数据集分割开。可能存在多条这样的直线，我们需要找到泛化能力最强、鲁棒性最好的那一条。这是在平面上的点，如果数据在三维空间中，则需要找到一个平面；如果数据的维度超过三维，则需要找到一个超平面。

SVM 中有 3 个重要参数，分别是 kernel 参数、C 参数和 gamma 参数，用来调节模型的表现。

（1）C 参数：C 参数即 Cost，用于控制模型的惩罚力度，决定了模型在训练时对误差和复杂度之间的折衷关系。通常情况下，C 值越大，模型的复杂度越高，预测准确度也相应提高。但是，如果 C 值过大，可能会导致模型出现过拟合，因此需要在实际应用中进行测试和调整。

（2）gamma 参数：gamma 参数决定了样本点对于模型的影响程度，即距离样本点较近的数据在模型中的权重越大。通常情况下，gamma 值越小，远离样本点的数据的影响也就越小，而靠近样本点的数据的影响则更大。然而，如果 gamma 值过小，可能会导致模型出现欠拟合，因此需要合理选择。

（3）kernel 参数：kernel 指的是支持向量机的类型，它可以是线性的和非线性的，通常首先选择线性的 kernel 作为基准。核函数是支持向量机回归算法的核心，不同的核函数适用于不同的数据集。常见的核函数有线性核函数、多项式核函数和径向基核函数等。在选择核函数时，需要考虑数据集的特点和所需的预测准确度。

C 参数是违反约束时的成本函数；gamma 是除线性 SVM 外所有 SVM 都使用的一个参数，它的选择与直线或平面的非线性程度相关，gamma 越大，它的非线性程度越大。

使用支持向量机模型的 R 代码如下：

```
###Model 2: SVM
completedData$test_pred <- 0
library(e1071)
xnam <- paste(colnames(completedData)[2:79], sep="")
fmla <- as.formula(paste("as.factor(In.hospital_death) ~ ", paste(xnam, collapse= "+")))
for (i in 1:10){
  svm_model =svm(fmla, data = completedData[completedData$group!=i,], probability=TRUE)
  completedData[completedData$group==i,]$test_pred <- attr(predict(svm_model,
                                                      completedData[completedData$group==i,],
                                                      probability=TRUE),
                                               "probabilities")[,2]
}
AUC<-rep(NA, 10)
for (i in 1:10){
  AUC[i] <- as.numeric(performance(prediction(completedData[completedData$group==i,]$test_pred,
                                  completedData[completedData$group==i,]$In.hospital_death),
                       "auc")@y.values)
}
summary(AUC)
```

代码的运行结果如图 6-24 所示。

```
> summary(AUC)
   Min. 1st Qu.  Median    Mean 3rd Qu.    Max.
 0.7717  0.7810  0.7999  0.8045  0.8231  0.8648
```

图 6-24

在 final 数据表中存储 SVM 模型的 AUC，R 代码如下：

```
final$SVM <- completedData$test_pred
```

最后来看随机森林模型。简单地说，随机森林是一种通过随机方式建立的森林，森林中包含许多决策树，并且这些决策树之间是彼此独立的。在得到森林后，当输入一个新样本时，森林中的每棵决策树会分别进行判断，再进行类别归类（针对分类算法）。最终，根据各棵决策树的判定结果，选择被判定最多的类别作为对该样本的预测。

随机森林模型的 R 代码如下：

```
##Model 3: Random Forest
completedData$test_pred <- 0
xnam <- paste(colnames(completedData)[2:79], sep="")
fmla <- as.formula(paste("as.factor(In.hospital_death) ~ ", paste(xnam, collapse= "+")))
library(randomForest)
for (i in 1:10){
  rf_model =randomForest(fmla, data = completedData[completedData$group!=i,])
  completedData[completedData$group==i,]$test_pred <- predict(rf_model,
                                               completedData[completedData$group==i,],
                                               type = "prob")[,2]
}
AUC<-rep(NA, 10)
for (i in 1:10){
  AUC[i] <- as.numeric(performance(prediction(completedData[completedData$group==i,]$test_pred,
                                  completedData[completedData$group==i,]$In.hospital_death),
                       "auc")@y.values)
}
summary(AUC)
```

代码的运行结果如图 6-25 所示。

```
> summary(AUC)
   Min. 1st Qu.  Median    Mean 3rd Qu.    Max.
 0.7958  0.8082  0.8259  0.8304  0.8476  0.8969
```

图 6-25

同样地，在 final 数据表中存储 randomforest 模型的 AUC：

```
final$randomforest <- completedData$test_pred
```

6.10.4 模型评估

利用 plotROC 包和 ggplot2 包可以将模型得到的 AUC 展示在同一幅 ROC 曲线图中，以方便直观比较。如果出现提示 "Error in library(plotROC)：不存在叫 'plotROC' 这个名字的程序包"，可以通过 "install.packages("plotROC", dependencies = TRUE)" 命令安装 plotROC 包。

完整的 R 代码如下：

```
library(plotROC)
library(ggplot2)
longtest <- melt_roc(final, "label", c("Lasso", "randomforest"))
cbPalette <- c("#FF0000", "#FFCC00")
cbPalette <- c("#FF0000", "#FFCC00")
```

```
ggplot(longtest, aes(d = D, m = M, color = name)) +
  scale_colour_manual(values=cbPalette) +
  geom_roc(size = 1.75, n.cuts = 0, labels = FALSE) +
  style_roc() +
  theme(axis.text.x= element_text(size = 22),
       axis.title.x= element_text(size = 22),
       axis.text.y= element_text(size = 22),
       axis.title.y= element_text(size = 22),
       legend.text = element_text(size = 22))
```

代码的运行结果如图 6-26 所示。可以看到随机森林的 AUC 值最大。

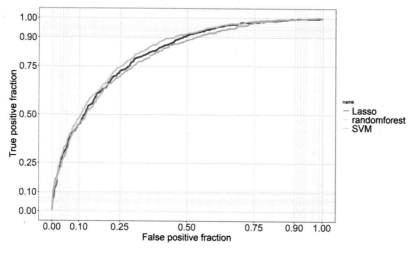

图 6-26

第7章

列线图在预测模型中的应用

列线图（alignment diagram），又称诺莫图（Nomogram），可以直观地表示临床特征变量的取值范围及其对临床结局的贡献。在临床数据挖掘研究领域，它展现了巨大的价值。一篇论文需要有自己的亮点，《拉丁美洲研究》杂志的编辑委员 Fiona Macaulay 曾经说过："不要把你的亮点藏得像大海捞针一样。"列线图正是这样一种可以清晰、简洁地展示亮点的方式，一幅好的列线图能为我们的论文增添亮色。

7.1　列线图基本原理

列线图建立在多因素回归分析的基础上，将多个预测指标整合在一起，然后采用带有刻度的线段按照一定的比例绘制在同一平面上，以表达预测模型中各个变量之间的相互关系。

列线图的基本原理是，通过构建多因素回归模型（如 Cox 回归、Logistic 回归等），根据模型中各个影响因素对结局变量的贡献程度（回归系数的大小），为每个影响因素的每个取值水平评分，然后将各个评分相加得到总评分。最后，通过总评分与结局事件发生概率之间的函数转换关系，计算出该个体结局事件的预测值。

列线图将复杂的回归方程转换为可视化的图形，使预测模型的结果更具有可读性，方便对患者进行评估。正是由于列线图这种直观易懂的特点，使它在医学研究和临床实践中得到了越来越多的关注和应用。

列线图的优势在于可以直接利用图形推算出某变量的取值，如患者的指标得分或生存概率等。列线图在医学领域中的应用由来已久，常见的有百分位列线图和概率列线图等。百分位列线图用于确定个体某指标的测量值在总体中的百分位数；概率列线图则用于确定某个体特定事件的发生概率，该特定事件可以是疾病的发生、复发以及预后（如死亡）等，往往通过多因素二分类回归或 Cox 比例风险模型来求得。列线图是回归方程结果的可视化，常用于逻辑回归或 Cox 回归的结果展示。依据回归的结果，按照特定比例绘制多个线段，便于推算出某个体的发病风险或生存概率。

与森林图不同，森林图用于展示对已有数据拟合的结果，目的是反映现有数据的分布及回归情况，仅作为一种描述，因此模型有意义即可；但列线图的目的是预测，在模型拟合基础上还需要检验模型。因此，在制作列线图之前，需要对预测模型的结果进行验证。常见的验证过程有内部验证、图形验证和外部验证。

7.2 列线图的三大要素

列线图主要有 3 个构成要素：

（1）预测模型中的临床特征变量：列线图中有 age、gender 等信息。每个特征变量对应的线段上标注了刻度，表示该特征变量的可取值范围，而线段的长度则反映了该特征对结局事件的贡献。

（2）特征变量的得分：包括单项得分和总得分（total points）。在列线图中，points 表示每个变量在不同取值下对应的单项分数；total points 则表示所有变量取值后对应的各单项分数加起来的总得分。

（3）临床结局发生的预测概率：表示临床结局的发生概率。

在临床应用中，只需将所有变量的得分相加，得到患者的总得分，然后根据总得分向下画一条垂直线，即可确定该患者患病的概率。

7.3 列线图解读

列线图主要由 3 个部分组成：评分部分、指标部分和结局部分，如图 7-1 所示。

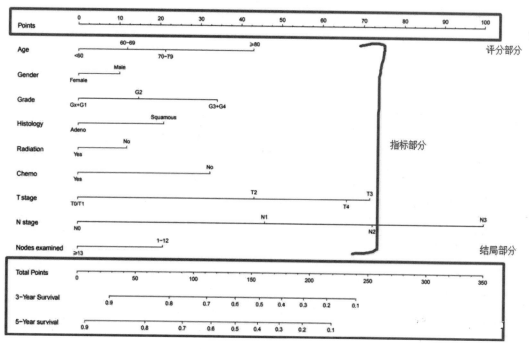

图 7-1

根据患者的具体情况选择对应指标的评分。例如，对于一位 65 岁的女性食管鳞癌患者，她的病理分级为高级别（G3）期，未进行放疗和化疗，TNM 分期为 T2 N0，检验淋巴结＞13 个。要预测该患者的 3 年生存率和 5 年生存率，需要针对每个指标（如年龄、性别、病理类型、放化疗情况等）进行评分。评分部分如图 7-2 所示：年龄 65 岁，对应的评分为 12 分；女性，对应的评分为 0分；鳞癌，对应的评分为 20 分。将各个子分数相加，即可得到总分。

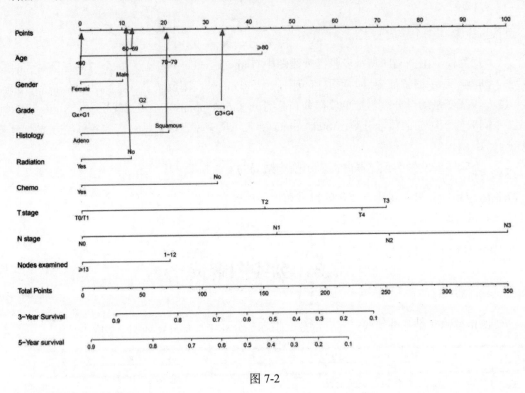

图 7-2

上述患者的各项指标评分相加后，总分为 150 分。在结局部分，根据 150 分的总分，可以分析出该患者的 3 年生存率和 5 年生存率分别为 54%和 42%

7.4　列线图的实战

本节将进行两个列线图的实战。

7.4.1　列线图 R 实例一

首先需要安装和加载 rms 包。R 语言的 rms 包是一个用于统计分析和建模的包。
R 代码如下：

```
#安装包
install.packages("rms")
install.packages("survival")
```

```
#加载包
library(survival)
library(rms)
```

接下，准备数据。我们以 survival 包中的 lung 数据为例进行演示。函数 head(lung)用于显示数据集 lung 的前 6 行数据，结果如图 7-3 所示。

```
> head(lung)
  inst time status age sex ph.ecog ph.karno pat.karno meal.cal wt.loss
1    3  306      2  74   1       1       90       100     1175      NA
2    3  455      2  68   1       0       90        90     1225      15
3    3 1010      1  56   1       0       90        90       NA      15
4    5  210      2  57   1       1       90        60     1150      11
5    1  883      2  60   1       0      100        90       NA       0
6   12 1022      1  74   1       1       50        80      513       0
```

图 7-3

函数 factor()用于为 lung 数据集的 sex 变量添加变量标签。通过参数 levels 设置变量取值水平，通过参数 label 为取值水平赋予标签。R 代码如下：

```
lung$sex<-factor(lung$sex,levels=c(1,2),labels=c("male","female"))
```

代码的运行结果如图 7-4 所示。

```
> lung$sex<-factor(lung$sex,levels=c(1,2),labels=c("male","female"))
> head(lung)
  inst time status age  sex ph.ecog ph.karno pat.karno meal.cal wt.loss
1    3  306      2  74 male       1       90       100     1175      NA
2    3  455      2  68 male       0       90        90     1225      15
3    3 1010      1  56 male       0       90        90       NA      15
4    5  210      2  57 male       1       90        60     1150      11
5    1  883      2  60 male       0      100        90       NA       U
6   12 1022      1  74 male       1       50        80      513       0
```

图 7-4

然后进行数据转换。使用函数 datadist()将数据转换为 rms 包可以识别的数据格式。函数 options()允许用户设置和检查各种全局参数。R 代码如下：

```
dd<-datadist(lung)
options(datadist="dd")
```

接着构建模型。使用函数 lrm()构建 Logistic 回归模型。R 代码如下：

```
f1 <- lrm(status ~ age+sex+ph.karno, data = lung)
```

在 lrm()函数中，"~"前面是结局 status，后面是自变量 age、sex、ph.karno，各个自变量用"+"相连；最后面的 data 是所使用的数据集。

使用函数 nomogram()绘制 Logistic 回归模型的预测列线图。R 代码如下：

```
nom <- nomogram(f1,
          lp=F,
          fun=function(x) 1/(1+exp(-x)),

          funlabel = 'Risk of Death',
          fun.at=c(0.05,seq(0.1,0.9,by=0.2),0.95,0.99)

)
```

这里，f1 就是 Logistic 回归模型的名称，lp 取值为 True 或 False，表示是否显示线性预测坐标（linear predictor）；fun()是我们自己要设置的一个函数，用于将结果转换为我们熟悉的风险概率；function(x) 1/(1+exp(-x))是使用 function()构建的一个自定义函数；funlabel 是给上面转换好的新坐标轴起个名字，即"Risk of Death"；fun.at 则是给新坐标轴设置的范围。

最后，进行列线图的可视化。函数 plot()用于绘制列线图，参数 label.every 表示每 3 个刻度显示 1 个标签。R 代码如下：

```
plot(nom, label.every = 3)
```

代码的运行结果如图 7-5 所示。

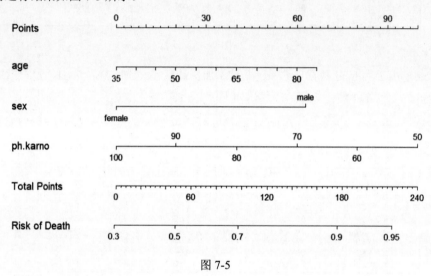

图 7-5

7.4.2 列线图 R 实例二

首先，安装并加载相应的 R 包，然后准备数据集。函数 head(gbsg)用于显示数据集 gbsg 的前 6 行数据。R 代码如下：

```
library(rms)
library(survival)
head(gbsg)
```

代码的运行结果如图 7-6 所示。

```
> library(survival)
> head(gbsg)
    pid age meno size grade nodes pgr er hormon rfstime status
1   132  49    0   18     2     2   0  0      0    1838      0
2  1575  55    1   20     3    16   0  0      0     403      1
3  1140  56    1   40     3     3   0  0      0    1603      0
4   769  45    0   25     3     1   0  4      0     177      0
5   130  65    1   30     2     5   0 36      1    1855      0
6  1642  48    0   52     2    11   0  0      0     842      1
```

图 7-6

● age: 患者年龄。

- meno：更年期状态（0 表示未更年期，1 表示已更年期）。
- size：肿瘤大小。
- grade：肿瘤分级。
- nodes：受累淋巴结数量。
- pgr：孕激素受体表达水平。
- er：雌激素受体表达水平。
- hormon：激素治疗（0 表示否，1 表示是）。
- rfstime：复发或死亡时间（以天为单位）。
- status：事件状态（0 表示被截尾，1 表示事件发生）。

在绘制列线图之前，需要拟合一个模型，以获得变量之间的关系和影响程度。这里我们使用逻辑回归模型。为了方便解释和演示过程，我们把列线图的自变量减少几个，以 age、meno 和 nodes 为自变量生成列线图。R 代码如下：

```
ddist <- datadist(gbsg[,-1]);
options(datadist='ddist')
#拟合逻辑回归模型
model <- lrm(status ~ age + meno + nodes, data = gbsg[,-1])
nomogram <- nomogram(model, fun = function(x)1/(1+exp(-x)),
                 funlabel="Risk of Event",
                 conf.int=F,lp=F,
                 fun.at=c(.001,.01,.05,seq(.1,.9,by=.1),.95,.99,.99))
#绘制列线图
plot(nomogram)
```

代码的运行结果如图 7-7 所示。从图中可以看出，当 age 为 49 时，对应的分数是 11 分；meno 为 0 时，对应的分数为 0 分；nodes 为 2 时，对应的分数为 3 分，总分为 14 分。总分对应的预测值为 0.3~0.4，小于 0.5，因此预测值应该是 0，这与实际结果一致。

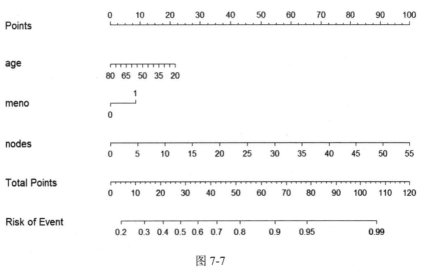

图 7-7

在列线图中，我们还可以看到以下信息：

- 特征的取值范围：比如 age 的取值范围是 20~80，meno 取值范围是 0~1（分类变量），nodes 取值范围是 0~55。
- 特征的权重（特征重要性）：线段越长，代表特征的权重越大。从图 7-7 中可以看出：nodes > age > meno。
- 特征的影响趋势（正向、负向）：age 越大，发生事件的概率越低，因此是负向趋势；meno 和 nodes 的值越大，发生事件的概率越大，因此是正向趋势。
- 得分：可以通过 points 得出单个病人某个指标对应的分值，然后将各项分值累加即可获得 total points。
- 预测概率：可以通过计算得到的 total points 比对出事件发生的概率。

列线图是一种常用的数据可视化工具，它有助于探索变量之间的关系、解释模型的预测效果，并支持数据驱动的决策。未来，随着数据量的不断增加和机器学习的广泛应用，预计列线图将成为处理大规模数据和评估复杂模型的有力工具。

7.5　列线图在数据挖掘中的应用

本节以论文 *Nomograms predicting survival of patients with unresectable or metastatic gastric cancer who receive combination cytotoxic chemotherapy as first-line treatment*（使用列线图预测接受联合细胞毒性化疗作为一线治疗的不可切除或转移性胃癌患者的生存率）为例，演示列线图在数据挖掘中的应用。论文如图 7-8 所示。

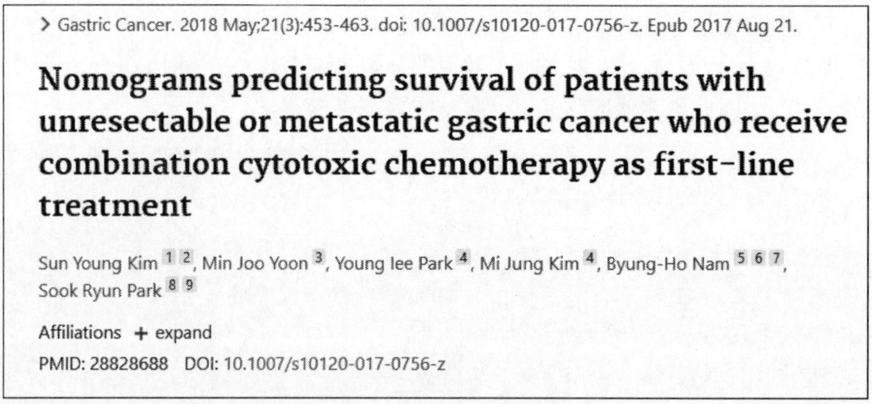

> Gastric Cancer. 2018 May;21(3):453-463. doi: 10.1007/s10120-017-0756-z. Epub 2017 Aug 21.

Nomograms predicting survival of patients with unresectable or metastatic gastric cancer who receive combination cytotoxic chemotherapy as first-line treatment

Sun Young Kim [1] [2], Min Joo Yoon [3], Young lee Park [4], Mi Jung Kim [4], Byung-Ho Nam [5] [6] [7], Sook Ryun Park [8] [9]

Affiliations + expand
PMID: 28828688   DOI: 10.1007/s10120-017-0756-z

图 7-8

研究对象是 949 例接受化疗的胃癌患者，观察终点是 1 年后患者的生存情况。所使用的方法是 Cox 生存分析，预测模型的展示方法为列线图。

接下来，我们从图表的角度剖析这篇文章，如图 7-9 所示。该图是读者最为熟悉的流程图，流程图的重要性不言而喻，几乎每篇文章都需要。文章收集了 2001—2006 年期间共计 1327 例接受化疗的胃癌患者的数据。经排除 328 例，剩余 949 例纳入 Cox 模型。

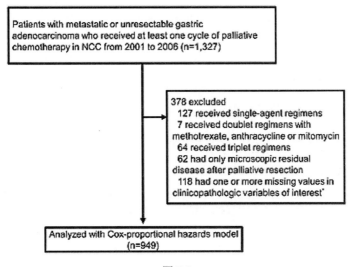

图 7-9

　　这篇文章的独特之处在于，作者把人群分成两组：一组是基线列线图人群（Baseline nomogram population），另一组是基于化疗反应的列线图人群（Chemoresponse-based nomogram population），如图 7-10 所示。

Table 1 Baseline characteristics of study patients

From: Nomograms predicting survival of patients with unresectable or metastatic gastric cancer who receive combination cytotoxic chemotherapy as first-line treatment

	Baseline nomogram population (n = 949)		Chemoresponse-based nomogram population (n = 836)	
	n	Percent (%)	n	Percent (%)
Age (years)				
Median (range)	56 (21–76)		55 (21–76)	
<70	884	93.2	784	93.8.
≥70	65	6.8	52	6.2
Sex				
Male	641	67.5	562	67.2
Female	308	32.5	274	32.8
Disease status				
Recurred after curative resection	197	20.8	175	20.9
Initially metastatic	744	78.4	655	78.3
Locally advanced, unresectable	8	0.8	6	0.7
Histological differentiation				
Well or moderate	283	29.8	254	30.4
Poor	666	70.2	582	69.6
Performance status				
ECOG 0	114	12.0	109	13.0
ECOG 1	761	80.2	666	79.7
ECOG ≥ 2	74	7.8	61	7.3

图 7-10

　　这意味着什么呢？作者在整篇文章中建立了两个预测模型：一个基于患者化疗之前的危险因素进行预测，另一个则是基于化疗开始后 9 周观察到的患者对化疗初期反应后的因素进行预测。
　　换句话说，当一个胃癌患者就诊时，首先可以通过基线数据进行风险评估预测，以决定是否接受联合细胞毒性化疗。化疗之后，可以对初期化疗反应进行评估，以决定是否继续化疗。两个模型的结合为医生提供了化疗决策的参考。

此时，作者的思路已显现出来，这也是文章的核心亮点。可以推测，接下来的内容将围绕这两个模型展开，我们可以继续往下阅读。

如图 7-11 所示，Table 2 展示了文章的关键内容——纳入列线图的危险因素。该表展示了预测模型使用的变量以及每个危险因素的 HR 风险比。

Table 2 Selected variables included in nomogram according to Cox proportional hazards model

From: Nomograms predicting survival of patients with unresectable or metastatic gastric cancer who receive combination cytotoxic chemotherapy as first-line treatment

Risk factor	Value	Baseline nomogram (N = 949)			Chemorrsponse-based nomogram (N = 836)		
		HR	95% CI	p value	HR	95% CI	p value
Age (years)	<70	1.00			1.00		
	≥70	1.56	1.19−2.03	0.001	1.70	1.27−2.27	<0.001
Histological differentiation	Well or moderate	1.00	·		1.00		
	Poor	1.42	1.22−1.66	<0.001	1.33	1.14−1.56	<0.001
Performance status (ECOG)	0	1.00			1.00		
	1	1.08	0.87−1.33	0.499	1.15	0.92−1.43	0.218
	≥2	2.21	1.62−3.01	<0.001	2.10	1.50−2.92	<0.001
Liver metastases	Absent	1.00			NI		
	Present	1.28	1.08−1.51	0.004			
Lung metastases	Absent	1.00			1.00		
	Present	1.63	1.22−2.16	0.001	1.39	1.02−1.92	0.040
Peritoneal metastases	Absent	1.00			1.00		
	Present	1.36	1.18−1.57	<0.001	1.19	1.02−1.39	0.031
Bone metastases	Absent	1.00			1.00		
	Present	1.43	1.07−1.92	0.015	1.31	0.97−1.77	0.078
Gastrectomy	Done	1.00			1.00		

图 7-11

预测模型的难点在于预测因子的筛选。许多医生或医学生在选择预测因子的原则时感到困惑，而这篇文章对此进行了详细描述，如图 7-12 所示。简单概述一下：首先，使用基础模型和年龄调整模型进行单因素分析，以确定潜在的危险因素；然后，采取前进、后退和逐步分析方法，在多因素模型中筛选出最佳模型。

of the patients. In the univariate analysis, crude and age-adjusted analyses were performed to identify potential risk factors. After potential risk factors were selected, we performed multivariate analyses with three selection procedures (forward, backward, and stepwise) to select the best-fit model. A statistical significance level of 0.20 was used to select variables into the model. After comparing the models from each procedure, the final model was from the backward

图 7-12

最后是展示列线图。图 7-13 和图 7-14 分别展示了两个模型的列线图，一个基于基线资料预测，另一个基于化疗后初期反应预测，一切都水到渠成。

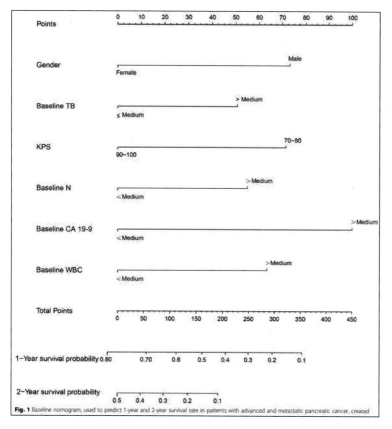

图 7-13

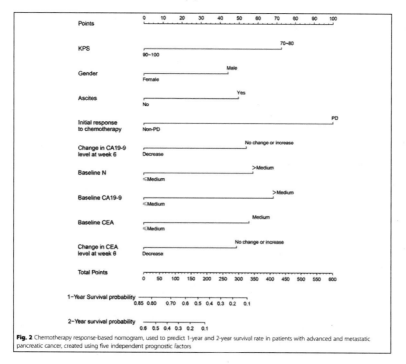

图 7-14

文章最后的 Fig.4（见图 7-15）和 Table 3（见图 7-16）作为辅助材料。Fig.4 展示了列线图的校准曲线。校准曲线用于对比实际风险和预测风险，曲线越接近对角线，说明预测效果越好。

Fig. 4 Calibration plot of actual risk probability with 95% confidence interval by decile (*y*-axis), over predicted risk probability (*x*-axis) by baseline-nomogram (**a**) and chemoresponse-based nomogram (**b**). *Dashed line* corresponds to 10% margin of error

校准曲线

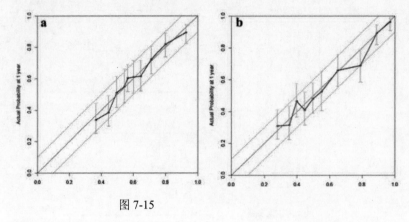

图 7-15

Table 3 Survival estimates of subjects by 1-year probability generated by nomogram

按风险进行分层

1-year survival probability	Baseline nomogram (N = 949)			Chemoresponse-based nomogram (N = 836)		
	Number of subjects	Median survival (months)	95% CI	Number of subjects	Median survival (months)	95% CI
<0.1	53	4.2	3.2–5.4	110	3.8	3.2–4.8
0.1 ≤, <0.2	58	6.0	4.2–7.0	100	5.1	4.6–6.4
0.2 ≤, <0.3	109	8.1	7.0–9.1	54	9.4	7.8–12.1
0.3 ≤, <0.4	137	10.2	8.9–12.1	59	8.3	7.3–10.8
0.4 ≤, <0.5	249	11.1	10.0–12.2	140	12.0	10.9–14.3
0.5 ≤, <0.6	159	14.1	12.8–16.8	150	13.6	11.6–15.3
0.6 ≤, <0.7	62	16.9	13.4–22.9	163	16.1	13.1–18.4
0.7 ≤, <0.8	9	23.8	5.6–NA	60	19.1	14.4–23.0

图 7-16

Table 3 图 7-16 展示了按照风险大小进行分层的结果，分别展示了每组的人数和中位生存时间（即半数生存期，是指累积生存率为 0.5 时的生存时间，表示有且只有 50%的个体可以存活超过这个时间）。这从侧面说明了不同风险值患者的实际生存情况，让大家对生存时间有更直观的认识。

我们简单整理一下思路：作者通过对医院现有化疗患者的数据进行分析，建立了两个模型：一个用于化疗开始前的预后评估；另一个用于化疗初期根据化疗反应进行预后评估。列线图作为展示工具展示了预测模型的结果，具有一定的新颖性。

第8章

临床数据挖掘中的生存分析

在医学科研中，生存分析通常应用于癌症患者治疗方案的评价。这是因为对于癌症患者，我们特别关注的是"生存时间"，如常见的 5 年存活率、3 年存活率等。而某种治疗方案的价值主要表现在是否能够延长患者的存活时间，这时就需要用到生存分析。生存分析是一大类方法，往往需要一本厚重的书才能全面介绍，本章旨在为读者提供一个入门级的介绍。

8.1　基本概念和原理

本节主要介绍生存分析的基本概念和原理。

8.1.1　什么是生存数据

在一项针对肝癌患者的研究中，研究者可能会关注下面 3 个问题：

（1）肝癌患者接受治疗后的生存状况如何？

（2）哪种疗法的效果最好？

（3）这些患者在接受治疗后的生存状况与哪些因素有关？

可以看到，这 3 个问题的答案无法仅通过最终的治疗结果来衡量：治愈或者未治愈。原因很简单也很残酷，癌症不同于感冒，不能仅仅通过是否治愈来判断。人们追求的目标是让患者存活更长时间，并且存活得更有尊严。

生存数据与其他数据不同。比如，要比较两组人群的舒张压是否存在差异，舒张压就是因变量，这是一个连续变量；要比较两组人群的糖尿病发生率是否存在差异，那么是否患糖尿病就是因变量，这是一个分类变量。然而，生存分析中的结局并不是单一的连续变量或分类变量，而是包含两个变量：一个是分类变量（是否发生），另一个是连续变量（发生时间）。

在这种研究中，除了关注某一结局事件的发生与否，还需要考虑发生该结局所经历的时间长短。这种兼具时间和结局两种属性的数据，被称为生存数据。

不少临床医生会问："我的数据可以做生存分析吗？"若要做生存分析，就需要有两个必不可少的变量：一个是结局是否发生（通常为二分类变量，即发生或不发生），另一个是结局发生的时间。如果没有结局发生的时间，只有一个分类变量作为结局（如发生或不发生），那么可以考虑使用卡方检验或 Logistic 回归进行分析。

8.1.2 生存分析的含义

生存分析，顾名思义，主要分析生存率、死亡率等的指标。但这只是狭义的定义。实际上，不同领域对这一方法有不同的称呼。例如，在社会学中经常会说"事件史分析"这一术语，在工业领域中往往会说"失效（failure）分析"，因此许多软件中用 failure 和 survival 来标识死亡和生存。这些术语指的是同一种统计方法，只不过在医学领域，我们一般称之为生存分析。这种方法结合了事件结局的发生与否以及达到终点所经历的时间。

需要注意的是，虽然名字叫作生存分析，但并不意味着只能用于分析生存和死亡的数据。所谓生存和死亡是泛指的，任何我们感兴趣的事件，只要有结局和结局发生的时间，都可以使用生存分析。下面是几个例子：

（1）研究某病治疗后的复发情况：复发被视为"死亡"，未复发被视为"生存"。只要有复发的结局（是否复发）以及从治疗后到复发的时间，就可以使用生存分析。

（2）研究戒烟后复吸的因素：复吸被视为"死亡"，未复吸被视为"生存"。只要有复吸的结局（是否复吸）以及从戒烟到复吸的时间，就可以使用生存分析。

总的来说，只要有一个感兴趣的结局（通常为发生和不发生），并能获得从某一时点到结局的时间长度，就可以使用生存分析。

8.1.3 为什么要用生存分析

试想一个情形：如果要比较某种疾病在经过两种药物治疗后的复发情况，经过 10 年的观察发现所有患者都复发了，这时，我们其实只需比较复发时间即可。这就相当于比较两组定量数据。

再试想另一个情形：如果比较某种疾病在经过两种药物治疗后的死亡情况，经过 3 年的观察，计算两组人群的 3 年死亡率。在这种情况下，并没有记录每个人的具体死亡时间，这就相当于比较两组的死亡率。

上述两种方式各有缺点。第一种情形过于理想化，往往是难以实现，尤其是在研究真正的死亡和生存时，因为不可能观察一辈子，直至所有人死亡。第二种情形会损失信息。例如，A 组的 3 年死亡率是 30%，而 B 组的是 40%，看起来似乎 A 组更好。然而，如果 A 组的患者大多集中在第一年死亡，而 B 组的患者大多集中在第 3 年死亡，这时就很难确定哪个组更优，因为 B 组的患者多活了 2 年。在这种情况下，结果会受到选择时间点的影响，可能分析 1 年的死亡率时结果就会发生逆转。

正因如此，我们使用生存分析来弥补第二种情形的缺点。生存分析不再关注具体某一年的死亡率，而是观察整个研究期间死亡率的变化情况。

另一个需要使用生存分析的原因是失访问题。失访几乎是任何随访研究中必然发生的事情。所谓失访，即指在随访过程中失去了联系，这样数据就会缺失。例如，在前面的例子中，观察 3 年死亡率时，本来观察了 100 人，但有 10 人在第二年时联系不到了，这就是失访。在这种情况下，最后进行分析数据时，通常需要将这 10 个人的信息剔除（当然，也有一些处理缺失值的方法，但很多时候会选择剔除）。然而，在生存分析中，处理方式有所不同，它不会简单地剔除这些人的信息，而是利用他们的信息。因为在生存分析看来，这些人虽然在第二年失访了，但提供了这样的信息——这些人在第二年时仍然存活。尽管信息不全，但仍是一部分有效的信息。生存分析的方法会利用第二年仍然存活的信息，计算出一定的结果。相对而言，生存分析提供了更多的参考价值。

8.1.4　生存分析的删失

提到失访，就不得不提一下"删失"（censor）这个词。在不同领域，删失有时被翻译为"截尾"。失访可以被视为删失的一种情况。删失通常指的是未能观察到结局，无论其原因如何。

未能观察到结局，可能有以下几种原因：

（1）失访：失去联系，导致无法继续观察结局。

（2）意外死亡：例如，本来计划观察肺癌复发的情况，观察期为 3 年，但患者在第二年因中风而死亡，这样就无法观察肺癌是否复发。

（3）观察对象在研究结束时未发生结局：例如，研究戒烟者是否复吸，观察期为 1 年，有些人直到观察结束时仍未复吸。

以上是常见的 3 种情形，它们都没有观察到结局，都属于删失。

在生存分析中，结局通常分为两类：结局发生和删失。过去，许多人在分析数据时，把结局分为多个类，如结局发生=1，没有发生=0，失访=2 等。但实际上，这并没有必要。只需把结局分为两大类：结局发生=1，删失=0，即可满足分析需求。

8.1.5　生存分析的常用方法

由于生存数据的特殊性，分析这些数据的方法也有很多种。生存分析并不是一种具体的单一方法，而是指一系列专门用于处理生存数据的方法。图 8-1 展示了不同数据类型的常用方法，这只是一个类比。同样地，关于定量数据和分类数据也不止这些方法。读者可以把生存数据看作另一类数据（虽然它算不上另一类数据，只是有两个结局变量而已），但对于不同的数据类型，我们需要使用相应的方法进行分析。

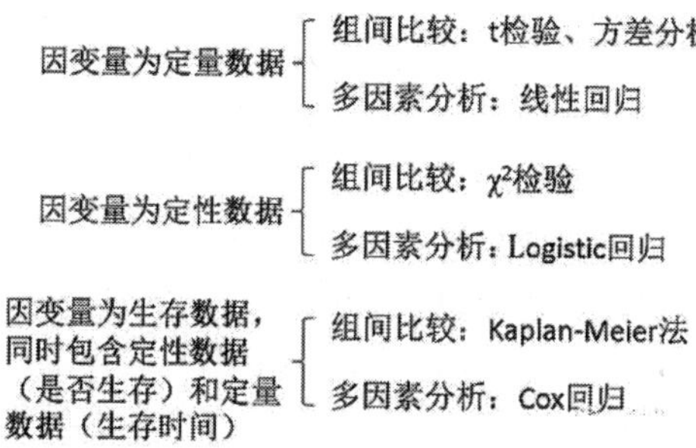

图 8-1

我们知道，生存分析的方法非常多，需要结合研究目的、数据类型等选择不同的方法：

（1）研究目的：根据研究目的的不同，可以选择不同的方法。对于简单的组间比较，常用 Kaplan-Meier 法，这是一种许多临床医生都听说过的方法；对于多因素分析，常用 Cox 回归，这也是临床医生熟悉的一种方法。

（2）事件的重复性：有些事件可以重复发生，比如疾病复发或吸烟的复吸；有些则是不可重复的，如死亡。无重复结局的分析较为简单，普通的 Cox 回归等方法即可胜任；而对于重复结局，则需要专门的重复事件生存分析方法。

（3）结局的类别（单一类还是多类）：大多数情况下，我们关注单一结局，如疾病复发或死亡，这种情况下可以使用常规的生存分析方法；然而，在某些特殊情况下，我们可能同时关注多个结局，如服药后的主要不良反应，可能需要关心 3 种主要不良反应（是否发生以及发生时间），这时需要使用特殊的方法，如竞争风险模型。

（4）生存时间的分布：许多临床医生喜欢用 Cox 回归，因为它无须考虑具体的分布（这种方法通常称为非参数法）。然而，Cox 回归并不总是最优的，当生存时间符合某种特定分布时，如果能获得确切的分布，那么用参数法可能效果更好。常见的参数法有对数 Logistic 回归等。

（5）异质性问题：异质性简单来说就是"不一致"。多数统计分析方法建立在群体基础上，比如用均值代表两组人的水平进行比较，这在个体差异较小的情况下有效，但当个体差别较大时，这种方法就未必有效（这也是为什么在进行 t 检验时需要考虑方差齐性）。生存分析中也是如此，如果个体之间的死亡风险差异较大，比如有的风险变化快一些，有的慢一些，那么常规方法（如 Cox 回归）就难以胜任，这就是异质性问题。此时，我们就需要考虑异质性的方法，常见的如脆弱模型（frailty model）。

（6）离散时间和连续时间：这两个概念很好理解，但在生存分析中往往不那么直观。连续时间指的是需要持续观察这个体，直到事件发生（结局）的具体时间；而离散时间指的是按固定时间间隔 1 个月（也可能是 2 个月、1 年等）检查一次，看看个体是否发生了结局，只知道每个时间段内发生了多少例，而不知道具体发生的时间。我们目前所用的生存分析方法，绝大多数都是基于连续时间，即假定我们能够观察到具体事件发生的时间。尽管某些分析可能看似离散的（如每月观察一次），但具体是否为离散时间分析取决于我们如何定义时间点。例如，为期 10 年的随访研究中每月观察一次，这已经算是一个小的时间点了；如果进行一个感冒治疗的随访，每天观察一次也未必算是一个时间点，每半天观察一次可能都没问题。然而，如果数据明显是基于离散时间的，那么目前使用的这些连续时间方法可能并不适用。离散时间也有专门的方法，尽管在实际中很少使用。例如，Logistic 回归有时也会用于离散时间的分析方法。

生存分析中的术语解释如下：

（1）风险比（hazard ratio，HR）：是两个风险率的比值。HR>1 时，说明研究对象是一个危险因素；HR<1 时，说明研究对象是一个保护因素；HR=1 时，说明研究对象对生存时间没有影响。

（2）总体生存期（overall survival，OS）：结局指标是死亡时间，指的任何原因导致的死亡，只关心是否死亡，不关心死亡原因。该指标的记录相对简单，因为患者死亡日期的确认没有困难。只要研究结果显示生存期有显著提高，就可以认为临床上有获益，但随访时间通常较长。

（3）无病生存期（disease free survival，DFS）：指的是经过治疗后未发现肿瘤，结局指标为疾病复发或死亡，同样不考虑死亡原因。这一指标是临床获益的重要反映，随访时间可以缩短，因为增加了疾病复发这一节点。没有复发或没有死亡同样可以反映临床获益。这里涉及无疾病复发的一个定义，因此在临床资料纳入上比较困难。

（4）无进展间隔（progression-free interval，FI）：从初次治疗开始到疾病复发或病情进展的时间间隔。

8.2　Kaplan-Meier 法生存分析实战

本节使用 Kaplan-Meier 法进行生存分析实战。

8.2.1　Kaplan-Meier 法介绍

Kaplan-Meier 法简称 K-M 法，又称为乘积极限法（product-limit estimate），是生存分析方法中最常用的一种，主要用于估计患者生存率和绘制生存曲线。1958 年，爱德华·L·卡普兰（Edward L. Kaplan）和保罗·迈耶（Paul Meier）合作发表了一篇关于如何处理不完全观测的开创性论文。Kaplan-Meier 曲线和生存数据估计方法随后成为处理不同生存时间（时间到事件）的常用工具，并且 Kaplan-Meier 分析也扩展到非医学学科的研究中。

尽管研究一系列时间点确实很有吸引力，但要正确地比较两条生存曲线，需要考虑整个生存时间的分析技术。在临床试验中，比较生存曲线尤为重要。虽然可以轻松地将两条生存曲线之间的差异可视化，但为了评估其统计意义，需要对这些差异进行量化。绘制置信区间可以使差异可视化。

Kaplan-Meier 曲线是一种以生存时间为横轴、以生存率 S (tk) 为纵轴绘制而成的连续阶梯形曲线，用于描述生存时间与生存率之间的关系。生存曲线一般是平滑且水平延伸的，当某个时间点有患者发生结局事件（如死亡）时，曲线会出现垂直下降。下降的幅度表示该时间点上患者发生结局事件的数量数和上一个时间节点后随访的患者样本量的比例。Kaplan-Meier 法适用于分组生存数据的分析，用于估计生存概率，它需要知道患者的生存时间与状态。

如果要比较不同分组患者间的生存曲线有无差别，通常使用由 Nathan Mantel 于 1966 年提出的 Log-rank 检验方法。Log-rank 检验的原理是，若原假设成立，即两组患者在任意时间点上的生存函数相同，则各时间点期望结局事件人数与实际发生的结局事件人数之间的差异应不显著，否则将拒绝原假设。

Log-rank 检验常被用于比较生存曲线。它通过在每个事件时间点计算各组的卡方值，并将这些卡方值相加，以比较各组的生存曲线。最终的卡方值用于评估各组生存曲线的整体差异。

Log-rank 检验也被称为对数秩检验（log 为对数，rank 译为秩），或者时序检验（log 含记录之意，rank 有顺序之意）。这种检验方法在统计学中用于确定不同组之间生存时间的显著性差异，是生存分析中常用的工具。

8.2.2　Kaplan-Meier 生存曲线 R 语言实战

下面，我们来看看如何用 R 语言绘制 Kaplan-Meier 曲线。

绘制 Kaplan-Meier 生存曲线需要安装 survminer 和 survival 包，R 代码如下：

```
install.packages("survminer")
install.packages("survival")
library(survminer)
library(survival)
```

我们将使用 survival 包中的 lung 数据集进行演示，这是一份关于肺癌患者的生存数据。可以通过 "View(lung)" 查看数据集，如图 8-2 所示。lung 数据集的变量 inst 是机构代码，time 是生存时间（以天为单位），status 是生存状态（1 代表删失，2 代表死亡），age 是年龄，sex 是性别（1 为男性，2 为女性），ph.ecog 和 ph.karno 以及 pat.karno 是为病人和患者评分，meal.cal 是进食时消耗的卡路里，wt.loss 是最近 6 个月内下降的体重。

	inst	time	status	age	sex	ph.ecog	ph.karno	pat.karno	meal.cal	wt.loss
1	3	306	2	74	male	1	90	100	1175	NA
2	3	455	2	68	male	0	90	90	1225	15
3	3	1010	1	56	male	0	90	90	NA	15
4	5	210	2	57	male	1	90	60	1150	11
5	1	883	2	60	male	0	100	90	NA	0
6	12	1022	1	74	male	1	50	80	513	0
7	7	310	2	68	female	2	70	60	384	10
8	11	361	2	71	female	2	60	80	538	1
9	1	218	2	53	male	1	70	80	825	16
10	7	166	2	61	male	2	70	70	271	34
11	6	170	2	57	male	1	80	80	1025	27
12	16	654	2	68	female	2	70	70	NA	23

图 8-2

在 survival 包中，先使用 Surv() 函数创建生存对象，这是一种将事件时间和结局信息合并在一起的数据结构。然后，使用 survfit() 函数来拟合生存曲线。我们按性别将研究对象分组，比较男性和女性肺癌患者的预后是否存在差异，并采用 Log-rank 检验，对男、女患者生存差异进行统计学检验。R 代码如下：

```
fit <- survfit(Surv(time,status) ~ sex, data = lung)
fit
```

代码的运行结果如图 8-3 所示。

```
> fit <- survfit(Surv(time,status) ~ sex, data = lung)
> fit
Call: survfit(formula = Surv(time, status) ~ sex, data = lung)

        n events median 0.95LCL 0.95UCL
sex=1 138    112    270     212     310
sex=2  90     53    426     348     550
```

图 8-3

接下来，使用 plot 绘制男、女生存曲线，R 代码如下：

```
plot(fit,xlab="Survival Time in Days",
    ylab="% Surviving",yscale=100,
    col=c("red","blue"),
    main="SurvivalDistributions by Gender",
    mark.time=T)
legend("topright",title="Gender",c("Male","Female"),fill=c("red","blue"))
```

代码的运行结果如图 8-4 所示。

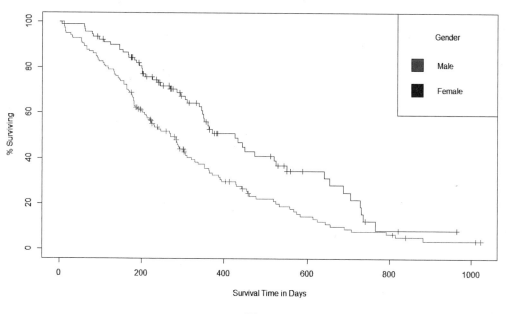

图 8-4

绘制 Kaplan-Meier 生存曲线，R 代码如下：

```
ggsurvplot(fit,        #创建的拟合对象
        data = lung,    #指定变量数据来源
        conf.int = TRUE,   #显示置信区间
        pval = TRUE,    #添加 P 值
        surv.median.line = "hv",   #添加中位生存时间线
        add.all = TRUE)    #添加总患者生存曲线
```

代码的运行结果如图 8-5 所示。生存曲线的横坐标表示观察时间，纵坐标一般是生存率。曲线上的每一个点代表了在该时间点的病人生存率。

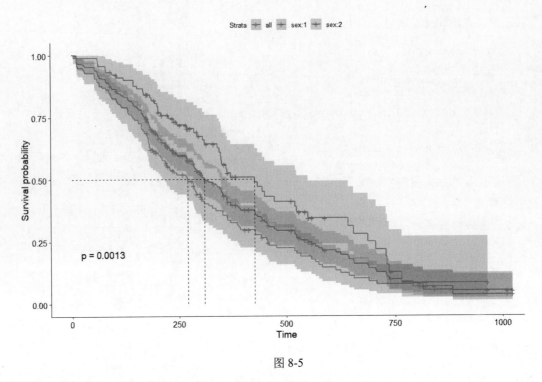

图 8-5

要绘制肺癌的累积性危险生存曲线，需要理解累积性危险。累积性危险常用于估计危险概率。生存函数(S(t)=Pr(T>t))是一个阶梯函数，描述了随着时间推移的累计生存概率。然而，有时研究者更加关注的是随着时间推移事件发生的累计概率，即 1-S(t)。虽然曲线的方向是反过来的，但仔细观察会发现纵坐标并不是 0-1，因为 cumhaz 绘制的是随时间推移事件发生的累计风险。

用于绘制的 R 代码如下：

```
ggsurvplot(fit,        #创建的拟合对象
        data = lung,          #指定变量数据来源
        fun ='cumhaz',        #累积生存曲线
        conf.int = TRUE,      #显示置信区间
        pval = TRUE,          #添加 P 值
        risk.table = TRUE,          #绘制累计风险曲线
        surv.median.line = "hv",   #添加中位生存时间线
        add.all = TRUE,       #添加总患者生存曲线
        palette = "hue")      #自定义调色板
```

代码的运行结果如图 8-6 所示。

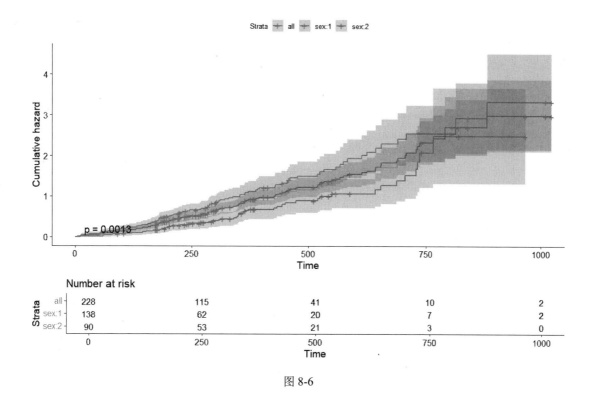

图 8-6

下面再查看一下肠癌的数据集 colon：

```
head(colon)
   id study    rx sex age obstruct perfor adhere nodes status differ extent surg node4 time etype
1   1     1 Lev+5FU  1  43        0      0      0     5      1      2      3    0     1 1521     2
2   1     1 Lev+5FU  1  43        0      0      0     5      1      2      3    0     1  968     1
3   2     1 Lev+5FU  1  63        0      0      0     1      0      2      3    0     0 3087     2
4   2     1 Lev+5FU  1  63        0      0      0     1      0      2      3    0     0 3087     1
5   3     1     Obs  0  71        0      0      1     7      1      2      2    0     1  963     2
6   3     1     Obs  0  71        0      0      1     7      1      2      2    0     1  542     1
```

当生存曲线受多个因素的影响时，需要绘制多个因素的组合计算生存曲线，即将多个因素相结合来完成 ggsurvplot() 的输出。例如，使用结肠数据集拟合（复杂）生存曲线（多个因素：性别、rx、黏附力）的 R 代码如下：

```
fit<-survfit(Surv(time,status)~sex+rx+adhere,data=colon)
ggsurv<-ggsurvplot(fit,fun="event",conf.int=TRUE,ggtheme=theme_bw())
ggsurv$plot+theme_bw()+
theme(legend.position="right")+
facet_grid(rx~adhere)
```

代码的运行结果如图 8-7 所示。

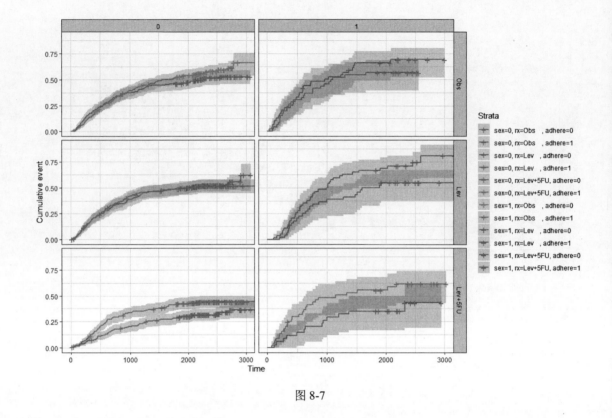

图 8-7

8.3 Cox 生存分析实战

本节使用 Cox 模型进行生存分析。

8.3.1 Cox 回归模型介绍

Cox 回归模型，又称比例风险回归模型，是生存分析中的一个重要模型。该模型以最终结局和生存时间为因变量，同时分析众多因素对生存时间的影响。目前，该模型在医疗、金融和市场研究等专业领域中被广泛使用。例如，在医学研究中，可以用来分析药物 X 的使用是否增加或减少病人的存活时间。

举一个例子：假如我们要研究一个罪犯在第一次被逮捕后，到 t 时刻时再次犯罪的概率有多大。那么，这个概率会受到哪些因素的影响呢？

一方面，它会受时间推移的影响；另一方面，它还会受一些客观因素的影响，比如年龄、是否有工作、是否结婚、是否假释、先前的逮捕次数等。

综上所述，我们可以将影响因素分为两部分：一部分受时间的影响，可以理解为在理想情况下、不受任何外界影响的死亡概率，这是一个基准；另一部分受客观因素的影响，这些因素会改变整体的概率，使它在基准上增加或减少。

所说的"t 时刻再次犯罪的概率"是不易量化的。为了从统计意义上进行计算，我们引入一个新的指标：危险率。

$$时刻\ t\ 的危险率=t\ 时刻将要死去的人数/t\ 时刻依然存活的总人数$$

可以理解为"某一时刻危险人群的比例"。例如，假设在 t 时刻前，原有 10 人，t 时刻后有 3 人死亡，此时的危险率为 0.3。我们要建模的就是这个危险率与时间和客观因素的关系。

那么，Cox 模型是如何工作的呢？

首先，我们来了解一下 Cox 模型。模型的基本形式如下：

$$h(t) = h_0(t)\exp(\beta_1 \times \chi_1 + \beta_2 \times \chi_2 + \cdots + \beta_p X_p)$$

其中，β 为自变量的偏回归系数，是需要对数据进行分析才能得到的参数；$h_0(t)$ 是当变量 X 为 0 时的 $h(t)$ 基准风险函数（即从研究开始到 t 时刻的风险函数），需要从样本数据中进行估计才能得到；exp 是以自然常数 e 为底的指数函数。

8.3.2　Cox 回归模型实战

首先安装两个包：

```
install.packages(c("survival", "survminer"))
```

然后加载这两个包：

```
library("survival")
library("survminer")
```

数据还是调用 R 自带的 lung 数据集。

接下来，查看多因素的 Cox 回归模型，R 代码如下：

```
res.cox <- coxph(Surv(time, status) ~ age + sex + ph.ecog, data = lung)
summary(res.cox)
```

代码的运行结果如图 8-8 所示。

```
> res.cox <- coxph(Surv(time, status) ~ age + sex + ph.ecog, data = lung)
> summary(res.cox)
Call:
coxph(formula = Surv(time, status) ~ age + sex + ph.ecog, data = lung)

  n= 227, number of events= 164
   (因为不存在，1个观察里被删除了)

               coef exp(coef)  se(coef)      z Pr(>|z|)
age        0.011067  1.011128  0.009267  1.194 0.232416
sex       -0.552612  0.575445  0.167739 -3.294 0.000986 ***
ph.ecog    0.463728  1.589991  0.113577  4.083 4.45e-05 ***
---
Signif. codes:  0 '***' 0.001 '**' 0.01 '*' 0.05 '.' 0.1 ' ' 1

         exp(coef) exp(-coef) lower .95 upper .95
age         1.0111     0.9890    0.9929    1.0297
sex         0.5754     1.7378    0.4142    0.7994
ph.ecog     1.5900     0.6289    1.2727    1.9864

Concordance= 0.637  (se = 0.025 )
Likelihood ratio test= 30.5  on 3 df,   p=1e-06
Wald test            = 29.93 on 3 df,   p=1e-06
Score (logrank) test = 30.5  on 3 df,   p=1e-06
```

图 8-8

图形的展示无疑是画龙点睛之笔。接下来，查看不同性别之间的 Cox 生存曲线，R 代码如下：

```
sex_df <- with(lung,
            data.frame(sex = c(1, 2),
                    age = rep(mean(age, na.rm = TRUE), 2),
                    ph.ecog = c(1, 1)
            )
)
fit <- survfit(res.cox, newdata = sex_df)
ggsurvplot(fit, data=lung,conf.int = TRUE, legend.labs=c("Sex=1", "Sex=2"),
        ggtheme = theme_minimal())
```

代码的运行结果如图 8-9 所示。

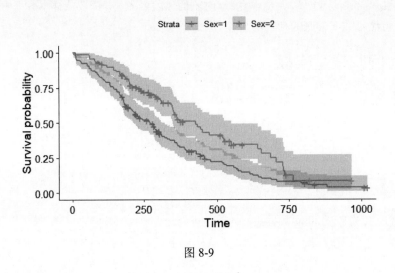

图 8-9

8.4 竞争风险模型

竞争风险模型（competing risk model）指的是在观察队列中，某种已知事件可能会影响另一种事件发生的概率，甚至完全阻碍其发生，这种情况下，前者与后者存在竞争风险。

传统的生存分析一般只关心一个结局事件（即研究者感兴趣的结局）。在传统分析中，复发前死亡的个体、失访个体以及未发生复发的个体通常被视为删失数据，前提是个体的删失情况与个体的结局事件相互独立，即结局事件不存在竞争风险。

而竞争风险模型则考虑了在随访过程中，除了结局事件之外，还可能出现的竞争事件。当存在竞争事件时，传统生存分析（如 Kaplan-Meier 法）通常将竞争事件的发生视为删失，从而计算结局事件的生存概率，但这可能导致结局事件生存概率的偏差。因此，在存在竞争事件的情况下，应优先使用竞争风险模型进行分析。

8.4.1　临床研究中如何处理竞争事件

我们在观察某事件是否发生时，如果该事件被其他事件阻碍，则表示存在"竞争风险"。研究中的结局事件可能有多个，某些结局将可能会阻止感兴趣事件的发生或影响其发生的概率，这些结局事件之间形成了"竞争"关系，互为竞争事件。一般来说，竞争事件指的是在研究队列中，存在某种已知事件可能会影响另一种事件发生的概率，甚至完全阻碍其发生。

在一些临床试验中，主要的因变量可能是疾病特异性死亡率，如心肌梗死或猝死，而不是总死亡率。将疾病特异性死亡率作为因变量的原因之一是该治疗方法通常具有特定的作用机制，可能仅对某种疾病或状况有效。在这种情况下，如果仅测定全因死亡，那么一些死亡可能并不是由于干预措施的影响，这样会"稀释"结果。

举个例子，研究造血干细胞移植（后简称"移植"）是否会降低白血病的复发率，其中"复发"是我们所关注的结局事件。然而，由于移植本身伴随着更高的移植相关死亡率，部分患者可能在观测到复发之前就死亡了，换句话说，移植相关死亡阻碍了复发的发生，因此它是这里的竞争事件。又如，一种研究药物的主要作用可能是抗心律失常，因此心源性死亡可能被选为因变量，而其他的死亡原因，如癌症和意外事故，则被视为竞争事件。发生竞争事件后，研究对象将不会再发生结局事件。

即使因变量不是疾病特异性死亡率，死亡也可能是分析中的一个影响因素。在老年人或高危人群的长期试验中，这一问题尤为突出。如果参与者死亡，未来的测量数据将会缺失。这可能会对存活参与者的非致死性事件分析产生偏倚，特别是当两组的死亡率不同的时候。

在以疾病特异性死亡率为主要研究终点的研究中，由其他原因引起的死亡在统计分析时通常被视为参与者从死亡时刻起就发生了失访，并且分析时也不会将这些死亡计算在内。然而，在这种情况下，分析不能仅仅局限于检验主要的因变量。干预措施在使得参与者获益方面可能有效或无效，但在其他方面可能有害。因此，总死亡率以及疾病特异性死亡事件应共同考虑。在使用非致死性事件作为主要因变量的研究中，当死亡发生时，也需要考虑到这一点。此时，我们可以使用列表统计个案事件发生的次数，以及每人事件发生率的平均值。对于竞争事件的处理，目前还没有完全令人满意的解决方案，但研究者至少应该报告所有主要结局事件的类别，例如总死亡率、疾病特异性死亡率和疾病事件。

8.4.2　竞争风险模型 R 语言实战

这里使用的是 casebase 包中的 bmtcrr 数据集，展示了 177 例白血病患者接受骨髓移植和血液移植治疗的疗效，一共有 7 个变量。

- Sex（性别）：F=女，M=男。
- D（疾病类型）：1=ALL（急性淋巴细胞白血病），2=AML（急性髓系细胞白血病）。
- Phase（疾病阶段）：分为 CR1、CR2、CR3 和 Relapse 四个水平。
- Age（年龄）：连续变量。
- Status（结局变量）：0=删失，1=复发，2=竞争事件。
- Source（治疗方法）：BM+PB=骨髓移植+血液移植，PB=血液移植。
- Ftime（生存时间）：连续变量。

本案例将复发定义为结局事件。在治疗过程中，部分患者因出现移植不良反应而死亡，因此无法再发生复发，即移植不良反应死亡（竞争事件）阻止了复发（结局事件）的发生。

在存在竞争风险的情况下，Kaplan-Meier 的方法是不准确的，因为我们不能假定如果随访时间足够长，受试者将会发生感兴趣的事件。累积发生率（CIF）是描述给定事件发生的子分布，被广泛应用于竞争风险分析。Fine 和 Gray 于 1999 年提出的比例风险模型旨在拟合感兴趣事件的累积发生率。关于 Fine & Gray 模型，可以参考文献：*A Proportional Hazards Model for the Subdistribution of a Competing Risk. Jason P. Fine and Robert J. Gray, Journal of the American Statistical Association Vol. 94, No. 446 (Jun., 1999), pp. 496-509*。在分析某事件发生的时间时，如果该事件被其他事件阻碍，即存在竞争风险，可以使用 R 的 cmprsk 包进行 Fine-Gray 检验。

首先，安装竞争风险模型所需要的 cmprsk 包：

```
install.packages("cmprsk")
```

然后，使用 cuminc()函数估计累积发生函数（cumulative incidence function）并进行组间比较。在竞争风险模型中，使用 Fine-Gray 检验进行单因素分析，将变量 D（疾病类型）作为分组依据，比较 ALL 和 AML 的生存差异，R 代码如下：

```
library(casebase)     #加载 casebase 包，有 bmtcrr 数据集
library(cmprsk)       #加载竞争风险模型所需的 cmprsk 包
data(bmtcrr)
bmtcrr<-bmtcrr        #读取 bmtcrr 数据集
bmtcrr$Status <- factor(bmtcrr$Status)                    #将 Status 变量因子化
f1 <- cuminc(bmtcrr$ftime, bmtcrr$Status, bmtcrr$D)      #建立竞争风险模型
f1
```

代码的运行结果如图 8-10 所示。

```
> data(bmtcrr)
> bmtcrr<-bmtcrr #读取bmtcrr数据集
> bmtcrr$Status <- factor(bmtcrr$Status) #将Status变量因子化
> f1 <- cuminc(bmtcrr$ftime, bmtcrr$Status, bmtcrr$D) #建立竞争风险模型
> f1
Tests:
        stat          pv df
1 2.8623325 0.09067592  1
2 0.4481279 0.50322531  1
Estimates and Variances:
$est
              20         40         60         80        100        120
ALL 1  0.3713851  0.3875571  0.3875571  0.3875571  0.3875571  0.3875571
AML 1  0.2414530  0.2663827  0.2810390  0.2810390  0.2810390        NA
ALL 2  0.3698630  0.3860350  0.3860350  0.3860350  0.3860350  0.3860350
AML 2  0.4439103  0.4551473  0.4551473  0.4551473  0.4551473        NA

$var
              20          40          60          80         100
ALL 1  0.003307032  0.003405375  0.003405375  0.003405375  0.003405375
AML 1  0.001801156  0.001995487  0.002130835  0.002130835  0.002130835
ALL 2  0.003268852  0.003373130  0.003373130  0.003373130  0.003373130
AML 2  0.002430406  0.002460425  0.002460425  0.002460425  0.002460425
             120
ALL 1  0.003405375
AML 1         NA
ALL 2  0.003373130
AML 2         NA
```

图 8-10

代码运行结果的解读：

（1）Tests 部分展示了结局事件和竞争事件的统计值和 p 值。例如，第一行显示结局事件（编码为 1）的分析结果，表明在控制竞争事件后，两种疾病类型 ALL 和 AML 的复发风险差异无统计学意义（统计值为 2.8623325，p 值为 0.9067592）；第二行显示竞争事件（编码为 2）的分析结果，表明在控制目标事件后，两种疾病类型 ALL 和 AML 的竞争事件发生风险差异也无统计学意义（统计值为 0.4481279，p 值为 0.50322531）。

（2）$est 部分展示了各时间点 ALL 组和 AML 组的结局事件的累积发生率与竞争事件的累积发生率。例如，在随访 20 个月时，ALL 组的结局事件发生率为 0.3713851，竞争事件发生率为 0.3698630。

（3）$var 部分表示各时间点 ALL 组和 AML 组的结局事件累积发生率与竞争事件累积发生率的方差。

接下来进行结果可视化，在同一图形中展示 ALL 组和 AML 组的结局事件与竞争事件的生存曲线。R 代码如下：

```
plot(f1, #读取竞争风险模型的结果
            xlab = 'Month',    #设置 x 轴标题
            ylab = 'CIF',       #设置 y 轴标题
            lwd = 2,    #设置线条宽度
            lty = 1,    #设置线条的类型，1 为实线
        col = c('red', 'blue', 'black', 'forestgreen'))    #设置线条颜色
```

代码的运行结果如图 8-11 所示（读者可运行代码自行查看线条颜色）。

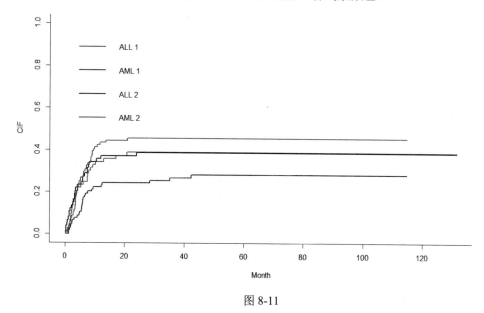

图 8-11

对于图形的解读，横坐标表示生存时间，纵坐标表示累积发生率。随着时间的推移，ALL 组和 AML 组的结局事件和竞争事件的累积发生率均有所升高，但组间差异无统计学意义。从 ALL1 对应的红色曲线和 AML1 对应的蓝色曲线可以看出，ALL 组的复发风险较 AML 组高，但无统计学意义（p=0.09067592）。同理，ALL2 对应的黑色曲线在 AML2 对应的草绿色曲线下方，表明 ALL 组的

竞争事件发生率较 AML 组低，同样无统计学意义（p=0.50322531）。这幅图可以用一句话来概括：在控制了竞争事件后，ALL 和 AML 的累计复发风险无统计学差异（p=0.09067592）。

我们也可以用 ggplot2 重新绘制这幅图（见图 8-11）。R 代码如下：

```
#提取数据
ALL1 <- data.frame(ALL1_t = f1[[1]][[1]], ALL1_C = f1[[1]][[2]])
AML1 <- data.frame(AML1_t = f1[[2]][[1]], AML1_C = f1[[2]][[2]])
ALL2 <- data.frame(ALL2_t = f1[[3]][[1]], ALL2_C = f1[[3]][[2]])
AML2 <- data.frame(AML2_t = f1[[4]][[1]], AML2_C = f1[[4]][[2]])

#加载 ggplot2 包
library(ggplot2)

#ggplot 绘图
ggplot()+
  geom_line(data = ALL1, aes(ALL1_t,ALL1_C))+
  geom_line(data = ALL2, aes(ALL2_t,ALL2_C))+
  geom_line(data = AML1, aes(AML1_t,AML1_C))+
  geom_line(data = AML2, aes(AML2_t,AML2_C))+
  labs(x="month",y="cif")+
  theme_bw()
```

代码的运行结果如图 8-12 所示。

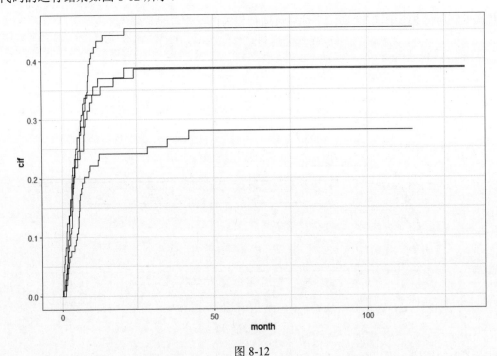

图 8-12

第9章

NHANES 数据库挖掘实战

NHANES（National Health and Nutrition Examination Survey，国家健康和营养检查调查）数据库实在是太受欢迎了。很多临床医生都想利用这个数据库发表 SCI 论文，因为这个数据库的优点实在是太突出了：数据全面，多科室适用；数据丰富；基本免费。可以把 NHANES 数据库视为一个大型的美国医院信息系统（HIS）系统，不仅数据质量有保障，而且数据量巨大。

9.1　NHANES 数据库介绍

NHANES 是一个知名的公共数据库，收集了美国成人和儿童的健康和营养状况的信息。国家健康和营养检查调查是一项基于人群的横断面调查，该调查的独特之处在于它结合了访谈和体检。

自 1999 年起，美国国家健康与营养检查调查每两年进行一次（两年为一个周期），每年选取约 5000 名参与者进行数据收集。调查结果用于确定主要疾病的患病率和疾病的风险因素，同时也作为衡量身高、体重和血压等国家标准的基础。NHANES 数据库拥有庞大的数据资源，完全开放、免费下载，且每两年更新一次，会不断加入大量新数据。该项调查遵循自愿原则，参与者将接受标准化的个人访谈和体检。

NHANES 的访谈部分包括人口统计学、社会经济学、饮食和健康相关问题；检查部分包括医学、牙科和生理测量，以及由训练有素的医务人员进行的实验室检验。NHANES 的官方网站地址是https://wwwn.cdc.gov/nchs/nhanes/Default.aspx，如图 9-1 所示。

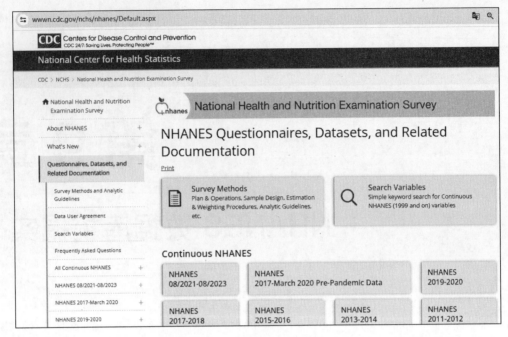

图 9-1

例如，我们选择下载 2017—2018 年的数据。单击"NHANES 2017-2018"后，页面会自动跳转到"NHANES 2017—2018"数据下载页面，如图 9-2 所示。

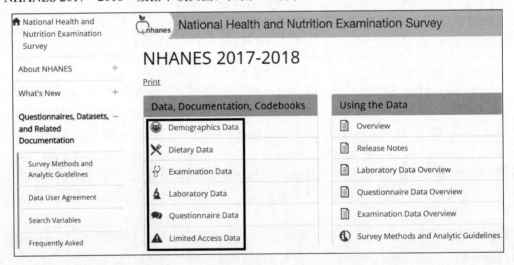

图 9-2

其中主要包括以下类型的数据：

（1）Demographics Data（人口统计学数据）：包括调查设计变量，例如权重、分层抽样和主要抽样单位，以及人口统计变量。

（2）Dietary Data（饮食数据）：从参与者那里收集的饮食数据，包括食物、饮料和膳食补充剂等。

（3）Examination Data（检查数据）：通过体检和牙科检查收集的信息。

（4）Laboratory Data（实验室数据）：包含血液、尿液、头发、空气、肺结核皮肤试验以及家庭灰尘和水样本的分析结果。

（5）Questionnaire Data（问卷数据）：通过家庭和移动检查中心（Mobile Examination Center，MEC）访谈收集的问卷数据。

（6）Limited Access Data（限制访问数据）：这部分内容并不公开，需要授权。

下面以 2017—2018 年的 Demographics Data 为例进行说明。选择 Data File 下的"DEMO_J_Data"进行下载（Doc_File 下的文件是对变量的解释），如图 9-3 所示，数据文件类型是".XPT"，下载后的数据可用 R 软件读取。

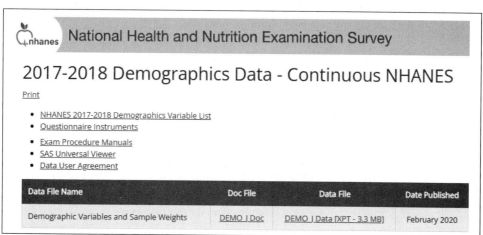

图 9-3

单击变量注释文件 DEMO_J Doc，进入变量解释页面，如图 9-4 所示。左侧栏的"Codebook and Frequencies"中包含了对变量值的解释。例如，变量名 RIAGENDR 表示 Gender（性别），值为 1 代表男性，值为 2 代表女性，点则代表缺失值。右侧栏的 Codebook 提供了对变量的详细说明，这部分非常重要（尤其对调查问卷文件中变量的说明）。

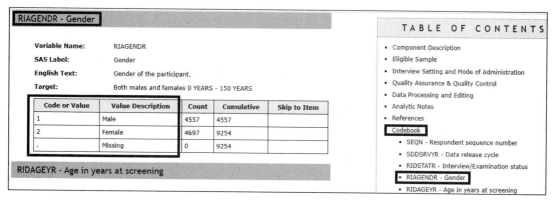

图 9-4

NHANES 数据库中的数据是碎片化存储的，因此在进行大数据分析时，需要分门别类地下载数据，再将下载的数据进行拼接整合。例如，对不同周期的同一类型的数据进行合并。不同周期很好理解，比如把 2001—2002 年的数据与 2003—2004 年的数据合并。虽然这种合并过程看似简单，但常常会遇到一些问题，例如变量名的不同。以饮酒问卷为例，一个问题是询问是否在 1 年内至少喝过 12 杯酒精饮料。1999—2000 年的数据中该问题对应的变量名为 ALQ100；2001—2002 年的数据中该问题对应的变量名为 ALD100；2003—2004 年和 2015—2016 年的数据中该问题对应的变量命名为 ALQ101。正常合并过程一般不会产生重复值。解决这一问题的方法是使用 seqn 进行合并。seqn是 NHANES 中每个参与者的唯一标识符，数据集中一般不会出现重复的情况。

关于缺失值的处理，NHANES 中一般只把缺失值设置为点（也就是"."）。还需要考虑的两种常见情况是拒绝（编码为 7 或者 77 或者 777 等）和不知道（编码为 9 或者 99 或者 999 等）。在进行分类变量赋值时，可能不会明显影响结果，但对于连续变量，可能会导致赋值的极大偏差。以图 9-5 中的 ALQ120Q 为例，如果不把 777、999 改为缺失值，统计软件可能会错误地认为这些人最近 1 年喝了 777 或者 999 次酒。

ALQ120Q - How often drink alcohol over past 12 mos

Variable Name:	ALQ120Q
SAS Label:	How often drink alcohol over past 12 mos
English Text:	In the past 12 months, how often did {you/SP} drink any type of alcoholic beverage? PROBE: How many days per week, per month, or per year did {you/SP} drink?
English Instructions:	ENTER '0' FOR NEVER. ENTER QUANTITY.
Target:	Both males and females 20 YEARS - 150 YEARS
Hard Edits:	0 to 366

Code or Value	Value Description	Count	Cumulative	Skip to Item
0 to 365	Range of Values	3675	3675	
777	Refused	0	3675	
999	Don't know	4	3679	
.	Missing	1063	4742	

图 9-5

对于缺失变量，常见的处理办法是填补和删除。在以往用 NHANES 数据发表的论文中，处理缺失数据的方法不尽相同，但多采用多重填补的方法。

9.2　NHANES 数据库的下载与合并

下载 NHANES 数据库有两种方法：一种是直接从页面下载，另外一种是通过 R 包 nhanesA 下载。

1. 页面下载

页面下载是指通过网站 https://wwwn.cdc.gov/nchs/nhanes/default.aspx 下载。比如下载 NHANES

2009—2010 年这个周期的数据，可以先单击"Questionnaires, Datasets, and Related Documentation"，再单击"NHANES 2009-2010"，如图 9-6 所示。

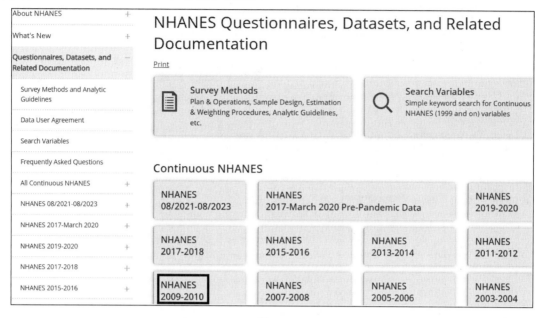

图 9-6

　　然后选择需要下载的数据，如图 9-7 所示。通常进行分析时，需要下载来自多个数据文件的数据。例如，年龄和性别变量数据在 Demographics Data 里，血压测量数据在 Examination Data 里，胆固醇变量数据在 Laboratory Data 里，而服用高血压药物的数据则在 Questionnaire Data 里。进行一个完整的分析可能需要所有这些变量的数据，因此需要分门别类地下载完这些数据，然后将下载的数据合并。

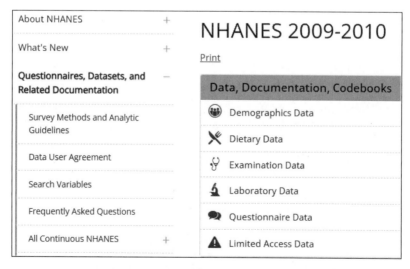

图 9-7

比如要研究"糖尿病与肺功能之间的关联"，需要找到年龄、性别、种族、体重指数、血糖、

FVC（用力肺活量）等相关指标。这是一个需要时间的过程，需要慢慢找。

首先下载人口统计数据，然后启动 RStudio，创建 R 脚本并输入以下代码：

```
Library(foreign)
mydata<-read.xport('c:/nhanes/DEMO_F.xpt')
```

结果如图 9-8 所示，可以看到顺利导入了人口统计数据，共有 10537 个样本和 43 个变量。

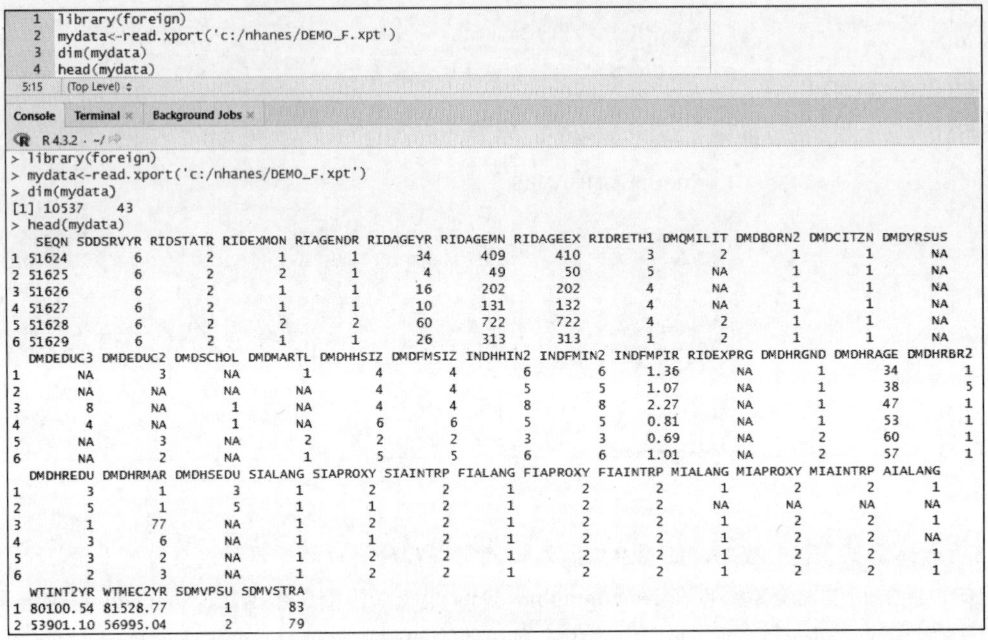

图 9-8

要记住数据的标识，并对照变量说明提取所需的变量。在这里，我们提取人口统计学的指标：SEQN 序列号、性别、年龄、种族、婚姻状况和权重。在提取数据时，序列号也需要提取，因为后续数据合并时需要使用。R 代码如下：

```
library(haven)
library(tidyverse)
library(plyr)
dat1<- mydata %>% select(SEQN, #序列号
                        RIAGENDR, #性别
                        RIDAGEYR, #年龄
                        RIDRETH1, #种族
                        DMDMARTL, #婚姻状况
                        WTINT2YR,WTMEC2YR, #权重
                        SDMVPSU, #psu
                        SDMVSTRA) #strata
```

2. 通过 nhanesA 包下载

nhanesA 是一个 R 语言的软件包，旨在方便用户访问和分析来自 NHANES 数据库的数据。该包通过提供与 NHANES 数据库交互的函数，简化了下载和管理 NHANES 数据的过程。例如，要下载血糖数据，可以在化验室指标中查看血糖文档编号——GLU_F。

```
#安装 nhanesA 包，如果已经安装了，就跳过
install.packages("devtools")
install.packages("glue")
devtools::install_github("cjendres1/nhanes")
#加载 nhanesA 包
library(nhanesA)
xuetang<- nhanes('GLU_F')
xuetang1<- xuetang %>% select(SEQN,        #序列号
                    LBDGLUSI,       #血糖 mmol 表示
                    LBDINSI,        #胰岛素（pmmol/L）
                    PHAFSTHR,       #餐后血糖
                    WTSAF2YR
)
```

同理，可以依次提取糖化血红蛋白和肺功能数据，R 代码如下：

```
tanghuadb<- nhanes('GHB_F')
tanghuadb1<-tanghuadb %>% select(SEQN, #序列号
                    LBXGH           #糖化血红蛋白
)

feihuoliang<- nhanes('SPX_F')
feihuoliang1<-feihuoliang %>% select(SEQN, #序列号
                    SPXNFEV1,       #FEV1：第一秒用力呼气量
                    SPXNFVC         #FVC：用力肺活量，ml（估计肺容量）
                    )
```

处理好数据后，就可以合并数据，R 代码如下：

```
hdata <- join_all(list(dat1, xuetang1,tanghuadb1,feihuoliang1), by = 'SEQN',
type = 'full')
write.csv(hdata,file='c:/nhanes/hdata.csv',row.names = F)
```

结果如图 9-9 所示。至此，生成的 hdata.csv 文件中就包含了研究所需的所有数据。

SEQN	RIAGENDR	RIDAGEYR	RIDRETH1	DMDMART	WTINT2YR	WTMEC2Y	SDMVPSU	SDMVSTRA	LBDGLUSI	LBDINSI	PHAFSTHR	WTSAF2YR	LBXGH	SPXNFEV1	SPXNFVC
51624	1	34	3	1	80100.54	81528.77	1	83	NA	NA	NA	NA	5.2	NA	
51625	1	4	5	NA	53901.1	56995.04	2	79	NA	NA	NA	NA	NA	NA	
51626	1	16	4	NA	13953.08	14509.28	1	84	NA	NA	NA	NA	5.7	4731	5207
51627	1	10	4	NA	11664.9	12041.64	2	86	NA	NA	NA	NA		2037	2636
51628	2	60	4	2	20090.34	21000.34	2	75	NA	NA	NA	NA	6	1846	2345
51629	1	26	1	1	22537.83	22633.58	1	88	NA	NA	NA	NA	5.1	4411	4980
51630	1	49	3	6	74212.27	74112.49	2	85	NA	NA	NA	NA	5.3	3333	4275
51631	2	1	3	NA	23306.4	24776.49	2	86	NA	NA	NA	NA	NA	NA	
51632	1	10	2	NA	8056.943	8175.946	2	88	NA	NA	NA	NA		2008	2400
51633	1	80	3	1	11998.4	12381.12	1	77	NA	NA	NA	NA	5.4	NA	
51634	1	10	1	NA	9805.508	10232.61	1	86	NA	NA	NA	NA		2131	2542
51635	1	80	3	2	21806.93	22502.51	1	79	NA	NA	NA	NA	6.8	NA	
51636	1	4	5	NA	11466.69	0	2	84	NA	NA	NA	NA	NA	NA	
51637	2	35	3	1	70234.24	0	2	77	NA	NA	NA	NA	NA	NA	
51638	1	9	3	NA	29727.78	30213.36	1	88	NA	NA	NA	NA	NA	NA	
51639	1	4	1	NA	9011.458	9010.482	1	89	NA	NA	NA	NA	NA	NA	
51640	1	17	2	NA	11445.17	11890.74	1	81	NA	NA	NA	NA	5.1	4611	5037

图 9-9

9.3　NHANES 权重介绍及使用

本节介绍 NHANES 的权重及其使用。

9.3.1 什么是权重

权重可以简单地理解为比重。如果不加权，每个人的权重都可以看作 1，加权后，有人的权重是 3，那么就可以把他看作 3 个人；有人的权重是 0.8，那么就可以把他看作 0.8 个人。这样就形成了一个与原人群不相同的虚拟人群。

下面来看一下权重的设计。假设美国有一个州要做民意调查，调查对象是所有 18 岁以上的成年人，但是调查员只有每户家庭的电话。在调查中，29%的人报告家里只有一位成年人。因此，得到的调查表中成年人的比例如图 9-10 所示。

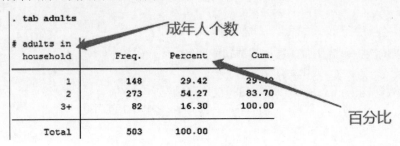

图 9-10

然而，在实际情况中，部分电话未被接听，家里只有一个成年人的比例实际上只有 16%，远低于 29%。因此，需要设计一个权重来反映家庭中只有一个成年人的比例。具体怎么设计就不展开讲解了。生成权重后，使用加权后的数据重新进行分析，结果如图 9-11 所示。

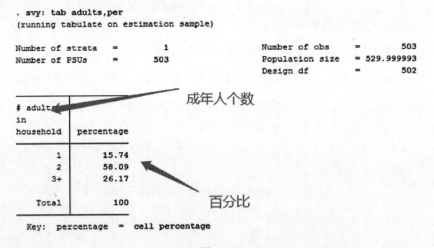

图 9-11

可以看到，加权后的数据分布中，成年人为 1 的比例接近 16%，更接近于现实情况。由此可见，不加权的数据分布和加权后的数据分布差别很大，加了权重后的数据分布更接近真实情况。

9.3.2 NHANES 权重分析的必要性

横断面研究通过设计抽样方法，选取有代表性的人群，使用样本率来估计总体率。抽样权重代表了研究对象在总体中的重要程度。在 NHANES 数据库中，权重是一个非常重要的因素，因为它反映了调查样本的代表性。权重的计算基于复杂的多阶段抽样调查方法，确保每个个体被选中的概率与其在总体中的实际出现概率相匹配。

由于简单随机抽样不适用于大范围的调查，因此 NHANES 采用了复杂的分层多阶段抽样设计，以获得美国居民的代表性样本。抽样计划由 4 个阶段组成：

- PSU（初级抽样单位）：通常是单个县（counties）。
- PSU 内的城市街区（segments）。
- 住户、家庭（households）。
- 个人（individuals）。

图 9-12 比较了 NHANES 2015—2016 年的未加权访谈样本、加权访谈样本以及美国社区调查（ACS）的美国人口总数。

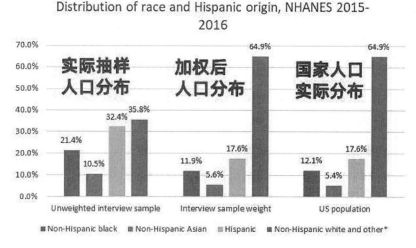

图 9-12

在 NHANES 2015—2016 年中，非西班牙裔黑人（Non-Hispanic black）、非西班牙裔亚裔（Non-Hispanic Asian）和西班牙裔群体（Hispanic）均被过度抽样。因此，每个群体在未加权访谈样本中所占的份额要大于其在加权访谈样本中所占的份额。例如，非西班牙裔黑人占未加权样本的 21.4%，但仅占加权样本的 11.9%。因此，如果不使用权重，任何与种族和西班牙裔血统有关的调查项目的未加权估计值都会有偏差，这些估计值不能代表美国的实际人口。使用权重计算，每个种族和西班牙裔血统的加权百分比将与 ACS 的美国人口分布比例非常接近。

如果用未加权样本推断总体人口健康情况，会存在偏倚。例如，通过比较 NHANES 2015—2016 年美国成年人（18 岁及 18 岁以上的）的高血压患病率的未加权和适当加权（以 MEC 检查权重 wtmec2yr 加权）估算值，说明了在分析中使用样本权重的重要性。在此分析中，高血压定义为收缩压大于或等于 140 mmHg，或者舒张压大于或等于 90 mmHg，或当前正在服用药物以降低高血压。如图 9-13 所示，未加权的估计值可能与适当加权的估计值有很大差异。在成年人中，正确加权的高血压患病率估计为 32.1%，而未加权的高血压患病率估计为 35.9%，高出 3.8 个百分点。

Comparison of weighted and unweighted estimates for the prevalence of hypertension among adults aged 18 and over: United States, 2015-2016

Subpopulation of interest	Weighted (crude) estimate* (%)	Unweighted estimate (%)
Adults aged 18 and over	32.1	35.9
Hispanic adults aged 18 and over	23.1	33.4

* Weighted with MEC exam weight (`wtmec2yr`)

图 9-13

为什么未加权的估计值比加权的估计值高？部分原因在于，未加权的估计值代表了非西班牙裔黑人成年人（这一人群的高血压患病率较高），因为非西班牙裔黑人在 NHANES 2015—2016 中被过度抽样。之前提到，非西班牙裔黑人占未加权样本的 21.4%，但仅占加权样本的 11.9%。

在西班牙裔成年人（18 岁及 18 岁以上）中，正确加权的高血压患病率估计为 23.1%，而未加权的患高血压病率估计为 33.4%，高出 10.3 个百分点。为什么未加权的估计值比加权的估计值高？部分原因是高血压的患病率随着年龄的增长而增加，而未加权估计值可能代表了比例较高的 60 岁及 60 岁以上的西班牙裔成年人，这与他们实际在西班牙裔成年人口中所占的比例不符。

这些例子说明了在分析中使用样本权重来考虑复杂调查设计（包括过采样）的重要性。必须使用样本权重才能计算出代表美国人口或任何感兴趣亚群的估计值。

9.3.3　NHANES 权重如何选择

在下载 NHANES 数据时，除了需要下载参与者的信息外，还需要下载抽样调查相关信息（weight、strata、psu）。之所用要下载这部分数据，是为了在正确分析数据之前，先告诉统计软件 NHANES 的抽样设计是复杂多阶段抽样。

在 R 语言中，利用 survery 包中的 svydesign()方法可以设置抽样方法：

```
nhanesDesign <- svydesign(id      = ~psu,
                  strata  = ~strata,
                  weights = ~persWeight,#NHANES 数据分析中 weight 需要提前计算
                  nest    = TRUE,
                  data    = nhanesAnalysis)
```

对于复杂抽样的数据，只有正确设置好抽样方案后，才能进行后续的分析。在 svydesign()方法中，id 参数应传入数据中的 psu 变量，表示初级抽样单位，strata 参数应传入 strata 变量，表示分层指标。这两个变量下载后无须额外处理，直接传入即可。

在 Svydesign()方法中，weights 参数需要传入正确的权重。需要注意的是，在 NHANES 数据中，不同的变量可能会对应不同的权重。例如，BMI 对应的权重是 wtmec2yr，而 age 对应的权重是 wtint2yr。也就是说，一份数据中可能存在多个不同的权重。那么，该如何选择正确的权重呢？这就涉及 NHANES 数据分析前的权重选择和计算问题。在分析过程中，如果只涉及入户访谈，应选择入户访

谈权重 wtint2yr；如果还使用移动检查车 MEC 上的检查数据，如血压、BMI 等，则入户访谈的权重不再合适，应使用由 MEC 检查权重 wtmec2yr 来抹平这个阶段样本的权重差异。同理，一些变量可能是调查子样本的一部分，需要采用相应子样本的权重。例如，如果研究变量包括空腹甘油三酯（接受检测的人大约是接受 MEC 检查的样本的一半），应选择空腹子样本的权重 wtsaf2yr。

NHANES 权重类型的详细信息如图 9-14 所示，此处只针对 2001 年以后的数据。

变量类型	权重类型
in-home interview收集的变量	wtint2yr
MEC检查变量	wtmec2yr
子样本变量（如：空腹甘油三酯）	相应子样本权重（空腹子样本权重：wtsaf2yr）
24-hour dietary recall（day1）变量	wtdrd1
24-hour dietary recall（day2）变量	wtdrd2

图 9-14

对于权重选择，只有研究中所有变量都是以 in-home interview 方式收集时，权重才用 wtint2yr。如果研究中还包括其他方式收集的变量，比如部分变量是以 MEC 方式收集的，则应采用权重 wtmec2yr。也就是说，只要变量是以 in-home interview 和 MEC 检查两种方式收集的，权重就用 wtmec2yr；如果还有子样本变量（没有 24-hour dietary recall 变量），权重就选择子样本权重。

总之，如果研究中变量同时包括 wtint2yr，wtmec2yr 以及子样本权重这 3 种权重，则应选择相应的子样本权重。因为所有参与者都接受了采访（in-home interview）（人群 1），其中一部分人接受了 MEC 检查（人群 2），在接受 MEC 检查的人中，只有空腹 8 小时以上的人才检查了空腹甘油三酯（人群 3：子样本人群），即人群 3（子样本人群）<人群 2<人群 1。根据权重选择的核心原则，最终应选择子样本变量对应的权重。

这里比较特殊的是，一些变量来自 24 小时饮食回忆（24-hour dietary recall）。虽然 24 小时饮食回忆不属于子样本变量，但完成这部分调查的参与者其权重比较特殊，因为他们一周中工作日和周末的饮食摄入量可能会存在差异，该权重可用于调整这些差异。只要研究中有变量是以 24-hour dietary recall 方式收集的（不管是否包括 wtint2yr、wtmec2yr 或者子样本权重），最终权重都应为 wtdrd1（第一天）/wtdrd2（2 天）。

对于结合周期计算权重（合并多个周期时需合并权重，只适用于 1999 年及以后的数据），先根据以上原则选择相应权重类型，然后根据合并的周期重新计算。以 wtint2yr 权重为例，总原则是：对于任何不包括 1999—2000 年和 2001—2002 年及以后的周期合并，权重都等于 1/周期数×（相应权重）。

（1）如果只合并了 1999—2000 年和 2001—2002 年 4 年（2 个周期）的数据，则最终权重为 wtint4yr（全部周期中，只有合并了 1999—2002 年 4 年的数据才有 wtint4yr 这个权重类型，其他所有的都是 wtint2yr）。

（2）如果合并了 1999—2004 年 6 年（3 个周期）的数据，则需分成 1999—2002 年（作为整体算 2 个周期）和 2003—2004 年（1 个周期）两部分考虑：1999—2002 年（2 个周期）的权重为 2/3

×wtint4yr；2003—2004 年（1 个周期）的权重为 1/3×wtint2yr。

（3）如果合并了 2001—2002 年和 2003—2004 年 4 年（2 个周期）的数据，则最终权重为 1/2×wtint2yr。

（4）如果合并了 2001—2006 年 6 年（3 个周期）的数据，因为没有包括 1999—2000 年的数据，所以最终权重为 1/3×wtint2yr。

举个例子，NHANES 数据库合并了 2003—2018 年共计 8 个两年周期，因为涉及 MEC 检查，所有变量以 in-home interview 和 MEC 检查两种方式收集，所以应采用 wtmec2y 权重。根据计算公式，最终权重为 1/8×wtmec2y。

至此，基本可以满足大部分研究的权重选择和计算要求。计算完成后，将最终的权重数据传递给 svydesign()方法中的 weights 参数，即可完成抽样方式的设置，随后便可进行后续分析。

9.3.4 NHANES 权重实战

首先，下载 NHANES 数据，并提取抽样调查相关信息变量（weight、strata、psu）。然后，利用 survery 包中的 svydesign()方法设置多阶段抽样方法。R 代码如下：

```
#************            NHANES           *************
#************       权重重要性演示代码     *************
####准备好环境 ####

#下载用于读取 xpt 文件的 R 包 haven 并载入
#install.packages("haven")  #下载一次后无须再次下载
library(haven)

#下载用于数据处理的包 dplyr、plyr
#install.packages('plyr')   #下载一次后无须再次下载
library(plyr)
#install.packages('dplyr') #
library(dplyr) #

#下载用于数据快速预览的包 arsenal，使用 tableby 函数
#install.packages('arsenal')    #下载一次后无须再次下载
library(arsenal) #

#用于加权情况下的分析
library(survey)

setwd("c:/nhanes/")      #需要转换为自己的数据读取路径

####提取数据 ####
###提取人口统计数据模块
demo.i <- read_xpt("demo_i.xpt")      #参见上述设置的默认路径

###提取变量，这里提取 SEQN、种族和权重等
weight.data.2015 <- demo.i[,c('SEQN', 'RIDRETH3', "WTINT2YR", "SDMVPSU",
"SDMVSTRA")]
```

```
#1  Mexican American
#2  Other Hispanic
#3  Non-Hispanic White
#4  Non-Hispanic Black
#6  Non-Hispanic Asian
#7  Other Race - Including Multi-Racial
#3+7: Non-Hispanic White and others
#1+2: Hispanic:
#拉丁裔，又译为"拉美裔、西班牙语裔、西语裔"，
#美国拉丁裔全称西班牙裔和拉丁裔美国人（英语：Hispanic and Latino Americans），以墨西哥
裔美国人为主的族群
#使用 recode_factor 函数可以替换数值或因子变量的特定值
weight.data.2015$new.reth <- recode_factor(weight.data.2015$RIDRETH3,
                              `1` = "Hispanic",
                              `2` = "Hispanic",
                              `3` = "Non-Hispanic White and others",
                              `4` = "Non-Hispanic Black",
                              `6` = "Non-Hispanic Asian",
                              `7` = "Non-Hispanic White and others")
#复现不加权重的种族比例
print(summary(tableby(~new.reth, data = weight.data.2015)))

ddply(weight.data.2015, .(new.reth), summarise,
      `Sum(WTINT2YR)` = sum(WTINT2YR),
      `Avg(WTINT2YR)` = mean(WTINT2YR),
      n = length(SEQN),
      ratio = round(n/(dim(weight.data.2015)[1]), 2)
)


####复现带权重的分析 ####

NHANES_design <- svydesign(
  data = weight.data.2015,
  ids = ~SDMVPSU,
  strata = ~SDMVSTRA,
  nest = TRUE,
  weights = ~WTINT2YR
)

svytable(~new.reth, design = NHANES_design) %>%
  as.data.frame() %>%
  mutate(prop = Freq / sum(Freq) * 100) %>%
  arrange(desc(prop))
```

运行代码后，不加权的种族比例复现结果如图 9-15 所示。在 NHANES 2015—2016 年的数据中，Non-Hispanic black、Non-Hispanic Asian 和 Hispanic 群体均被过度抽样。加权后的种族比例分析结果如图 9-16 所示。对比发现，每个组在未加权访谈样本中所占的份额要大于其在加权访谈样本中所占的份额。例如，Non-Hispanic black 占未加权样本的 21%，但仅占加权样本的 11.94%；Non-Hispanic

Asian 占未加权样本的 10%，但仅占加权样本的 5.59%。因此，如果不使用权重，则任何调查项目的未加权估计值都会存在偏差。在建立抽样调查函数 svydesign 中，参数 ids 表示集群，这里填入抽样单元 SDMVPSU（PSU）；参数 strata 表示分层，这里填入 SDMVSTRA；参数 weights 表示权重，如 wtint2yr 或 wtmec2yr（如果有 MEC 检查），这里填入 WTMEC2YR；data 参数中填入数据即可。

```
|                                      | Overall (N=9971) |
|:-------------------------------------|:----------------:|
|**new.reth**                          |                  |
|   Hispanic            |   3229 (32.4%)   |
|   Non-Hispanic White and others |   3571 (35.8%)   |
|   Non-Hispanic Black  |   2129 (21.4%)   |
|   Non-Hispanic Asian  |   1042 (10.5%)   |

>
> ddply(weight.data.2015, .(new.reth), summarise,
+       `Sum(WTINT2YR)` = sum(WTINT2YR),
+       `Avg(WTINT2YR)` = mean(WTINT2YR),
+       n = length(SEQN),
+       ratio = round(n/(dim(weight.data.2015)[1]), 2)
+ )
                  new.reth Sum(WTINT2YR) Avg(WTINT2YR)    n ratio
1                 Hispanic      55750392      17265.53 3229  0.32
2 Non-Hispanic White and others     205239470      57473.95 3571  0.36
3       Non-Hispanic Black      37789477      17749.87 2129  0.21
4       Non-Hispanic Asian      17701706      16988.20 1042  0.10
```

图 9-15

```
> #### 3.复现带权重的分析 ####
>
> NHANES_design <- svydesign(
+   data = weight.data.2015,
+   ids = ~SDMVPSU,
+   strata = ~SDMVSTRA,
+   nest = TRUE,
+   weights = ~WTINT2YR
+ )
>
>
> svytable(~new.reth, design = NHANES_design) %>%
+   as.data.frame() %>%
+   mutate(prop = Freq / sum(Freq) * 100) %>%
+   arrange(desc(prop))
                      new.reth      Freq       prop
1 Non-Hispanic White and others 205239470 64.850478
2                    Hispanic  55750392 17.615713
3          Non-Hispanic Black  37789477 11.940518
4          Non-Hispanic Asian  17701706  5.593291
```

图 9-16

9.4 NHANES 数据分析实战

本节实战复现的课题是"调查美国成人非酒精性脂肪性肝病 NAFLD 患者血清维生素 C 与肝纤维化之间的关联"，方法是对 2017 年至 2018 年全国健康和营养检查调查（NHANES）周期的数据进行了横断面分析。

研究"成人非酒精性脂肪性肝病患者血清维生素 C 水平与肝纤维化的关系"的变量信息如表 9-1 所示。

表9-1　成人非酒精性脂肪性肝病患者血清维生素C水平与肝纤维化的关系变量

论文中的变量（一个变量1行，可以合并单元格）		对应 NHANES 中的变量信息		
变量名（非专有名词的话，写中文）	Variable in paper（写 Paper 中的原文）	变量对应 Component	NHANES 中变量名-中文含义	NHANES 中变量名（在 xpt 的原始文件中的名称）
年龄	Age (years)	DEMO	年龄	RIDAGEYR
性别	Gender	DEMO	性别	RIAGENDR
种族	Race/ethnicity	DEMO	种族	RIDRETH3
教育水平	Education level	DEMO	获得过的最高学位	DMDEDUC2
娱乐体育活动	Recreational physical activity	PAQ	是否每周做至少 10 分钟的剧烈娱乐性体育活动	PAQ650
		PAQ	是否每周做至少 10 分钟的中等程度娱乐性体育活动	PAQ665
体重指数	BMI group	BMX	BMI	BMXBMI
吸烟情况	Smoking status	SMQ	是否吸烟至少 100 支	SMQ020
		SMQ	现在是否吸烟	SMQ040
		SMQ	多久前开始戒烟	SMQ050Q
糖尿病	Diabetes	GHB	糖化血红蛋白 A1C（%）	LBXGH
		GLU	空腹血糖（mg/dl）	LBXGLU
		DIQ	是否有医生告知您患有糖尿病	DIQ010
		DIQ	现在是否使用胰岛素	DIQ050
血清维生素 C 水平	Serum vitamin C	VIC	血液维生素 C 的含量	LBDVICSI
丙氨酸转氨酶	ALT	BIOPRO	丙氨酸转氨酶含量	LBXSATSI
高密度脂蛋白	HDL-cholesterol	HDL	高密度脂蛋白	LBDHDDSI
弹性成像检查状态	Elastograph status	LUX	弹性成像检查状态	LUAXSTAT
中位硬度	median stifiness	LUX	中位硬度	LUXSMED
中位可控衰减参数	median CAP	LUX	中位可控衰减参数	LUXCAPM
饮酒情况	Alcohol consumption	DR1TOT	第一个 24h 回忆访谈中的酒精摄入量	DR1TALCO
		DR2TOT	第二个 24h 回忆访谈中的酒精摄入量	DR2TALCO
乙型肝炎表面抗原	HBsAg test	HEPBD	乙型肝炎表面抗原	LBDHBG
丙肝抗体	HCV_antibody	HEPC	丙肝抗体	LBDHCI
丙肝 RNA	HCV RNA	HEPC	丙肝 RNA	LBXHCR
自身免疫性肝炎	Autoimmune hepatitis	MCQ	自身免疫性肝炎	MCQ510e
肝癌	Liver cancer	MCQ	1st 癌症类别	MCQ230a
		MCQ	2nd 癌症类别	MCQ230b
		MCQ	3rd 癌症类别	MCQ230c

研究的流程设计，如图 9-17 所示。

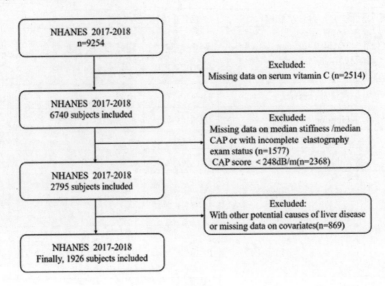

图 9-17

需要下载 NHANES2017-2018 的数据文件，安装读取 xpt 文件的 R 包 haven、数据处理包 dplyr 以及 plyr 包，下载一次后无需再次下载；还需要下载用于数据快速预览的包 arsenal，使用于加权情况下的分析包 syrvey。关于糖尿病的诊断， HbA1c 是糖化血红蛋白，反映人体近 2~3 个月平均血糖水平。美国糖尿病协会指定，正常人指标超过 6.5% 时，可以诊断糖尿病。空腹血糖 126 mg/dl（7.0 mmol/l）达以上值者可以确诊糖尿病。问卷调查中包括是否有医生告知你患有糖尿病、现在是否使用胰岛素。

参与者被问及他们一生中是否吸过 100 支烟？以及他们目前是否吸烟，以确定当前和既往吸烟者。如果参与者目前不吸烟，但过去曾吸烟 100 支，则被定义为既往吸烟者。我们还在两次 24 小时回顾中收集了参与者的每日饮酒量。过量饮酒的定义为男性平均每日 20 克，女性平均每日 10 克。如果一个人完成了两次 24 小时回忆，我们使用两次 24 小时回忆的平均酒精摄入量。否则，我们使用第一次 24 小时回忆的数据。

权重选择 WTMEC2YR,权重的计算方式,需要按 Cycle 进行平均,但这个例子仅有 1 个 Cycle,无需特别做处理。

完整的 R 示例代码如下:

```
#＊＊＊＊＊＊＊＊＊＊＊＊＊        NHANES        ＊＊＊＊＊＊＊＊＊＊＊＊＊

#### 准备好环境 ####
# 成人非酒精性脂肪性肝病患者血清维生素 C 水平与肝纤维化的关系

#下载读取 xpt 文件的 R 包 "haven" 并载入
#install.packages("haven") # 下载一次后无需再次下载
library(haven)
#下载用于数据处理包 dplyr, plyr
#install.packages('plyr') # 下载一次后无需再次下载
library(plyr)
```

```
#install.packages('dplyr') # 下载一次后无需再次下载
library(dplyr)
#下载用于数据快速预览的包 arsenal，使用 tableby 函数
# install.packages('arsenal') # 下载一次后无需再次下载
library(arsenal)
#用于加权情况下的分析
library(survey)

setwd("c:/nhanes/demo1/") #需要转换为自己的数据读取路径
list.files()
```

运行结果如图 9-18 所示，图中列出已事先下载好所需的 NHANES 数据文件

```
> setwd("c:/nhanes/demo1/") #需要转换为自己的数据读取路径
> #列出下属的 NHANES 数据文件
> list.files()
 [1] "alq_j.xpt"     "biopro_j.xpt"  "bmx_j.xpt"     "bpq_j.xpt"     "DEMO_J.XPT"
 [6] "diq_j.xpt"     "dr1tot_j.xpt"  "dr2tot_j.xpt"  "ghb_j.xpt"     "glu_j.xpt"
[11] "hdl_j.xpt"     "hepa_j.xpt"    "hepb_s_j.xpt"  "hepbd_j.xpt"   "hepc_j.xpt"
[16] "hepe_j.xpt"    "lux_j.xpt"     "mcq_j.xpt"     "paq_j.xpt"     "smq_j.xpt"
[21] "vic_j.xpt"
```

图 9-18

```
#### 1. 定位数据模块和变量，获取源数据 ####
##### 1.1 DEMO-人口学数据提取 #####
### 提取 Component 文件
demo.j <- read_xpt("demo_j.xpt")#参见上述设置默认路径

### 提取研究所需要的变量
# 年龄-RIDAGEYR; 性别-RIAGENDR; 种族-RIDRETH3; 教育程度-DMDEDUC2;
demo.data <- demo.j[,c('SEQN', 'RIDAGEYR', 'RIAGENDR', 'RIDRETH3', 'DMDEDUC2')]
#View(demo.data)#查看数据


##### 1.2 PAQ-运动数据提取 ##########
### 1.提取 Component 文件
paq.j <- read_xpt("paq_j.xpt")
### 2.提取研究所需要的变量
paq.data.file <- dplyr::bind_rows(list(paq.j))
paq.data <- paq.data.file[,c('SEQN', 'PAQ650','PAQ665')]
#View(paq.data)


##### 1.3 BMI 数据提取 ##########
### 1.提取 Component 文件
bmx.j <- read_xpt("bmx_j.xpt") #注意是 Examination 的类别

### 2.提取研究所需要的变量 BMI-BMXBMI; 腰围-BMXWAIST
bmx.data.file <- dplyr::bind_rows(list(bmx.j))
bmx.data <- bmx.data.file[,c('SEQN', 'BMXBMI')]

##### 1.4 SMQ-吸烟数据提取 ######
### 提取 Component 文件
```

```
smq.j <- read_xpt("smq_j.xpt")

### 提取研究所需要的变量
# 是否吸烟至少 100 支-SMQ020；现在是否吸烟-SMQ040；多久前开始戒烟-SMQ050Q；
# 多久前开始戒烟的时间单位（天、周、月、年）-SMQ050U；
#smq.data.file <- dplyr::bind_rows(list(smq.g, smq.h))
smq.data <- smq.j[,c('SEQN',"SMQ020", 'SMQ040', 'SMQ050Q')]


##### 1.5 糖尿病诊断 #####
# Participants with diabetes were identified as having any of the following:
# (a) hemoglobin A1C concentration >= 6.5% ***or*** a fasting plasma glucose
level >= 126 mg/dL [21];
# (b) for those who responded 'yes' to the question: 'Doctor told you have
diabetes?'

##### 糖化血红蛋白 A1C（%） #####
ghb.j <- read_xpt("ghb_j.xpt")
ghb.data <- ghb.j[,c('SEQN','LBXGH')]

##### 空腹血糖（mg/dl）#####
glu.j <- read_xpt("glu_j.xpt")
glu.data <- glu.j[,c('SEQN','LBXGLU')]

##### 是否有医生告知您患有糖尿病、现在是否使用胰岛素 #####
diq.j <- read_xpt("diq_j.xpt")
diq.data <- diq.j[,c('SEQN','DIQ010','DIQ050')]

diabetes <- plyr::join_all(list(ghb.data, glu.data, diq.data))
dim(diabetes) # 6401    5
# (a) hemoglobin A1C concentration >= 6.5% **or** a fasting plasma glucose level >=
126 mg/dL [21];
diabetes.a.index <- ifelse(diabetes$LBXGH >= 6.5 | diabetes$LBXGLU >= 126, 1,
NA)
diabetes.b.index <- ifelse(diabetes$DIQ010 == 1 | diabetes$DIQ050 == 1, 1, NA)

table(diabetes.a.index) # 865
table(diabetes.b.index) # 850

diabetes.index <- ifelse(diabetes.a.index == 1| diabetes.b.index == 1, 1, 0)
diabetes.index.test <- ifelse(diabetes.a.index == 1 & diabetes.b.index == 1,
1, 0)
table(diabetes.index.test) # 603
table(diabetes.index) # 1112

diabetes$diabetes.index <- diabetes.index


##### 丙氨酸转氨酶 ##########
alt.j <- read_xpt("biopro_j.xpt")
```

```
alt.data <- alt.j[,c('SEQN',"LBXSATSI")]


##### 血清维生素 C 的含量 #####
vic.j <- read_xpt("vic_j.xpt")
vic.data <- vic.j[,c('SEQN',"LBXVIC","LBDVICSI")]


##### 高密度脂蛋白 #####
hdl.j <- read_xpt("hdl_j.xpt")
hdl.data <- hdl.j[,c('SEQN',"LBDHDDSI")]


##### 弹性成像检查  #####
# 弹性成像检查状态-LUAXSTAT
# 可控衰减参数中位数-LUXCAPM
# 中位硬度-LUXSMED
lux.j <- read_xpt("lux_j.xpt")
lux.data <- lux.j[,c('SEQN',"LUXCAPM","LUXSMED","LUAXSTAT")]


##### 饮酒数据提取 #####
dr1tot.j <- read_xpt('dr1tot_j.xpt')
dr1tot.data <- dr1tot.j[,c('SEQN',"DR1TALCO")]


dr2tot.j <- read_xpt('dr2tot_j.xpt')
dr2tot.j$DR2TALCO
dr2tot.data <- dr2tot.j[,c('SEQN',"DR2TALCO")]


alco.data <- merge(dr1tot.data, dr2tot.data)
dim(alco.data)


##### 其他原因导致的肝脏疾病-viral hepatitis infection #####
# 乙型肝炎表面抗原
viral.hepbd.j <- read_xpt('hepbd_j.xpt')
viral.hepbd.data <- viral.hepbd.j[,c('SEQN',"LBDHBG")]


# 丙肝抗体\丙肝 RNA
viral.hepc.j <- read_xpt('hepc_j.xpt')
viral.hepc.data <- viral.hepc.j[,c('SEQN',"LBXHCR", "LBDHCI")]


# 肝癌、自身免疫性肝炎
mcq.j <- read_xpt('mcq_j.xpt')
liver.disease.data <- mcq.j[,c('SEQN',"MCQ510E", "MCQ230A", "MCQ230B",
"MCQ230C")]



#### 2 提取分析相关变量（权重等，暂时为复现 paper 结果而提取）  ####
##### 2.1 权重变量 #####
# 找到权重变量
# DEMO->MEC-Dietary, GLU(空腹血糖)

# GLU: https://wwwn.cdc.gov/Nchs/Nhanes/2017-2018/GLU_J.htm
```

```
# WTSAF2YR

# 权重的计算方式，需要按 Cycle 进行平均，这个仅有 1 个 Cycle，无需做处理
weight.data <- demo.j[,c('SEQN', 'WTMEC2YR')]

##### 2.2 复杂抽样的其他变量-DEMO #####
survey.design.data <- demo.j[,c('SEQN', 'SDMVPSU', 'SDMVSTRA')]


#### 3.合并上述所有数据（把列拼接起来）-Output ####

##### 3.1 合并步骤 1 & 2 中提取的数据 #####
output <- plyr::join_all(list(demo.data, paq.data, bmx.data, smq.data,
                         ghb.data, glu.data, diq.data, diabetes,
                         alt.data, vic.data, hdl.data, lux.data, alco.data,
                         viral.hepbd.data,
viral.hepc.data,liver.disease.data,
                         weight.data, survey.design.data),
   by='SEQN', type='left')
dim(output)
```

运行结果如图 9-19 所示，到了这一步就得到这篇文章所用到的全部原始数据。

```
> output <- plyr::join_all(list(demo.data, paq.data, bmx.data, smq.data,
+                          ghb.data, glu.data, diq.data, diabetes,
+                          alt.data, vic.data, hdl.data, lux.data, alco.data,
+                          viral.hepbd.data, viral.hepc.data,liver.disease.data,
+                          weight.data, survey.design.data), by='SEQN', type='left')
>
> dim(output)
[1] 9254   39
```

图 9-19

接下来，根据文章的筛选策略进行筛选，比如排除缺少血清维生素 C 数据的人，排除 LUX 数据缺失以及不是 NAFLD 的人员，排除其他原因导致的肝脏疾病 和重要协变量的缺失的人员。

```
##### 缺少血清维生素 C 数据(n = 2514) #####

vc.exclude.index <- which(is.na(output$LBDVICSI))
length(vc.exclude.index) # [1] 2514

data.vc.exist <- output[-vc.exclude.index, ]
dim(data.vc.exist) # [1] 6740   26

##### 排除 LUX 数据缺失以及不是 NAFLD 的人员 #####
# 弹性成像检查状态-LUAXSTAT
# 可控衰减参数中位数-LUXCAPM
# 中位硬度-LUXSMED
table(output$LUAXSTAT)
# complete ineligible  not done   partial
# 5494        258        156        493
```

```
cap.exclude.index <- which(data.vc.exist$LUAXSTAT != 1 ## 弹性成像检查状态
-LUAXSTAT
                          | is.na(data.vc.exist$LUXCAPM)  #可控衰减参数中位数
-LUXCAPM
                          | is.na(data.vc.exist$LUXSMED)  # 中位硬度-LUXSMED
                          | data.vc.exist$LUXCAPM <248) # 可控衰减参数中位数-LUXCAPM
    length(cap.exclude.index) # 3945

    data.vc.exist.cap.exist <- data.vc.exist[-cap.exclude.index,]
    dim(data.vc.exist.cap.exist) #[1] 2795


    ##### 排除其他原因导致的肝脏疾病 & 重要协变量的缺失 #####
    # 肝癌 MCQ230A-C
    liver.cancer.index <- which(data.vc.exist.cap.exist$MCQ230A ==
22|data.vc.exist.cap.exist$MCQ230B == 22|
                          data.vc.exist.cap.exist$MCQ230C == 22)

    # 自身免疫性肝炎-Autoimmune hepatitis-MCQ510E
    autoimm.hepa.index <- which(data.vc.exist.cap.exist$MCQ510E == 5)

    # 丙肝抗体\丙肝 RNA-LBDHCI, LBXHCR
    hepc.index <- which(data.vc.exist.cap.exist$LBDHCI ==
1|data.vc.exist.cap.exist$LBXHCR == 1)

    # 乙型肝炎表面抗原-LBDHBG
    hepbd.index <- which(data.vc.exist.cap.exist$LBDHBG == 1)

    # 过度饮酒
    # 先计算 2 天的平均值，其中第二天为 NA 的，平均值也是 NA
    total.alco <- apply(data.vc.exist.cap.exist[,c('DR1TALCO', 'DR2TALCO')], 1,
mean)
    data.vc.exist.cap.exist$total.alco <- total.alco
    #View(data.vc.exist.cap.exist[,c('DR1TALCO', 'DR2TALCO', 'total.alco')])

    # 把第二天为 NA 的值计算出来，用第一天的值作为平均值
    day.2.na.index <- which(is.na(data.vc.exist.cap.exist$DR2TALCO))
    # 看下替换前的结果
    # View(data.vc.exist.cap.exist[day.2.na.index,c('DR1TALCO', 'DR2TALCO',
'total.alco')])


    data.vc.exist.cap.exist$total.alco[day.2.na.index] <-
data.vc.exist.cap.exist$DR1TALCO[day.2.na.index]
    # 看下替换后的结果
    # View(data.vc.exist.cap.exist[day.2.na.index,c('DR1TALCO', 'DR2TALCO',
'total.alco')])

    # 过度饮酒的定义：Excessive alcohol consumption
    excessive.alco.male <- ifelse(data.vc.exist.cap.exist$RIAGENDR == 1
                          & data.vc.exist.cap.exist$total.alco > 20, 1, 0)
```

```
excessive.alco.female <- ifelse(data.vc.exist.cap.exist$RIAGENDR == 2
                          & data.vc.exist.cap.exist$total.alco > 10, 1, 0)
table(excessive.alco.female)

excessive.alco.index <- which(excessive.alco.male == 1 | excessive.alco.female
== 1, 1, 0)

# 汇总上述指标
other.cause.index <- c(autoimm.hepa.index,
                       hepc.index, hepbd.index,
                       liver.cancer.index,
                       excessive.alco.index)

data.vc.exist.cap.exist.non.other.cause <-
data.vc.exist.cap.exist[-other.cause.index,]
dim(data.vc.exist.cap.exist.non.other.cause) #2374

# covariate 上的缺失数据
paper.data <- subset.data.frame(data.vc.exist.cap.exist.non.other.cause,
                        (!is.na(LBDVICSI)) & # 维C，0，之前删除过缺失
                        (!is.na(LBXSATSI)) & # 丙氨酸转氨酶，28
                        (!is.na(LBDHDDSI)) & # 高密度脂蛋白，15
                        (!is.na(LUXCAPM)) & # 可控衰减参数中位数-LUXCAPM，0，
之前排除过
                        (!is.na(LBXGH)) & # 糖化血红蛋白A1C(%)，2
                        (!is.na(total.alco)) & # 24 小时回忆的饮酒量
                        (!is.na(RIDAGEYR)) & # 年龄
                        (!is.na(RIAGENDR)) & # 性别
                        (!is.na(RIDRETH3)) & #种族
                        (!is.na(DMDEDUC2))  # 教育程度
                       )
dim(paper.data)
```

运行结果如图 9-20 所示，排除了血清维生素 C 数据缺失和肝脏超声 TE 检查数据不完整的参与者，以及参与者有任何其他慢性肝病的迹象和重要变量数据缺失的（如缺失饮酒、高密度脂蛋白的数据等）数据。这些数据排除在分析之外，从而得到最终符合纳入标准的参与者共 1926 名。

```
> paper.data <- subset.data.frame(data.vc.exist.cap.exist.non.other.cause,
+                         (!is.na(LBDVICSI)) & # 维C，0，之前删除过缺失
+                         (!is.na(LBXSATSI)) & # 丙氨酸转氨酶，28
+                         (!is.na(LBDHDDSI)) & # 高密度脂蛋白，15
+                         (!is.na(LUXCAPM)) & # 可控衰减参数中位数-LUXCAPM，0，之前排除过
+                         (!is.na(LBXGH)) & # 糖化血红蛋白A1C(%)，2
+                         (!is.na(total.alco)) & # 24小时回忆的饮酒量
+                         (!is.na(RIDAGEYR)) & # 年龄
+                         (!is.na(RIAGENDR)) & # 性别
+                         (!is.na(RIDRETH3)) & #种族
+                         (!is.na(DMDEDUC2))  # 教育程度
+                        )
> dim(paper.data)
[1] 1926   40
```

图 9-20

通常来说一篇 SCI 文章的第一个表都会给出样本的基线情况，我们可以使用 compareGroups 包

来实现基线表的绘制。接下来我们将展示未加权条件下基于 compareGroups 包基线表的绘制，R 代码如下：

```
##### 复现 Table1-1 ###############################################
##生成基线表包含的几个变量
paper.data1 <- paper.data %>%
    mutate(Gender = factor(RIAGENDR, levels = c(1,2), labels =
c("male","female")),
          Race = factor(RIDRETH3, levels = c(3,4,1,2,6,7),
          labels = c("white","black","hispanic","hispanic","asian","other")),
          education = factor(DMDEDUC2, levels = c(1,2,3,4,5),
          labels = c("under 9th","9-11th","high school","college",
          "college graduate or above"), NA),
          BMI = factor(ifelse(BMXBMI < 25, "<25",
                          ifelse(BMXBMI>=25 & BMXBMI < 30, "25-30",
                            ifelse(BMXBMI>=30, "Obese", NA)))),
          diabetes = ifelse(LBXGLU >=7|LBXGH >=6.5|DIQ010 ==1,1,0),
          fibrosis = cut(LUXSMED,breaks=c(-Inf,8.2,Inf),labels=c("no", "yes")),
          smoke = ifelse(SMQ040>=2,1,0)
      )
#更换变量名
paper.data1<-plyr::rename(paper.data1,c(RIDAGEYR="Age",LBXVIC="VitC",
LBXSATSI="ALT",LBDHDDSI="HDL",LUXCAPM="CAP"))
#筛选变量

paper.data2<-paper.data1 %>%
dplyr::select(Age,Gender,Race,education,BMI,smoke,
                                VitC,ALT,HDL,CAP,fibrosis,
                                WTMEC2YR,SDMVPSU,SDMVSTRA)
    paper.data2$smoke=factor(paper.data2$smoke,levels = c(0,1),labels =
c("no","yes"))


library(compareGroups)
#不加权 基线表
res <- compareGroups(fibrosis ~ ., data = paper.data2)
createTable(res)
restab<-createTable(res, digits = 2,show.all = TRUE)
restab
```

运行结果如图 9-21 所示。

```
--------Summary descriptives table by 'fibrosis'---------
```

	[ALL] N=1926	no N=1673	yes N=253	p.overall
Age	54.06 (16.02)	53.75 (16.20)	56.12 (14.63)	0.018
Gender:				0.064
male	988 (51.30%)	844 (50.45%)	144 (56.92%)	
female	938 (48.70%)	829 (49.55%)	109 (43.08%)	
Race:				0.066
white	673 (34.94%)	578 (34.55%)	95 (37.55%)	
black	362 (18.80%)	318 (19.01%)	44 (17.39%)	
hispanic	531 (27.57%)	454 (27.14%)	77 (30.43%)	
asian	263 (13.66%)	242 (14.47%)	21 (8.30%)	
other	97 (5.04%)	81 (4.84%)	16 (6.32%)	
education:				0.015
under 9th	195 (10.15%)	165 (9.89%)	30 (11.86%)	
9-11th	205 (10.67%)	183 (10.96%)	22 (8.70%)	
high school	461 (23.99%)	389 (23.31%)	72 (28.46%)	
college	622 (32.36%)	532 (31.88%)	90 (35.57%)	
college graduate or above	439 (22.84%)	400 (23.97%)	39 (15.42%)	
BMI:				<0.001
<25	206 (10.75%)	197 (11.84%)	9 (3.56%)	
25-30	597 (31.14%)	563 (33.83%)	34 (13.44%)	
obese	1114 (58.11%)	904 (54.33%)	210 (83.00%)	
smoke:				0.084
no	205 (25.47%)	183 (26.64%)	22 (18.64%)	
yes	600 (74.53%)	504 (73.36%)	96 (81.36%)	
vitC	0.85 (0.47)	0.87 (0.47)	0.74 (0.49)	<0.001
ALT	24.13 (15.92)	23.10 (14.09)	30.91 (23.79)	<0.001
HDL	1.25 (0.34)	1.27 (0.34)	1.16 (0.33)	<0.001
CAP	307.16 (40.58)	302.89 (38.44)	335.43 (43.06)	<0.001

图 9-21

当然，对于 NHANES 数据库来说，加权运算是必不可少的一部分，因此，以下代码展示加权运算的基线表绘制：

```
# 加权运算基线表绘制

allVars <-c("Age", "Gender", "Race", "education", "BMI", "smoke", "VitC",
          "ALT", "HDL", "CAP", "fibrosis", "WTMEC2YR", "SDMVPSU", "SDMVSTRA")

fvars <- c("fibrosis","Gender","Race", "education","BMI","smoke")

nhanes.design <- svydesign(data=paper.data2[which(paper.data2$WTMEC2YR > 0),],
               id=~SDMVPSU, strata=~SDMVSTRA,
               weights=~WTMEC2YR,
               nest=TRUE)


library(tableone)
svytab2 <- svyCreateTableOne(var=allVars,
                   strata="fibrosis",data = nhanes.design,
                   factorVars = fvars)

svytab2
```

代码运行结果如图 9-22 所示，该基线表显示了有无脂肪变性基础特征的加权计算比较。对于连续型变量，比如 Age 以均值（标准差）表示，通过 t 检验计算组间差异并用 p 值表示，此处 p 值为0.741 大于 0.05，说明有无脂肪变性组间的年龄差异无统计学差异。对于分类型变量（二分类），比如 Gender 以加权后统计量（占比）表示，通过卡方检验计算组间差异并用 p 值表示，此处 p 值为

0.401 大于 0.05，说明有无脂肪变性组间的性别差异无统计学差异。而对于 BMI，此次 p 值小于 0.001，说明有无脂肪变性组间的 BMI 差异有统计学意义，肝脏脂肪变性组别出现肥胖 obese 的患者明显多于对照组（89.5% vs 59.3%）。

```
                          Stratified by fibrosis
                          no                    yes                   p        test
n                         72636260.29           10381600.34
Age (mean (SD))                 52.02 (16.07)         52.56 (15.25)   0.741
Gender = female (%)       34180758.6 (47.1)     4375877.2 ( 42.2)     0.401
Race (%)                                                              0.502
    white                 45376568.1 (62.5)     6542521.4 ( 63.0)
    black                  6393916.0 ( 8.8)      868228.8 (  8.4)
    hispanic              12895360.0 (17.8)     2065493.3 ( 19.9)
    asian                  4418032.3 ( 6.1)      340569.4 (  3.3)
    other                  3552383.9 ( 4.9)      564787.5 (  5.4)
education (%)                                                         0.003
    under 9th              3188470.4 ( 4.4)      606066.8 (  5.8)
    9-11th                 5028629.2 ( 6.9)      660719.4 (  6.4)
    high school           19792401.2 (27.3)     4533955.1 ( 43.7)
    college               22966605.5 (31.6)     3170485.2 ( 30.5)
    college graduate or above 21616528.8 (29.8) 1410373.9 ( 13.6)
BMI (%)                                                               <0.001
    <25                    7280738.3 (10.1)      187832.1 (  1.8)
    25-30                 22137544.2 (30.6)      900375.5 (  8.7)
    Obese                 42900841.2 (59.3)     9293392.7 ( 89.5)
smoke = yes (%)          22853554.9 (75.5)     4019543.6 ( 84.1)      0.132
vitC (mean (SD))                0.89 (0.49)           0.69 (0.48)     <0.001
ALT (mean (SD))                23.99 (14.99)         32.60 (21.23)    0.002
HDL (mean (SD))                 1.26 (0.33)           1.14 (0.31)     0.002
CAP (mean (SD))               304.32 (39.18)        343.48 (41.29)    <0.001
fibrosis = yes (%)              0.0 ( 0.0)       10381600.3 (100.0)   <0.001
WTMEC2YR (mean (SD))       101991.88 (86090.03)  95254.51 (81916.65)  0.448
SDMVPSU (mean (SD))             1.51 (0.50)           1.63 (0.48)     0.034
SDMVSTRA (mean (SD))          140.92 (4.08)        140.57 (4.00)      0.324
```

图 9-22

9.5　NHANES 数据库发文选题介绍

NHANES 数据库的发展已从主要服务于临床背景的研究人员，扩展到包括生物信息学领域的研究人员。这种扩展使得 NHANES 的临床结论可以通过多维度的生物信息学验证，从相关性分析到机制研究，实现了研究的闭环。强烈建议读者基于临床意义来选题，比如关于疾病的发生、发展、治疗、预后和复发等问题，都是具有临床意义的研究方向。例如，研究某个危险因素对疾病发生的预测作用，某种保护因素对疾病发生的减少作用，或某因素对疾病预后的改善作用等，都是值得进行研究的课题。

对于那些不在临床工作，但又希望利用 NHANES 数据库进行研究并发论文的读者，从文献中寻找选题思路是一种非常有效的方法。首先，宽泛地搜索一下近两年来 NHANES 的高分论文，记录其研究领域；然后选择感兴趣的领域，深入搜索该领域中的所有的 NHANES 论文；最后通读完这些论文，总结出一个自己的选题。

下面分享一下常见的选题思路：

（1）评估某种疾病的风险因素：揭示该疾病的病因和危险因素，例如，探究肥胖和糖尿病是否会增加患脂肪肝疾病的风险。

（2）调查人群生活方式及饮食习惯：了解人群的日常行为，并结合健康结果数据，找出某些行为与健康状态之间的联系，例如探究吸烟和饮酒是否影响血压和血脂。

（3）评估有害物质暴露：评估人们暴露于有害物质（如辐射、环境污染）中时，人体受到的影响，例如探究铅暴露是否会增加罹患心血管疾病的风险。

建议读者结合危险因素（如重金属暴露、疾病风险、药物滥用等）以及保护因素（如饮食营养、身体活动、睡眠等）进行研究。例如，研究什么样的饮食摄入能够减轻重金属暴露对健康的影响，这是非常有临床意义的选题。

第 10 章

GEO 数据库挖掘实战

GEO（Gene Expression Omnibus，高通量基因表达）数据库是美国国立生物技术信息中心（National Center for Biotechnology Information，NCBI）维护的基因表达综合库，也是全球最大的基因芯片数据库之一。作为生物信息学数据挖掘常用的公共数据库之一，GEO 储存了海量的基因芯片和二代测序数据。它就像一座宝藏，等待我们去挖掘。

10.1 GEO 数据库介绍

本节先来认识一下 GEO 数据库。

10.1.1 GEO 数据库概况

GEO 数据库是由美国国立生物技术信息中心于 2000 年创建并维护至今的高通量基因表达数据库，其网址是 https://www.ncbi.nlm.nih.gov/geo/，如图 10-1 所示。GEO 作为一个国际公共存储库，收录并整理了全球研究工作者上传的基因表达芯片数据、二代测序数据以及其他形式的高通量基因组数据，并提供免费下载。

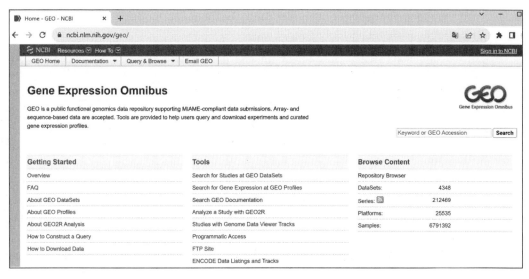

图 10-1

10.1.2　GEO 数据库组织结构

GEO 数据库中的海量数据自然不能杂乱无章地堆积，必须有一个严密的数据组织结构。GEO 数据库的数据可以分为有 5 种类型：Platforms（平台）、Samples（样本）、Series（系列）、DataSets（数据集）以及 Profiles（基因表达谱）。这些数据依据不同的等级，从大到小，组成了如下所示的层次结构：

（1）Platforms：高通量实验检测所用工具（例如某公司的哪款产品），编号以"GPL"开头，例如 GPL570。

（2）Series：构成某个实验的相关样本，组成一个有生物意义的数据集，包括样本信息和方案设计等信息，可以看作一套完整的实验方案。实际上，一个 Series 基本对应一篇完整的论文，Series 在科研工作中是最常用的数据层级。编号以"GSE"开头，例如 GSE5764。

（3）Datasets & Profiles：一些高质量的 GSE 数据集会被 GEO 官方工作者整理为 Datasets 和 Profiles。Datasets 是分析好的 Series，编号以"GDS"开头。Profiles 以基因为单位存储数据，是 Datasets 中各分组的表达谱，分配流水号，例如 33759453。但是，并不是所有上传的数据都会被整理，许多 GSE 数据集因为没有进一步拆分的必要而未被整理。

（4）Sample：实验中的样本。每个样本都会分配一个号码，编号以"GSM"开头，例如 GSM134584。

在 GEO 首页，我们可以根据这些数据组织结构来查找所需的数据。

GEO 数据库主要以芯片数据为主，例如 RNA、甲基化和 SNP 芯片数据等，也包括很多高通量测序数据，如图 10-2 所示。如果"Experiment type"标明是"Expression profiling by array"，就说明这是芯片数据。

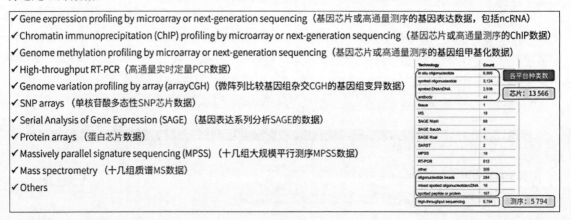

图 10-2

10.2　GEO 数据库检索

我们可以直接在 GEO 数据检索界面中键入关键词来进行检索。以"精神分裂症"（Schizophrenia）为例，在搜索框中输入该关键词，结果如图 10-3 所示。第一行显示的是 GEO DataSets 数据，第二行显示的是 GEO Profiles 数据。

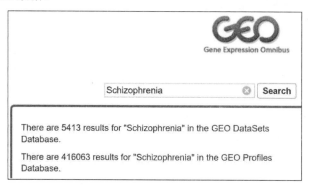

图 10-3

这是两种 GEO 数据的存储形式：GEO DataSets 以数据集为单位，存储同一个实验中所有样本的数据；GEO Profiles 以基因为单位，存储基因在数据集中的表达谱。

此处我们需要一次实验中的所有数据，因此单击"5413"直接进入 GEO 数据检索界面，如图 10-4 所示。

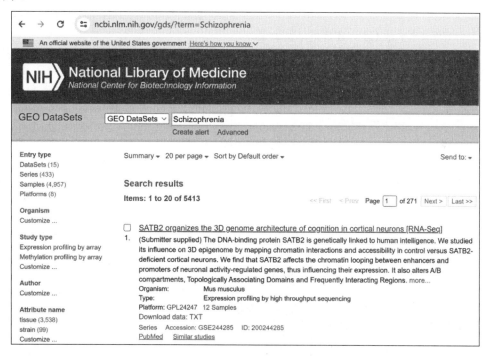

图 10-4

根据关键词搜索，可能会检索到大量数据集，我们可以进一步筛选所需的数据集。建立有效的筛选机制可以帮助我们缩小搜寻范围。

数据集的筛选如图 10-5 所示。选择数据集类型为"Series"；如果需要芯片数据，则将数据类型限定为"Expression profiling by array"；对于组织来源，选择"Homo sapiens"。

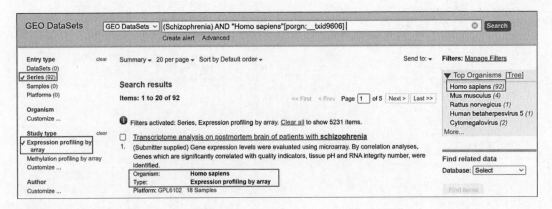

图 10-5

数据集筛选的原则是除了题名符合所研究的主题外，样本量不宜过小。

数据集包含的信息如图 10-6 所示。

（1）研究设计：可判断该数据集中的样本是否适合本研究使用，包括分组信息、临床特征、样本量等。

（2）PMID 编号：在使用 GEO 数据时，需要注明引用该数据文献的 PMID 编号。

（3）Platforms 平台文件：数据检测平台，包含探针及基因名的注释文件（需下载）。

（4）Sample：实验中的样本分组信息，每个样本都会分配一个编号，编号以"GSM"开头。

（5）GEO2R：GEO 自带的分析工具。

（6）Series Matrix Files：矩阵文件，含有患者临床信息和基因表达谱（需下载，用于分析）。

（7）原始数据存储在附录，如 GSE27382_RAW.tar。

在下载搜索到的数据时，通常选择 Series Matrix Files。这些文件经过矩阵处理，可以直接用于分析。

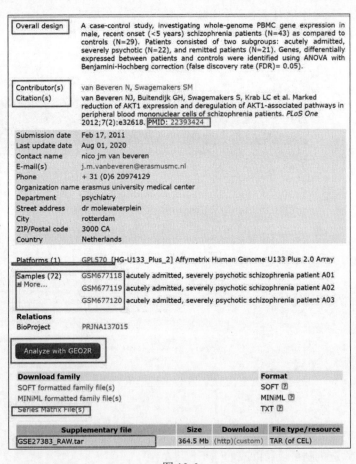

图 10-6

10.3　芯片基础知识

基因芯片，也称为 DNA 芯片、生物芯片或微阵列，是一种能够获得大量基因表达图谱的高通量技术。这项技术通过在芯片表面固定高密度的、预先设计好的寡聚核苷酸或 cDNA 序列点阵，使用标记的荧光探针进行核酸杂交。随后，通过激光共聚焦扫描显微镜或 CCD 荧光拍照等方式检测杂交信号，从而获得核苷酸匹配的序列信息。

通俗地说，这项技术通过微加工技术，将数以万计乃至百万计的特定序列 DNA 片段（基因探针）有规律地排列固定于 $2cm^2$ 的硅片、玻片等支持物上，构成一个二维 DNA 探针阵列。这种结构与计算机的电子芯片非常相似，因此被称为基因芯片。

基因芯片的测序原理基于杂交测序方法，即通过与一组已知序列的核酸探针杂交来进行核酸序列测定。如图 10-7 所示，在一块基片表面固定了已知序列的八核苷酸探针。当溶液中带有荧光标记的核酸序列 TATGCAATCTAG 与基因芯片上对应位置的核酸探针产生互补匹配时，通过确定荧光强度最强的探针位置，可以获得一组序列完全互补的探针序列，据此可重组出靶核酸的序列。

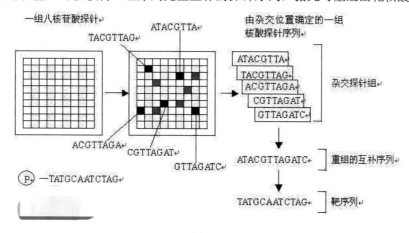

图 10-7

通常，被检测的核酸称为靶序列（target），用于探测靶 DNA 的互补序列被称为探针（probe）。在基因芯片中，多个探针分子被固定在芯片上，样本中的核酸靶标经过标记后与芯片上的探针进行杂交。这种方法的优点在于能够同时研究成千上万的靶标，甚至可以将全基因组作为靶序列。

基因芯片分析的目的是通过生物信息学方法从这些芯片数据中识别出可能对生物效应起作用的关键基因，从而寻找特定模式，并对每个基因给予注释，以挖掘出隐含的生物学过程，并揭示其在生物学功能层面上的意义。

10.4　GEO 数据库分析实战

GEO 数据库挖掘的分析思路：首先找到 GSE 编号，安装生物信息分析所需的 R 包，下载数据并获取表达矩阵。接着，获取分组信息，检查数据的质量，转换探针 ID，进行差异分析，并展示可视化图表。本节将按照这个思路进行实战演示。

10.4.1 找 GSE 编号

本实战以 GSE39582 数据集为例，介绍 GEO 数据挖掘分析。通过阅读文献找到相应的 GSE 数据集，然后直接输入网址进行快速检索——https://www.ncbi.nlm.nih.gov/geo/query/acc.cgi?acc=GSE39582。"acc="后面的部分是 GSE 编号，修改编号可以快速进入对应的 GSE 数据集结果页面。

GSE39582 的页面如图 10-8 所示。在 GSE 数据集结果页面中，可以初步看一下该结果的发布时间、标题（Title）、物种（Organism）等信息。同时，"Experiment type"中"Expression profiling by array"表示该结果是通过芯片获得的表达谱；"Overall design"中简单介绍了整个研究的设计方案和分组信息。结直肠癌数据集 GSE39582 包括 585 个样本，其中 19 个是正常样本。

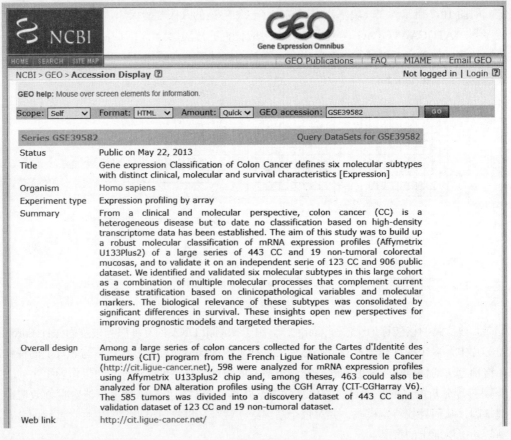

图 10-8

该芯片数据集平台是 GPL570，表达矩阵文件是 GSE39582_series_matrix.txt.gz，大小有 164MB，原始数据 RAW Data 文件相对较大，GSE39582_RAW.tar 文件的大小为 4.4GB，如图 10-9 所示。

Platforms (1)	GPL570 [HG-U133_Plus_2] Affymetrix Human Genome U133 Plus 2.0 Array
Samples (585)	GSM971957 CIT001
⏫ More...	GSM971958 CIT002
	GSM971959 CIT003

This SubSeries is part of SuperSeries:

GSE40967　Gene expression Classification of Colon Cancer defines six molecular subtypes with distinct clinical, molecular and survival characteristics

Relations

BioProject　　　PRJNA171160

Download family	Format
SOFT formatted family file(s)	SOFT ⑦
MINiML formatted family file(s)	MINiML ⑦
Series Matrix File(s)	TXT ⑦

Supplementary file	Size	Download	File type/resource
GSE39582_RAW.tar	4.4 Gb	(http)(custom)	TAR (of CEL)

Processed data included within Sample table

图 10-9

10.4.2　安装生物信息分析所需的 R 包

安装生物信息分析所需的 R 包的代码如下：

```
cran_packages <- c('tidyr',
                   'tibble',
                   'dplyr',
                   'stringr',
                   'ggplot2',
                   'ggpubr',
                   'factoextra',
                   'FactoMineR',
                   'devtools',
                   'cowplot',
                   'patchwork',
                   'basetheme',
                   'paletteer',
                   'ggthemes',
                   'VennDiagram'
                   ) #cran 里面的 R 包
Biocductor_packages <- c('GEOquery',
                    'hgu133plus2.db',
                    'ggnewscale',
                    "limma",
                    "impute",
                    "GSEABase",
                    "GSVA",
                    "clusterProfiler",
                    "org.Hs.eg.db",
                    "preprocessCore",
                    "enrichplot") #Biocductor 里面的 R 包
for (pkg in cran_packages){        #quietly = T 的意思是不要返回 warning
```

```
    if (! require(pkg,character.only=T,quietly = T) ) {
      install.packages(pkg,ask = F,update = F)
      require(pkg,character.only=T)    #遇到安装失败，require()只会返回warning
    }
  }
for (pkg in Biocductor_packages){
  if (! require(pkg,character.only=T,quietly = T) ) {
    BiocManager::install(pkg,ask = F,update = F)
    require(pkg,character.only=T)
  }
}
```

代码运行过程中出现的所有提示和报错暂时忽略，直接运行如下代码：

```
for (pkg in c(Biocductor_packages,cran_packages)){
  require(pkg,character.only=T)
}
```

结果如图 10-10 所示，如果没有任何提示，则表示安装成功。

```
  45    #前面的所有提示和报错都先不要管。主要看这里
  46 ▾ for (pkg in c(Biocductor_packages,cran_packages)){
  47      require(pkg,character.only=T)
  48 ▴ }
  49
 45:1    下载安装R包 ￬

Console   Terminal ×   Background Jobs ×
R R 4.3.1 · C:/Users/songlihuan/Desktop/
The following object is masked from 'package:ggpubr':

    color_palette

warning messages:
1: package 'AnnotationDbi' was built under R version 4.3.2
2: package 'S4vectors' was built under R version 4.3.2
3: package 'ggnewscale' was built under R version 4.3.3
4: package 'XML' was built under R version 4.3.2
5: package 'GSVA' was built under R version 4.3.3
6: package 'clusterProfiler' was built under R version 4.3.3
> #前面的所有提示和报错都先不要管。主要看这里
> for (pkg in c(Biocductor_packages,cran_packages)){
+     require(pkg,character.only=T)
+ }
> |
```

图 10-10

如果出现"warning xx 包不存在"的提示，使用加载 R 包的 library()函数检查一下。如果执行 library()函数时报错，就单独安装缺失的包。

10.4.3 下载表达矩阵

这里需要用到 GEOquery 包。首先，确认是否已安装 BiocManager 包，如果没有安装，请下载 BiocManager 包，并通过 BiocManager 包下载和安装 GEOquery 包。安装 GEOquery 包的 R 代码是 "BiocManager::install('GEOquery')"。

使用 GEOquery 包的 getGEO()函数来下载 GEO 数据集的表达矩阵。通过 GSE 编号下载后，得到的是一个 ExpressionSet 对象，这个对象被封装在 1 个列表中。因为 GSE 中可能包含多个 GPL 平台的数据，不同平台的数据都会存放在这个列表中，列表中的每个对象都是 1 个平台的 ExpressionSet 对象。R 代码如下：

```
library(GEOquery)
gseid = "GSE39582"
gset <- getGEO(gseid, destdir=".",
            AnnotGPL = F,        ##注释文件
            getGPL = F)          ##平台文件
```

代码的运行结果如图 10-11 所示，加载 GEOquery 包，利用 getGEO 函数下载数据集的表达信息，并将它赋值给 gset。此方法不下载注释信息和平台信息，这样下载速度会很快，而且注释文件的格式大多不如 Bioconductor 包好用。

```
> gseid="GSE39582"
> gset <- getGEO(gseid,
+                destdir = '.',
+                getGPL = F,
+                AnnotGPL=F)
Found 1 file(s)
GSE39582_series_matrix.txt.gz
|-------------------------------------------------|
|=================================================|
|-------------------------------------------------|
|=================================================|
>
```

图 10-11

我们可以直接使用 "class(gset)" 来查看下载结果 gset 的变量类型。如图 10-12 所示，可以看到变量 gset 是一个列表。因为一个 GEO 芯片项目可能对应多个芯片平台，每个平台的数据结果会对应列表中的一个元素。既然是列表，自然可以用 "gset[[1]]" 提取其中的第一个元素。可以看到，该元素包含了 585 个样本、54675 个特征、相关的临床信息、PMID 号，以及注释平台信息。

```
> class(gset)
[1] "list"
> gset[[1]]
ExpressionSet (storageMode: lockedEnvironment)
assayData: 54675 features, 585 samples
  element names: exprs
protocolData: none
phenoData
  sampleNames: GSM971957 GSM971958 ... GSM1681371 (585 total)
  varLabels: title geo_accession ... tumor.location:ch1 (112
    total)
  varMetadata: labelDescription
featureData: none
experimentData: use 'experimentData(object)'
  pubMedIds: 23700391
Annotation: GPL570
```

图 10-12

getGEO 函数下载的数据最终以 ExpressionSet 的形式存在。ExpressionSet 对象其实很简单，它是表达矩阵和样本分组信息的封装。Bioconductor 最初设计是为了分析基因芯片数据，而 ExpressionSet 正是 Bioconductor 为基因表达数据格式所制定的标准。

ExpressionSet 由以下 3 部分组成：

（1）assayData：芯片实验的表达数据，行是探针名，列是样本名。可以使用函数 exprs()获取。

（2）metaData：用于描述实验平台相关的数据，包括 phenoData、featureData、protocolData 以及 Annotation 等。phenoData 是样本描述信息，行是样本名，列是实验分组、处理方式、取样部位；featureData 是基因注释特征信息，行是探针名，列是探针对应的基因；Annotation 是用于存放芯片类型的字符串，比如 GPL570。

（3）experimentData：描述实验的其他信息，如 pubMed 索引号等。

10.4.4 获取分组信息

可以通过 pData()函数提取表达数据中的临床信息，R 代码如下：

```
pd <- pData(gset[[1]])
table(pd$source_name_ch1)
```

代码的运行结果如图 10-13 所示。可以看到，source_name_ch1 字段含有分组信息，其中非肿瘤 non tumoral 的样本有 19 例。

```
> pd <- pData(gset[[1]])
> table(pd$source_name_ch1)

                    Frozen tissue of non tumoral colorectal mucosa
                                                                19
 Frozen tissue of primary colorectal Adenocarcinoma (discovery)
                                                               443
Frozen tissue of primary colorectal Adenocarcinoma (validation)
                                                               123
```

图 10-13

因此，根据临床信息，我们可以将样本分为肿瘤组（tumor）和正常组（normal）。获取分组信息的代码和查看两个分组中各有多少样本（需要把 group_list 转换成因子 factor）的 R 代码如下：

```
library(stringr)
Group <- ifelse(str_detect(pd$source_name_ch1, "Adenocarcinoma"),
          "tumor",
             "normal")
Group = factor(Group,
             levels = c("normal","tumor"))
#查看两个分组中各有多少样本
table(Group)
```

代码的运行结果如图 10-14 所示。正常组有 19 例样本，肿瘤组有 566 例样本。

```
> Group <- ifelse(str_detect(pd$source_name_ch1, "Adenocarcinoma"),
+               "tumor",
+                  "normal")
> Group = factor(Group,
+                  levels = c("normal","tumor"))
>
> table(Group)
Group
normal  tumor
    19    566
```

图 10-14

10.4.5　获取表达矩阵并检查数据

整理完临床分组信息后，我们需要提取对应的表达数据。除了下载 Series Matrix 表达矩阵文件后使用 read.table()函数进行读取外，也可以直接从下载 GEOquery 得到的变量 gset 中提取表达数据。这里采用 exprs()函数，该函数提取基因表达矩阵。标准的表达矩阵中，行是基因，列是样本，只不过基因的 ID 是探针名。

```
#从 gset 中提取表达矩阵 exp
exp <- exprs(gset[[1]])
dim(exp)
exp[1:4,1:4]
```

代码的运行结果如图 10-15 所示。因为这个 GEO 数据集只有一个 GPL 平台，所以下载得到的是一个只含有一个元素的列表。使用列表取子集的方法提取列表里的第一个元素 gset[[1]]，然后使用 exprs()函数从 gset[[1]]中提取表达信息。通过 dim(exp)命令查看 exp 矩阵的维度，并使用 exp[1:4,1:4] 查看 exp 矩阵的 1~4 行和 1~4 列，可以发现这个表达矩阵已经进行了对数处理，表达量一般是 0~10。如果原始芯片表达的信号值在几千到一万之间，则需要进行对数处理。

```
> # 从 gset 中提取表达矩阵 exp
> exp <- exprs(gset[[1]])
> dim(exp)
[1] 54675    585
> exp[1:4,1:4]
           GSM971957 GSM971958 GSM971959 GSM971960
1007_s_at   9.561278  9.195198  9.934422 10.266136
1053_at     7.490955  7.549949  8.417405  8.165186
117_at      5.483608  5.154432  4.982266  4.478060
121_at      7.376411  7.375940  7.230739  7.548688
```

图 10-15

同时，我们可以使用 boxplot() 函数简单查看整体样本的表达情况。通过 boxplot(exp,outline=FALSE, notch=T, col=group_list,las=2)命令绘制箱线图，以观察各样本之间是否存在批次效应，如图 10-16 所示。

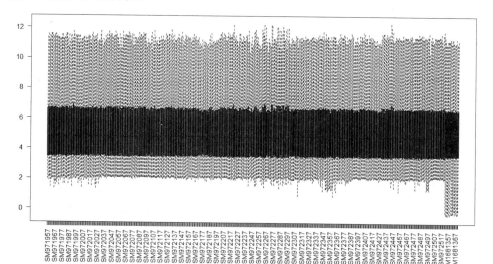

图 10-16

如果箱线图中的样板不在一条线上，说明存在批次效应，因为每次技术重复时都会引入误差。芯片的原始数据由仪器读取，不同的读取时间或扫描仪光线的强弱都可能导致同一类型的样本出现误差。在正式分析前，我们需要对这些误差进行人工校正。这里用 limma 包内置函数 normalizeBetweenArrays()进行校正，R 代码如下：

```
library(limma)
exp=normalizeBetweenArrays(exp)
```

再次运行 boxplot(exp,outline=FALSE, notch=T,col=group_list, las=2)命令，绘制箱线图，结果如图 10-17 所示。可以看到，经过校正后，整个表达水平基本趋于一致。

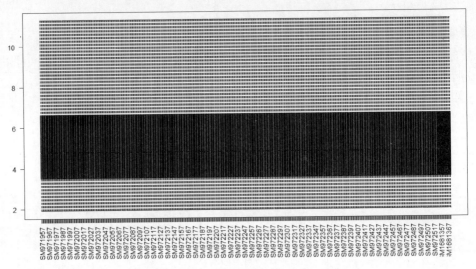

图 10-17

此外，还可以使用 range(exp)查看表达矩阵 exp 的取值范围，如图 10-18 所示。一般而言，范围在 20 以内的表达值基本已经通过对数转换。

```
> range(exp)
[1]   1.906629 14.218226
```

图 10-18

10.4.6 转换探针 ID

整理好表达矩阵后，发现一个问题：这个表达矩阵的行名是探针而不是基因名称（诸如 TP53、BRCA1 这样的）。因此，我们需要对它进行注释，也就是将探针的 ID 转换成基因名称。随着芯片平台的普及，它的基因注释信息也被整理成了不同的 R 包。通常情况下，我们会使用 R 包进行注释。不同的平台对应着不同的 R 包。

如图 10-19 所示，通过提取列表 gset[[1]]中的注释信息，可以看到该芯片使用的是 GPL570 平台。

```
> gset[[1]]@annotation
[1] "GPL570"
```

图 10-19

在 R 的 Bioconductor 中，有多个包可以帮助我们获取芯片探针与基因的对应关系信息。对于常见的物种，如人类、小鼠、大鼠等，在 Bioconductor 中都有相应的注释包，这些包可以方便地提供芯片平台的注释信息。例如：

	gpl	organism	bioc_package
1	GPL32	Mus musculus	mgu74a
2	GPL33	Mus musculus	mgu74b
3	GPL34	Mus musculus	mgu74c
6	GPL74	Homo sapiens	hcg110
7	GPL75	Mus musculus	mu11ksuba
8	GPL76	Mus musculus	mu11ksubb
9	GPL77	Mus musculus	mu19ksuba
10	GPL78	Mus musculus	mu19ksubb
11	GPL79	Mus musculus	mu19ksubc
12	GPL80	Homo sapiens	hu6800
13	GPL81	Mus musculus	mgu74av2
14	GPL82	Mus musculus	mgu74bv2
15	GPL83	Mus musculus	mgu74cv2
16	GPL85	Rattus norvegicus	rgu34a
17	GPL86	Rattus norvegicus	rgu34b
18	GPL87	Rattus norvegicus	rgu34c
19	GPL88	Rattus norvegicus	rnu34
20	GPL89	Rattus norvegicus	rtu34
22	GPL91	Homo sapiens	hgu95av2
23	GPL92	Homo sapiens	hgu95b
24	GPL93	Homo sapiens	hgu95c
25	GPL94	Homo sapiens	hgu95d
26	GPL95	Homo sapiens	hgu95e
27	GPL96	Homo sapiens	hgu133a
28	GPL97	Homo sapiens	hgu133b
29	GPL98	Homo sapiens	hu35ksuba
30	GPL99	Homo sapiens	hu35ksubb
31	GPL100	Homo sapiens	hu35ksubc
32	GPL101	Homo sapiens	hu35ksubd
36	GPL201	Homo sapiens	hgfocus
37	GPL339	Mus musculus	moe430a
38	GPL340	Mus musculus	mouse4302
39	GPL341	Rattus norvegicus	rae230a
40	GPL342	Rattus norvegicus	rae230b
41	GPL570	Homo sapiens	hgu133plus2
42	GPL571	Homo sapiens	hgu133a2
43	GPL886	Homo sapiens	hgug4111a
44	GPL887	Homo sapiens	hgug4110b
45	GPL1261	Mus musculus	mouse430a2
49	GPL1352	Homo sapiens	u133x3p
50	GPL1355	Rattus norvegicus	rat2302
51	GPL1708	Homo sapiens	hgug4112a
54	GPL2891	Homo sapiens	h20kcod

55	GPL2898	Rattus norvegicus	adme16cod
60	GPL3921	Homo sapiens	hthgu133a
63	GPL4191	Homo sapiens	h10kcod
64	GPL5689	Homo sapiens	hgug4100a
65	GPL6097	Homo sapiens	illuminaHumanv1
66	GPL6102	Homo sapiens	illuminaHumanv2
67	GPL6244	Homo sapiens	hugene10sttranscriptcluster
68	GPL6947	Homo sapiens	illuminaHumanv3
69	GPL8300	Homo sapiens	hgu95av2
70	GPL8490	Homo sapiens	IlluminaHumanMethylation27k
71	GPL10558	Homo sapiens	illuminaHumanv4
72	GPL11532	Homo sapiens	hugene11sttranscriptcluster
73	GPL13497	Homo sapiens	HsAgilentDesign026652
74	GPL13534	Homo sapiens	IlluminaHumanMethylation450k
75	GPL13667	Homo sapiens	hgu219
76	GPL15380	Homo sapiens	GGHumanMethCancerPanelv1
77	GPL15396	Homo sapiens	hthgu133b
78	GPL17897	Homo sapiens	hthgu133a

对于 GPL570，其对应的 R 包是 hgu133plus2.db。下载并安装 hgu133plus2.db 包的 R 代码如下：

```
if(!require("hgu133plus2.db"))
  BiocManager::install("hgu133plus2.db")
```

在 hgu133plus2.db 包中，包含了 Gene symbol、Entrez ID、Ensemble ID 等信息，可以根据需要进行提取。Gene symbol 可以被研究者们快速辨认；Entrez ID 常用用于富集分析，如 GO、KEGG 和 GSEA；Ensemble ID 具有唯一性，常用于转换成其他 ID。R 代码如下：

```
library(hgu133plus2.db)
ids <- toTable(hgu133plus2SYMBOL)
head(ids)
```

代码的运行结果如图 10-20 所示。提取其中的 Gene symbol 信息后，最终获得了 probe_id 和 symbol 的对应信息。

```
> library(hgu133plus2.db)
> ids=toTable(hgu133plus2SYMBOL)
> head(ids)
  probe_id symbol
1 1007_s_at   DDR1
2   1053_at   RFC2
3    117_at  HSPA6
4    121_at   PAX8
5 1255_g_at GUCA1A
6   1294_at   UBA7
```

图 10-20

由于会出现多个 ensembl_id 对应一个 Gene symbol 的情形，这会导致出现重复的 Gene symbol。重复的 Gene symbol 不能作为基因表达矩阵的行名，因此需要去除重复的 Gene symbol。相应的 R 代码如下：

```
length(unique(ids$symbol))
```

```
table(sort(table(ids$symbol))
```

代码的运行结果如图 10-21 所示。去重后，总共存在 20824 个不同的 Gene symbol，且部分基因对应多条探针，如图 10-22 所示。

```
> length(unique(ids$symbol))
[1] 20824
> table(sort(table(ids$symbol)))

   1    2    3    4    5    6    7    8    9   10   11   12   13   15
9786 5306 2879 1434  755  360  171   66   34   15    9    4    4    1
```

图 10-21

Environment	History	Connections	Tutorial

Import Dataset ▼	3.35 GiB ▼	
R ▼ Global Environment ▼		

Data

exp	20824 obs. of 585 variables
gset	Large list (4.9 MB)
ids	43101 obs. of 2 variables
pd	585 obs. of 112 variables

图 10-22

一个基因可能对应多个探针，有些基因名称也可能重复，这些情况都需要处理。处理结果如图 10-23 所示。

```
> exp<-as.data.frame(exp)
> exp<- exp %>%
+     mutate(probe_id=rownames(exp)) %>%
+     inner_join(ids,by="probe_id") %>%
+     select(probe_id,symbol,everything())
> exp <- exp[!duplicated(exp$symbol),]
> rownames(exp) <-exp$symbol
> exp <- exp[,-(1:2)]
> View(exp)
> exp[1:3,1:3]
         GSM971957 GSM971958 GSM971959
DDR1      9.489998  9.164260  9.894324
RFC2      7.470761  7.471558  8.418415
HSPA6     5.500909  5.151564  4.993150
```

图 10-23

表达矩阵到此基本整理完成，接下来可以进行分析了。

10.4.7　差异分析

在正式进行差异分析之前，可以先进行主成分分析（principal component analysis，PCA），以查看正常组和肿瘤组样本之间是否存在显著差异。R 代码如下：

```
library(FactoMineR)
library(factoextra)
dat=as.data.frame(t(exp))
dat.pca <- PCA(dat, graph = FALSE)
```

```
pca_plot <- fviz_pca_ind(dat.pca,
                     geom.ind = "point", #show points only (nbut not "text")
                     col.ind = Group, #color by groups
                     palette = c("#00AFBB", "#E7B800"),
                     addEllipses = TRUE, #Concentration ellipses
                     legend.title = "Groups")
pca_plot
```

代码的运行结果如图 10-24 所示。在该芯片中，癌组织和癌旁组织的表达水平存在一定的差异，因为两组样本在 PCA 图中能够明显区分开来。

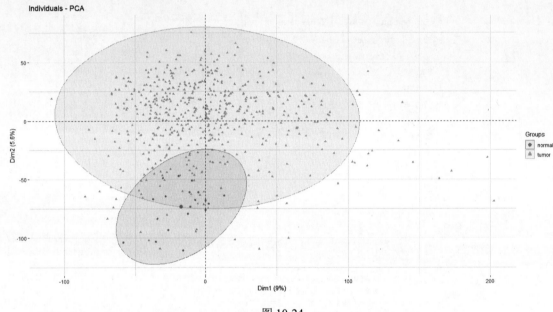

图 10-24

对于芯片数据的差异分析，我们一般使用 limma 包。差异分析的输入文件主要有两个：一个是整理好的表达矩阵，其中行名为基因名，列名为样本名；另一个是分组信息。R 代码如下：

```
library(limma)
design=model.matrix(~group_list)
fit=lmFit(exp,design)
fit=eBayes(fit)
deg=topTable(fit,coef=2,number = Inf)
colnames(deg)
```

最终，使用 topTable()函数提取所有基因的差异分析结果，如图 10-25 所示。在结果表格中包含了 6 个部分，有常见的 logFC 值、P.Value、adj.P.Val 等。

```
> library(limma)
> design=model.matrix(~group_list)
> fit=lmFit(exp,design)
> fit=eBayes(fit)
> deg=topTable(fit,coef=2,number = Inf)
> colnames(deg)
[1] "logFC"    "AveExpr"   "t"         "P.Value"  "adj.P.Val" "B"
```

图 10-25

（1）logFC：FC 是 fold change（折叠变化）的简写，它表示两个样本组间基因表达水平的比值，是表达差异倍数的变量。在差异表达分析中，一般会同时控制这两个参数来筛选显著差异表达基因。logFC 是 FC 的对数值，含义是"差异倍数"。这个差异倍数指的是某个基因在 A 组中的表达量的平均值是 B 组的几倍。差异合计数的计算其实很简单，就是常规的对数计算。通常，表达量相差 2 倍以上被认为是有意义的，且可以根据情况适当放宽至 1.2~1.5 倍，但最好不要低于 1.2 倍。在差异基因分析中，logFC 是用来表示基因表达量变化的一个重要指标。例如，设置 logFC 的阈值为 1，意味着只有当基因表达至少变化两倍时，这些基因才被认为是显著差异表达的。这个阈值不是固定的，可以根据具体的实验设计和研究目的来调整。

（2）P.Value：即 p 值，是统计学检验中的一个变量，代表差异的显著性。一般认为 $p < 0.05$ 为显著，$P < 0.01$ 为非常显著。它的含义是由于抽样误差导致样本间差异的概率小于 0.05 或 0.01。

（3）adj.P.Val：adj.P.Val 是调整后的 p 值的缩写，表示两个样本之间的差异是否显著，并考虑了多重比较的影响（一般关注的是原始的 p 值而非调整后的 p 值）。

在这里，我们需要根据设定的阈值——｜logFC｜>1.5 和 p 值<0.05，将显著差异表达的基因进行分组。R 代码如下：

```
logFC=1.5
P.Value = 0.05
k1 = (deg$P.Value < P.Value)&(deg$logFC < -logFC)
k2 = (deg$P.Value < P.Value)&(deg$logFC > logFC)
deg$change = ifelse(k1,"down",ifelse(k2,"up","stable"))
table(deg$change)
```

代码的运行结果如图 10-26 所示。结果显示：显著下调的基因有 435 个，显著上调的基因有 249 个。

```
> logFC=1.5
> P.Value = 0.05
> k1 = (deg$P.Value < P.Value)&(deg$logFC < -logFC)
> k2 = (deg$P.Value < P.Value)&(deg$logFC > logFC)
> deg$change = ifelse(k1,"down",ifelse(k2,"up","stable"))
> table(deg$change)

  down stable     up
   435  20140    249
```

图 10-26

我们提到了上调基因和下调基因，那么这两者是什么意思呢？简单解释一下：

● 上调基因：在实验组中，相对于对照组，该基因转录成 mRNA 时受到正向调控，导致表达量增加。
● 下调基因：在实验组中，相对于对照组，该基因转录成 mRNA 时受到抑制，表达量减少。

我们一般使用 $\log_2 FC$ 来表达基因表达的变化。当 expr(A) < expr(B)时，B 对 A 的 FC 大于 1，$\log_2 FC$ 就大于 0，这表示 B 相对 A 是上调的；当 expr(A)>expr(B)时，B 对 A 的 FC 小于 1，$\log_2 FC$ 小于 0，这表示 B 相对 A 是下调的。

10.4.8　分析结果可视化——火山图、热图

对于差异分析结果，火山图和热图是两种常见的展示方式。首先，我们来看一下火山图的绘制方法。这里我们使用 ggpubr 包来绘制火山图，R 代码如下：

```
library(ggpubr)
library(ggthemes)
deg$logP<- -log10(deg$P.Value)
p<- ggscatter(deg,x="logFC",y="logP",
        color="change",
        palette=c("blue","black","red"),
        size=1)+
  theme_base()+
  geom_vline(xintercept=c(-logFC,logFC),linetype="dashed") +
  geom_hline(yintercept = -log10(P.Value),linetype="dashed")
ggsave(filename = "./VolcanoPlot1.jpg",       #保存的位置和文件名（相对路径）
      plot = p,                #被保存的图片名
      device = "jpg",          #保存格式
      scale = 1.5,             #缩放比例
      dpi = 300,               #图片分辨率
      width = 16,              #图片宽度
      heigh = 12,              #图片高度
      units = "cm")            #单位：厘米
```

运行代码后，结果保存为图片文件 VolcanoPlot1.jpg，图片显示如图 10-27 所示。读者可运行代码自行查看结果。

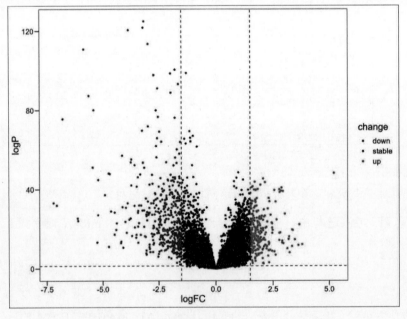

图 10-27

火山图从差异倍数（logFC）和差异显著性水平（P.Value）两个方向评估组间差异。横轴为 logFC，

对 FC 值取 log2。横坐标的绝对值越大，说明两样本间的表达量倍数差异越大。纵轴为 logP，对 P.Value 取 -log10，纵坐标值越大，点越靠近图的顶部，说明差异基因表达越显著，筛选得到的差异表达基因也越可靠。图中每一个点代表一个检测到的基因，差异倍数大于 1.5 且 p 值小于 0.05 的基因用红点表示，为上调基因；差异倍数小于 0.666667 且 p 值小于 0.05 的基因用蓝点表示，为下调基因；非显著差异的基因用黑色点表示。

接下来，我们可以在火山图上添加标签，把显著上调和显著下调基因中的前 5 名基因名标注出来，R 代码如下：

```
#添加某些基因的标签
deg$Label=""
deg<-deg[order(deg$P.Value),]
up.genes <- head(rownames(deg)[which(deg$change=="up")],5)
down.genes<- head(rownames(deg)[which(deg$change=="down")],5)
#将 up.genes 和 down.genes 合并，并加入 Label（标签）中
deg.top5.genes<-c(as.character(up.genes),as.character(down.genes))
deg$Label[match(deg.top5.genes,rownames(deg))]<- deg.top5.genes
pp<- ggscatter(deg,x="logFC",y="logP",
            color="change",
            palette=c("blue","black","red"),
            size=1,
            label=deg$Label,
            font.label = 8,
            repel=T,
            xlab="log2FoldChange",
            ylab="-log10(P-value)")+
  theme_base()+
  geom_vline(xintercept=c(-logFC,logFC),linetype="dashed") +
  geom_hline(yintercept = -log10(P.Value),linetype="dashed")
ggsave(filename = "./VolcanoPlot2.jpg", #保存的位置和文件名（相对路径）
       plot = pp,           #被保存的图片名
       device = "jpg",      #保存格式
       scale = 1.5,         #缩放比例
       dpi = 300,           #图片分辨率
       width = 16,          #图片宽度
       heigh = 12,          #图片高度
       units = "cm")        #单位：厘米
```

运行代码，保存的图片如图 10-28 所示。读者可运行代码自行查看结果。

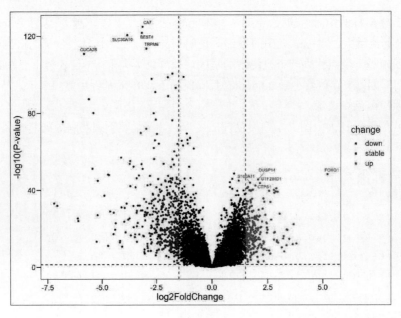

图 10-28

为了显示基因表达水平之间的差异，可以将这些差异映射到热图上，以便更容易比较和观察不同样本之间的差异。在热图中，每一行代表一个基因，颜色则表示基因表达水平的差异：红色表示表达水平较高（高表达），蓝色表示表达水平较低（低表达）。R 代码如下：

```
#热图
cg=rownames(deg)[deg$change!="stable"]
diff=exp[cg,]
#提取差异表达基因的表达情况
library(pheatmap)
annotation_col=data.frame(group=Group)
rownames(annotation_col)=colnames(diff)
heatmap_plot <- pheatmap(diff,
                  show_colnames =F,
                  scale = "row",
                  show_rownames = F,
                  annotation_col=annotation_col,
                  color=colorRampPalette(c("navy","white","red"))(50),
                  fontsize=10,
                  fontsize_row=3,
                  fontsize_col=3
)
heatmap_plot
```

代码的运行结果如图 10-29 所示。从图中可以看出，样本分为 normal 和 tumor 两组。红色表示该差异基因在分组样本中的表达值较高，蓝色表示该差异基因在分组样本中表达值较低。不同的列代表不同的样本。

图 10-29

至此，GEO 数据库芯片数据的下载、probe ID 的转换和差异分析基本完成，80% 的内容已经解决。接下来，将对这些差异基因进行常规分析。因为转录组学数据中包含的基因数量庞大，无法逐一研究其功能。在完成差异分析后，我们会得到一堆差异基因。对这些差异基因进行归类，有的基因可能被划分到了炎症通路上，有的基因可能被划分到代谢通路上，这样可以大致了解筛选出来的差异基因与哪些功能相关。

10.5　GEO 多数据集差异分析

整合不同芯片数据的差异基因时，常规的思路是先进行样本整合，然后去除批次效应，再进行差异分析。批次效应指的是在实验过程中引入的非生物学的技术或实验变异，可能源自实验的不同运行批次、实验人员、仪器或实验条件的变化等。对于同一平台的芯片数据，可以通过去除批次效应来合并，但不同平台数据集不建议直接合并。更常见的做法是在数据挖掘过程中进行合并。例如，当我们同时分析 3 套表达谱数据时，得到 3 份差异表达分析结果，我们通常会有 3 个差异表达的基因列表，常见的做法是取这 3 个基因列表的交集，这也是许多论文中出现 Venn 图的原因。

目前，更推荐使用 Robust Rank Aggregation（RRA）方法。Robust Rank Aggregation 是一种整合排名以获得综合性排名列表的算法，该方法最早于 2012 年发表在 *Bioinformatics* 杂志上。直接取 3 个基因列表的交集虽然可行，但这种方法只考虑了基因出现的次数，而未考虑基因在 3 个列表中的排序。RRA 方法通过多个排好序的基因集求交集，同时考虑它们的排序情况。总体上来说，RRA 挑选在多个数据集中都表现出差异且差异排名靠前的基因。这些基因的综合排名通常也会比较靠前。

RobustRankAggreg 包的使用非常简单。RRA 算法的核心是 aggregateRanks() 函数，该函数在对多个排好序的基因集求交集的同时，还考虑它们的排序情况。前期的准备工作包括在 GEO 中获取需要联合分析的多个数据集，如 GSE7476、GSE13507、GSE37815 和 GSE65635；然后得到每个数据集的差异表达基因结果，例如 GSE7476 的差异结果如图 10-30 所示。

Gene	logFC	AveExpr	t	P.Value	adj.P.Val	B
PCP4	-6.34103	5.29812	-12.1916	2.83E-08	3.77E-06	9.566224
CNN1	-6.14248	7.096651	-10.867	1.05E-07	1.06E-05	8.242901
SYNM	-6.00414	6.893254	-8.8827	9.87E-07	5.28E-05	5.961225
SRPX	-5.46851	6.0301	-17.9659	2.94E-10	2.45E-07	14.00662
PGM5-AS	-5.43803	5.829063	-8.8991	9.67E-07	5.22E-05	5.981755
MIR100H(	-5.32502	4.764658	-25.0665	5.23E-12	2.58E-08	17.59141
FOSB	-5.32296	6.54358	-17.521	3.97E-10	3.07E-07	13.72483
FHL1	-5.00756	6.488523	-14.0484	5.45E-09	1.51E-06	11.20244

图 10-30

接下来，可以使用RobustRankAggreg 包对这 4 个数据集的差异分析结果进行整合。RobustRankAggreg 不需要合并原始数据，只需按照流程得到每个数据集的差异表达基因，再按照logFC 从大到小的顺序排列好即可。

具体的操作流程如下：

（1）安装并导入 RobustRankAggreg 包，R 代码如下：

```
if (!requireNamespace("BiocManager", quietly = TRUE))
  install.packages("BiocManager")
BiocManager::install("RobustRankAggreg",ask = F,update = F)
library(RobustRankAggreg)
```

代码的运行结果如图 10-31 所示。

```
> if (!requireNamespace("BiocManager", quietly = TRUE))
+   install.packages("BiocManager")
> BiocManager::install("RobustRankAggreg",ask = F,update = F)
Bioconductor version 3.18 (BiocManager 1.30.22), R 4.3.0 (2023-04-21 ucrt)
Installing package(s) 'RobustRankAggreg'
trying URL 'https://mirrors.ustc.edu.cn/CRAN/bin/windows/contrib/4.3/RobustRankAggreg_1.2.1.zip'
Content type 'application/zip' length 51554 bytes (50 KB)
downloaded 50 KB

程序包'RobustRankAggreg'打开成功，MD5和检查也通过

下载的二进制程序包在
        C:\Users\Administrator\AppData\Local\Temp\RtmpsTHVLk\downloaded_packages里
> library(RobustRankAggreg)
Warning message:
程辑包'RobustRankAggreg'是用R版本4.3.1 来建造的
```

图 10-31

（2）将 4 个 GSE 数据集差异表达基因（按 logFC 值排序）合并为一个列表（正序和倒序各一个）。筛选条件为 p 值为 0.05 和 logFC=1。R 代码如下：

```
padj=0.05
logFC=1
files=c("GSE7476.txt","GSE13507.txt","GSE37815.txt","GSE65635.txt")
upList=list()
downList=list()
allFCList=list()
for(i in 1:length(files)){
```

```
    inputFile=files[i]
    rt=read.table(inputFile,header=T)
    header=unlist(strsplit(inputFile,"\\."))
    downList[[header[1]]]=as.vector(rt[,1])
    upList[[header[1]]]=rev(as.vector(rt[,1]))
    fcCol=rt[,1:2]
    colnames(fcCol)=c("Gene",header[[1]])
    allFCList[[header[1]]]=fcCol
}
```

（3）获取所有差异基因在 4 个 GSE 数据集中的 logFC 矩阵。R 代码如下：

```
mergeLe=function(x,y){
  merge(x,y,by="Gene",all=T)}
newTab=Reduce(mergeLe,allFCList)
rownames(newTab)=newTab[,1]
newTab=newTab[,2:ncol(newTab)]
newTab[is.na(newTab)]=0
head(newTab)
```

代码的运行结果如图 10-32 所示。

```
> ###所有差异基因在 4 个GSE数据集中的logFC矩阵
> mergeLe=function(x,y){
+   merge(x,y,by="Gene",all=T)}
> newTab=Reduce(mergeLe,allFCList)
> rownames(newTab)=newTab[,1]
> newTab=newTab[,2:ncol(newTab)]
> newTab[is.na(newTab)]=0
> head(newTab)
              GSE7476      GSE13507      GSE37815     GSE65635
A1BG      -0.03605104  0.008636922  0.001385995 -0.02823466
A1BG-AS1   0.15621838  0.000000000  0.000000000  0.00000000
A1CF       0.11185053  0.000000000  0.000000000 -0.03657601
A26C3      0.00000000  0.000000000  0.000000000 -0.02760746
A2BP1      0.00000000 -0.010150527 -0.083414352 -0.02083618
A2LD1      0.00000000  0.000000000  0.000000000  0.21334634
```

图 10-32

（4）筛选共同上调基因，得到共同的上调差异表达。R 代码如下：

```
upMatrix = rankMatrix(upList)
upAR = aggregateRanks(rmat=upMatrix)
colnames(upAR)=c("Name","Pvalue")
upAdj=p.adjust(upAR$Pvalue,method="bonferroni")
upXls=cbind(upAR,adjPvalue=upAdj)
upFC=newTab[as.vector(upXls[,1]),]
upXls=cbind(upXls,logFC=rowMeans(upFC))
write.table(upXls,file="up.xls",sep="\t",quote=F,row.names=F)
upSig=upXls[(upXls$adjPvalue<padj & upXls$logFC>logFC),]
write.table(upSig,file="upSig.xls",sep="\t",quote=F,row.names=F)
```

保存的共同上调差异表达结果保存在 upSig.xls 文件中，如图 10-33 所示。

（5）筛选共同下调基因，得到共同的下调差异表达。R 代码如下：

```
downMatrix = rankMatrix(downList)
downAR = aggregateRanks(rmat=downMatrix)
colnames(downAR)=c("Name","Pvalue")
downAdj=p.adjust(downAR$Pvalue,method="bonferroni")
downXls=cbind(downAR,adjPvalue=downAdj)
downFC=newTab[as.vector(downXls[,1]),]
downXls=cbind(downXls,logFC=rowMeans(downFC))
write.table(downXls,file="down.xls",sep="\t",quote=F,row.names=F)
downSig=downXls[(downXls$adjPvalue<padj & downXls$logFC< -logFC),]
write.table(downSig,file="downSig.xls",sep="\t",quote=F,row.names=F)
```

保存的共同下调差异表达结果保存在 downSig.xls 文件中，如图 10-34 所示。

	A	B	C	D
1	Name	Pvalue	adjPvalue	logFC
2	TOP2A	2.16E-12	7.31E-08	2.600462
3	CDC20	3.20E-12	1.08E-07	2.810375
4	WDR72	2.23E-11	7.56E-07	2.683525
5	FCRLB	4.81E-11	1.63E-06	2.287665
6	UBE2C	9.17E-11	3.10E-06	2.517001
7	TCN1	2.19E-10	7.41E-06	2.865169
8	PAFAH1B3	4.81E-10	1.63E-05	2.028502
9	CRH	7.95E-10	2.69E-05	1.707035
10	NUSAP1	1.40E-09	4.72E-05	2.221145
11	TYMS	1.59E-09	5.37E-05	1.527241

图 10-33

	A	B	C	D
1	Name	Pvalue	adjPvalue	logFC
2	CNN1	7.34E-15	2.48E-10	-4.8582254
3	PCP4	2.01E-14	6.78E-10	-4.8584701
4	ACTC1	4.89E-13	1.65E-08	-4.4398317
5	CFD	1.62E-12	5.49E-08	-3.6104278
6	FHL1	6.37E-12	2.16E-07	-3.7894414
7	MYH11	6.37E-12	2.16E-07	-3.9620024
8	CRYAB	1.49E-11	5.04E-07	-3.4794988
9	RGS2	1.91E-11	6.46E-07	-3.1592152
10	FLNC	2.65E-11	8.95E-07	-4.0577185
11	PTGS1	3.23E-11	1.09E-06	-3.551445

图 10-34

（6）把前 10 位的上调基因和下调基因的差异倍数用热图进行可视化。R 代码如下：

```
hminput=newTab[c(as.vector(upSig[1:10,1]),as.vector(downSig[1:10,1])),]
library(pheatmap)
p<-pheatmap(hminput,display_numbers = TRUE,fontsize_row=10,fontsize_col=12,
fontsize = 12,
        color = colorRampPalette(c("green", "white", "red"))(50),
        cluster_cols = FALSE,cluster_rows = FALSE, )
ggsave(filename = "./logFC.jpg", #保存的位置和文件名（相对路径）
    plot = p,          #被保存的图片名
    device = "jpg",    #保存格式
    scale = 1.5,       #缩放比例
    dpi = 300,         #图片分辨率
    width = 16,        #图片的宽度
    heigh = 12,        #图片的高度
    units = "cm")      #单位：厘米
```

运行代码，将可视化的热图保存为 logFC.jpg 文件，结果如图 10-35 所示。

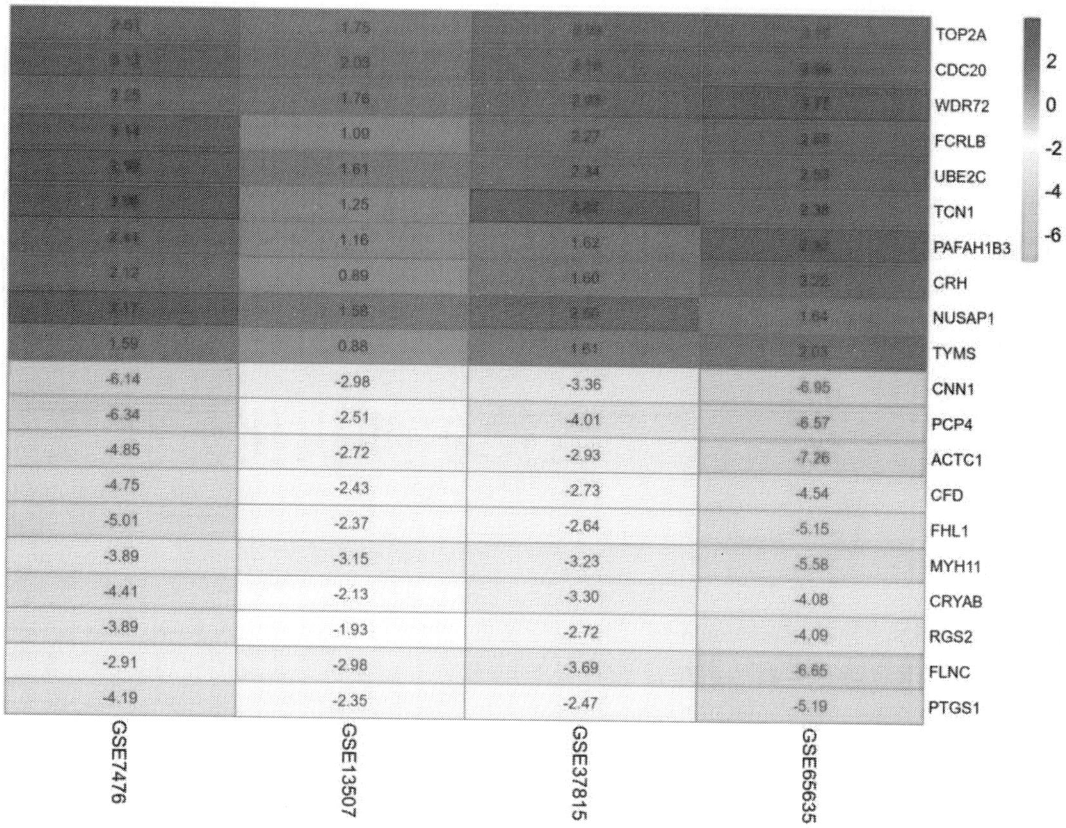

	GSE7476	GSE13507	GSE37815	GSE656635	
	2.61	1.75	2.19	3.15	TOP2A
	3.12	2.03	2.19	3.96	CDC20
	2.05	1.76	2.83	3.72	WDR72
	3.14	1.09	2.27	3.88	FCRLB
	3.98	1.61	2.34	2.53	UBE2C
	3.96	1.25	4.82	2.38	TCN1
	2.43	1.16	1.62	2.62	PAFAH1B3
	2.12	0.89	1.60	3.22	CRH
	3.17	1.58	2.56	1.64	NUSAP1
	1.59	0.88	1.61	2.03	TYMS
	-6.14	-2.98	-3.36	-6.95	CNN1
	-6.34	-2.51	-4.01	-6.57	PCP4
	-4.85	-2.72	-2.93	-7.26	ACTC1
	-4.75	-2.43	-2.73	-4.54	CFD
	-5.01	-2.37	-2.64	-5.15	FHL1
	-3.89	-3.15	-3.23	-5.58	MYH11
	-4.41	-2.13	-3.30	-4.08	CRYAB
	-3.89	-1.93	-2.72	-4.09	RGS2
	-2.91	-2.98	-3.69	-6.65	FLNC
	-4.19	-2.35	-2.47	-5.19	PTGS1

图 10-35

第11章

孟德尔随机化分析实战

孟德尔随机化（Mendelian randomization，MR）作为一种评估因果关系的工具，在流行病学研究中得到了广泛应用。其核心思想是利用与暴露因素具有强相关的遗传变异作为工具变量（instrumental variable，IV），以推断暴露因素与结局之间的因果关系。PubMed 检索显示，过去 20 年内，全球共发表 8300 多篇 MR 相关论文；2023 年达到了顶峰，发表了 2700 多篇，且发文量趋势逐年上升。由于发文相对简单，当前发文量尚未达到饱和状态，仍处于红利期。

11.1　什么是孟德尔随机化

本节主要介绍孟德尔随机化的产生和发展，以及它的研究流程。

11.1.1　基因型和表型

在 19 世纪，奥地利生物学家格雷戈尔·孟德尔（Gregor Johann Mendel）通过对豌豆花的颜色、形状等特征的观察和统计分析，发现了遗传的基本规律，这些规律后来被称为孟德尔定律。了解性状如何从一代传给下一代一直是生物学的一个重要领域，遗传学也经常被用来解释进化。掌握基本遗传学术语的正确定义对于理解遗传学在进化中的作用至关重要。两个重要的遗传学术语是基因型和表型。虽然这两个术语都与个人表现出的特征有关，但它们的含义存在差异。

基因型这个词源于希腊词"genos"，意为"出生"。虽然整个词"基因型"并不像我们所理解的那样完全意味着"出生标记"，但它确实与个体与生俱来的遗传组成有关。基因型指的是生物体的实际遗传组成或构成。

等位基因（allele）是指位于一对同源染色体相同位置上，控制同一性状不同形态的基因。在人类基因组中，每个染色体上的位点通常有两个等位基因，分别是来自父亲和母亲的遗传信息。等位基因可以用字母表示，如 A、T、C、G 等代表不同的碱基。例如，对于某个基因座位点，可能存在两种等位基因：A 和 T。一个个体可以携带 AA、AT 或 TT 3 种基因型，分别表示两个等位基因均为 A、一个等位基因为 A 另一个等位基因为 T，以及两个等位基因均为 T。这些不同的基因型会影响个体在该基因座位上的遗传特征或表现。

人的眼睑形态是一种性状，这种性状有不同的表现形式：双重睑（俗称双眼皮）、单重睑（俗称单眼皮）。其中，单重睑为隐性性状，双重睑为显性性状。这种现象称为相对性状，即同种生物中同一性状的不同表现类型。性状由基因控制，控制显性性状的基因被称为显性基因（用大写字母表示，如 A），控制隐性性状的基因被称为隐性基因（用小写字母表示，如 a）。基因在体细胞中成对存在，所以一个个体的基因型就有 AA、Aa 和 aa。A 和 a 表示一对等位基因。

例如，当生物学家孟德尔在研究豌豆植物时发现，花朵要么是紫色的（显性性状），要么是白色的（隐性性状）。紫花豌豆植物可能具有基因型 PP 或 Pp，而白花豌豆植物的基因型为 pp。

基因型编码所显示的性状称为表型。表型是生物体显示的实际物理特征。在豌豆植物中，如果基因型中存在紫色花的显性等位基因，则表型为紫色。即使基因型中含有一个紫色显性等位基因和一个白色隐性等位基因，表型仍然是紫色。在这种情况下，紫色显性等位基因会掩盖白色隐性等位基因的表现。

11.1.2 孟德尔随机化简介

孟德尔定律只适用于单基因遗传性状，无法解释复杂的多基因遗传疾病。此外，孟德尔定律也无法解释环境因素对基因表达的影响以及基因与环境的相互作用。为了解决这个问题，著名统计学家 Fisher 提出了孟德尔随机化的概念。

孟德尔随机化是一种基于遗传变异的因果推断方法，其基本原理是利用自然界中随机分配的基因型对表型的影响来推断生物学因素对疾病的影响。核心在于运用遗传学数据作为桥梁，探索某一暴露（exposure）和某一结局（outcome）之间的因果关系，可以视为"大自然创造"的随机双盲试验。暴露指的是假定的因果风险因素，它可以是生物标志物、人体测量指标（如年龄、性别等）、饮食或生活方式因素（如吸烟、高脂饮食等）、某种行为或接触某种待研究物质（如雾霾、重金属等），或任何其他可能影响结果的风险因素。结局是研究中患者可能出现的结果，通常是某种疾病或某种状态影响下的人的最终健康状态。

孟德尔随机化通过引入一个工具变量作为中间变量，来分析暴露因素和结局之间的因果关系。这种方法解决了传统实验由于存在混杂因素而无法有效解释暴露因素与结局之间因果关系的问题。之所以称之为孟德尔随机化，是因为在工具变量的选择上，将遗传变异作为了工具变量。

不少人可能会产生这样一个疑问：为什么要做孟德尔随机化呢？在医学上，判断因果关系非常重要，如果能够早期找到疾病的病因（我们称之为暴露因素），那么疾病（我们称之为结局）就可能被提早干预，从而被避免。因此，病因研究中最重要的一环就是"确认因果联系"，而确认因果联系过程中最困难的就是"排除混杂因素"。一般来说，明确因果关系的黄金标准是随机对照试验（randomized control trial，RCT），而孟德尔随机化被称为"大自然创造的 RCT"，如图 11-1 所示。

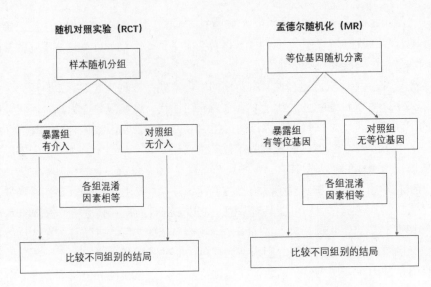

图 11-1

随机对照试验将受试者随机分为对照组和实验组，以研究某个因素的影响。但在现实中，完成随机对照试验的难度非常高，需要大量的人力和物力。例如，为了判断抽烟和肺癌是否存在因果关系，可以选择一组抽烟和一组不抽烟的人，分别跟踪 30~50 年以观察最终的肺癌发生率。虽然这是一个非常好的研究思路，但其实施既费时又费力。对于大部分横断面研究来说，最大的挑战是我们观察到的是相关性，而非因果关系。例如，维生素 B 缺乏和脱发有关，但到底是维生素 B 缺乏导致了脱发，还是因为脱发的人生活不规律（我们称之为混杂因素）而导致维生素 B 缺乏（补充再多维生素 B 也没用）呢？

此外，有时因为伦理问题，对某些因素的研究几乎是不可能的。这时，我们可以借助孟德尔随机化分析方法。依据孟德尔遗传定律，父母的等位基因随机分配给子代，子代的不同基因型决定不同的中间表型。遗传变异在出生时就已存在，并在整个生命周期保持稳定，由于个体的基因型在受孕时就已确定，无法改变，因此不存在疾病改变个体基因型的反向因果关系。因此，孟德尔随机化可以推断因果关系，不受混杂因素的影响，能有效克服混杂和反向因果问题所导致的偏倚。

在孟德尔遗传规律中，亲代等位基因随机分配给子代，基因型决定表型。基因型通过表型与疾病发生关联，基因型被视为工具变量 Z，表型为暴露因素 X，疾病为结局变量 Y，它们的关系如图 11-2 所示。

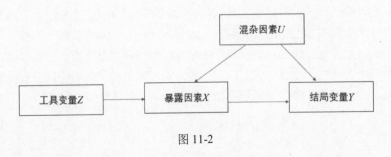

图 11-2

孟德尔随机化分析以遗传变异作为工具变量来代表特定的暴露，以推断暴露与结果之间的因果关系，从而将表型对表型的因果研究转化成基因型的研究。它的优势在于个体的遗传变异先于疾病的结局，这样便排除了由于逆向因果问题带来的混杂偏倚。此外，现代生物信息技术对遗传变异的测量能够达到很高的精度，这在很大程度上降低了由于测量误差所导致的估计偏倚。在孟德尔随机化分析中，最常用的一种遗传变异是单核苷酸多态性（single nucleotide polymorphisms，SNP）。它是指由于单个核苷酸碱基的改变而导致的核酸序列的多态性。SNP 是基因组中的一种常见遗传变异形式，由于 SNP 在人类基因组中数量较多，发生频率较高，因此被认为是新一代遗传学标记。有些 SNP 位点还会影响基因的功能，导致生物性状发生改变，甚至致病，因此被广泛用于群体遗传学研究和疾病相关基因的研究。

在孟德尔随机化分析中，遗传变异作为工具变量需满足 3 个核心假设：关联性假设、独立性假设和排他性假设，如图 11-3 所示。

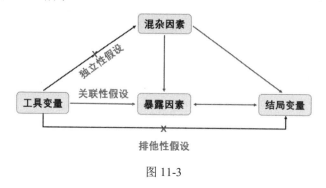

图 11-3

（1）关联性假设：SNP 与暴露因素之间具有强相关性。

关联性假设要求工具变量与暴露因素之间存在显著的相关性（即强相关性）。在全基因组关联研究（Genome-Wide Association Studies，GWAS）中，可以通过 p 值对 SNP 进行过滤，从而找出与暴露因素强相关的 SNP。

（2）独立性假设：SNP 与混杂因素之间是独立的。

独立性假设要求 SNP 与混杂因素之间不存在相关性（即独立的）。例如，在研究体重指数和肺癌的孟德尔随机化分析中，吸烟是一个与肺癌相关的混杂因素。如果有些 SNP 与吸烟相关，则在分析中需要排除这些 SNP（因为它们与混杂因素之间不是独立的），从而避免影响分析结果。

（3）排他性假设：SNP 只能通过暴露因素对结局产生作用。

排他性假设要求工具变量只能通过暴露因素对结局产生作用，不能通过其他因素对结局产生影响。

例如，假设 AA 和 aa 基因型的人由于基因差异而导致血液中维生素 B 的水平不同。如果我们想研究维生素 B 与脱发的关联，可以采用孟德尔随机化的研究方法，研究 AA 和 aa 基因型与脱发的关联（因为基因型与维生素 B 水平之间的因果关系是明确的）。那缺乏维生素 B 能否导致脱发呢？想要得出结论，需要满足以下 3 个前提条件，即孟德尔随机化分析的 3 个核心假设：

（1）基因型（比如 AA/aa）与中间表型（如维生素 B 水平）高度相关。

（2）基因型（比如 AA/aa）与混杂因素（如饮酒习惯、熬夜习惯等）不相关。

（3）基因型（比如 AA/aa）与疾病（如脱发）条件独立，即在将维生素 B 水平和基因型同时作为自变量进行联合分析时，基因型与脱发的相关性应消失。

11.2　孟德尔随机化研究流程

本节主要介绍孟德尔随机化的研究流程和孟德尔随机化分析数据库。

11.2.1　MR 研究流程七步法

第一步：安装 TwoSampleMR 包

TwoSampleMR 包（官网见图 11-4）是一个重要的 R 包，由 MR-Base 数据库开发团队提供。这个 R 包是进行两样本孟德尔随机化（two sample mendelian randomization，TSMR）分析的利器，可以直接提取 IEU GWAS 数据库中的 GWAS 结果信息。所有纳入 IEU GWAS 数据库的表型都可以作为暴露因素或结局被提取，并用于孟德尔随机化分析研究。

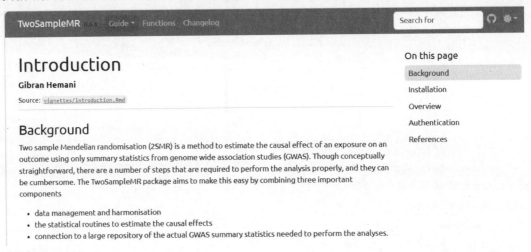

图 11-4

TwoSampleMR 包提供了一套较为完整的分析流程，帮助我们更快速地掌握孟德尔随机化的研究方法，主要包括读取暴露文件、去除连锁不平衡、提取工具变量在结局文件中的信息、将暴露和结局的效应等位基因对齐、进行孟德尔随机化分析以及敏感性分析。可以说，使用一个 TwoSampleMR 包基本上就能完成孟德尔随机化分析的所有步骤。

第二步：获取暴露和结局的 GWAS 数据

进行孟德尔随机化研究时，首先需要确定所选用的暴露与结局数据。所有的基因研究数据通常存储在一个专门的库中，称为全基因组关联研究（GWAS）。我们可以选择在相关的 GWAS 数据库（如 https://gwas.mrcieu.ac.uk/）中查找暴露与结局数据，也可以选择从 GWAS 原文中获取，或从已经发表的孟德尔随机化研究论文中获取。

GWAS 是指在人类全基因组范围内找出存在的序列变异，并筛选出与疾病相关的单核苷酸多态性。全基因组关联研究是一种检测特定物种中不同个体间的全部或大部分基因，从而了解不同个体间的基因变化的方法。不同的基因变化带来不同的性状，如各种疾病的不同。对于人类而言，这种技术可以揭示特定基因与疾病之间的关联。

这里建议，如果选择了欧洲人群作为暴露因素，那么结局数据也应选择欧洲人群，以确保研究中人种因素的一致性。

第三步：挑选工具变量

在暴露数据中挑选与暴露因素强相关的 SNP 作为工具变量，过滤条件是 p 值<5e-8。p 值表示 SNP 位点是否具有统计学意义，阈值 5e-8 是 p 值筛选最严格的"黄金标准"。如果拥有足够多的 5e-8 显著位点（比如得到的 SNP 位点数大于 20 个），那么直接按阈值 5e-8 进行孟德尔随机化（MR）分析即可。

然而，有时在 MR 实践中阈值 5e-8 可能无法使用，原因主要在于 X 表型在 GWAS 原始结果中的全基因组显著位点太少，尤其对于一些非疾病类的人类复杂行为表型，剩下的有效工具变量可能只有个位数，如果进行 MR 分析，会导致统计力不足。为避免这种情况，可以主动放宽 p 值的阈值，多纳入 SNP 作为工具变量，以增加统计力。例如，如果按 p 值<5e-8 过滤之后得到的 SNP 太少，可以把这里的过滤条件放宽一点。有些文献会使用 p 值<1e-5 进行过滤，但是这样做是有代价的，它会大幅增加 MR 分析的最大"死穴"——水平多效性（horizontal pleiotropy）的发生概率。因为如果存在水平多效性，就意味着工具变量可以不通过暴露因素直接影响结果，这违背了孟德尔随机化的核心思想。

p 值阈值越宽松，纳入的 SNP 工具变量就越多，存在水平多效性的 SNP 也会越多，导致孟德尔随机化的"排他性假设"失效，从而造成参数估计值偏误。这就是为什么我们不能无限制地放宽 p 值阈值，而需要在严格和放宽 p 值阈值之间进行权衡，找到最佳的平衡点。虽然目前阈值 1e-5 是可以被接受的，但一定需要辅以敏感性分析和稳健性检验，以增加证据的可靠性。

第四步：去除连锁不平衡

在群体遗传学研究中，连锁不平衡（linkage disequilibrium，LD）分析是非常常见的内容，同时也是关联分析的基础。连锁不平衡简单来说，就是两个基因不是完全独立遗传时，会表现出某种程度的连锁。如果两个位点的出现完全没有相关性，且出现在一起的概率是随机的，那么它们就处于连锁平衡状态。

连锁不平衡描述的是染色体上两个基因同时出现的概率不是随机的，它们总是同时出现，也就是有 A 总有 B。让我们想象一个极端情况，当 A 位点上的碱基 C 与 B 位点上的碱基 T 完全连锁时，这两个位点处于完全连锁不平衡的状态，也就是说，当我们看到 A 位点为 C 时，可以百分之百地确定 B 位点的碱基一定是 T。

记住一句话：连锁代表着非随机，而我们需要的是随机。

第五步：数据预处理

完成暴露因素与结局 GWAS 数据的提取后，我们需要对这些数据进行预处理，主要目的是确保效应等位基因的一致性，将所有 SNP 位点统一调整成正链。在 DNA 双链螺旋结构中，SNP 位点的正链和负链是相对应的两条链。在数据合并过程当中，我们经常会发现不同来源的数据正负链可能不一致。从个体的角度来看，假如我们分别从小明和小红那里获取了一批基因型数据，可能出现以下几种情况：

（1）小明的基因型数据统一为正链或负链。

（2）小红的基因型数据统一为正链或负链。

（3）小明和小红都不确定他们的数据是否统一，反正数据已经交给你了，你需要自己解决。

在不知道基因型数据正负链是否统一的情况下，如果直接合并不同来源的数据，那么对于 A/T、C/G 等突变，可能会出现这样的问题：同一个个体在小明的数据库中显示的碱基是 A，而在小红的数据库中显示的碱基是 T。

将 SNP 位点统一调整为正链，意味着将所有 SNP 位点的信息都按照正链的方向进行分析和处理，这样可以确保研究人员在不同项目或实验中使用的数据具有一致性，从而避免因使用不同参考序列而导致的结果差异。

第六步：孟德尔随机化分析

孟德尔随机化分析默认使用 5 种算法：MR Egger、Weighted median、Inverse variance weighted（IVW，逆方差加权）、Simple mode 和 Weighted mode，如图 11-5 所示。分析结果中每一行代表一种不同的算法。这里展示了 5 种不同分析方法中用到的 SNP 个数（nsnp）、散点图的斜率（b）、标准误（se）和显著性 p 值（pval）。其中，最重要的是 Inverse variance weighted 方法的 p 值。

```
  id.exposure id.outcome                                                outcome                              exposure                    method
1    ieu-a-2    ieu-a-7 Coronary heart disease || id:ieu-a-7 Body mass index || id:ieu-a-2                  MR Egger
2    ieu-a-2    ieu-a-7 Coronary heart disease || id:ieu-a-7 Body mass index || id:ieu-a-2           Weighted median
3    ieu-a-2    ieu-a-7 Coronary heart disease || id:ieu-a-7 Body mass index || id:ieu-a-2 Inverse variance weighted
4    ieu-a-2    ieu-a-7 Coronary heart disease || id:ieu-a-7 Body mass index || id:ieu-a-2               Simple mode
5    ieu-a-2    ieu-a-7 Coronary heart disease || id:ieu-a-7 Body mass index || id:ieu-a-2             Weighted mode
  nsnp         b         se         pval
1   79 0.5024935 0.14396056 8.012590e-04
2   79 0.3870065 0.07498828 2.457749e-07
3   79 0.4459091 0.05898302 4.032020e-14
4   79 0.3401554 0.15836363 3.482275e-02
5   79 0.3888249 0.09623302 1.240619e-04
```

图 11-5

这里需要重点解释一下结果：

- b（效应值）：正值表示暴露因素的增加会导致结局变量的风险增加。
- pval：p 值小于 0.05 表示暴露因素与结局变量之间具有统计学意义。

在孟德尔随机化分析中，最常用的分析方法（也被认为是最权威的方法）是逆方差加权方法，它的特点是回归分析时不考虑截距项的存在，并且用结局方差（se 的平方）的倒数作为权重进行拟合。这就会存在一种可能：假设 IVW 方法的 p 值小于 0.05，而其他 4 种方法的 p 值都大于 0.05，那么暴露因素是否与结局变量具有因果关系呢？答案为“是”，也就是 IVW 的结果具有较强的决断力。然而，需要满足的条件是，其他 4 种方法中 b 值的方向应与 IVW 的 b 值方向一致。

第七步：敏感性分析

敏感性分析的主要作用是评估结果是否存在潜在的偏倚，判断是否存在某个工具变量严重影响结局变量，即评估结果的稳健性和结论的可靠性。

敏感性分析主要使用以下 3 个方法：

- 异质性检验。
- 多效性检验。

- Leave-one-out 法。

1）异质性检验

判断不同 GWAS 数据来源的 SNP 是否存在异质性，以及对结果的影响。来自不同分析平台、实验、人群等的工具变量可能存在异质性，从而影响孟德尔随机化分析的结果。通过 IVW 和 MR Egger 方法检验和评估异质性。如果最后的 Q_pval 大于 0.05，则说明纳入的 SNP 没有显著的异质性；如果 Q_pval 远小于 0.05，则说明存在异质性。虽然异质性并不会直接影响研究结论，但在文章中应明确是否存在异质性。

2）多效性分析

MR 分析得出因果关系的前提是 SNP 只能通过暴露因素影响结局，而不能直接与结局相关。如果 SNP 与暴露因素和结局都直接相关，那么该 MR 分析就存在水平多效性，结局的可信度也就会受到质疑。如果 p 值<0.05，说明数据存在多效性，需要重新选择工具变量或者重新选择暴露和结局。因为如果工具变量能够绕过暴露变量直接影响结果，就违背了孟德尔随机化的基本原则。如果 p 值>0.05，说明不存在水平多效性。在 R 语言中，可以采用 mr_pleiotropy_test 来检测水平多效性。

3）Leave-one-out 法（留一法）

Leave-one-out 法指的是逐步剔除每个 SNP，观察在移除特定 SNP 后结果是否有显著变化。如果移除某一特定 SNP 导致结果发生明显变化，就意味着该 SNP 对整体结果有很大影响，这通常是我们不希望看到的情况。我们希望在逐一移除任何 SNP 后，结果仍保持相对稳定，即在去除任意 SNP 后，整体的误差范围变化较小。例如，若所有误差线始终在 0 的右侧或左侧，说明结果是可靠的。Leave-one-out 法的分析结果通常以效应森林图呈现，不直接提供 p 值。

11.2.2　MR 分析数据库介绍

向读者推荐的第一个 GWAS 数据库是 IEU Open GWAS Project，如图 11-6 所示，网站地址是 https://gwas.mrcieu.ac.uk/。IEU Open GWAS Project（mrcieu.ac.uk）是 TwosampleMR 包依赖的数据库，它的优点是可以和 TwoSampleMR 包完美配合，可以直接在主页的检索栏中输入关键词，使用起来十分方便。

home　datasets　phewas　about　api

GWAS summary data.

e.g. Body mass index, rs1000940

A database of 346,673,962,161 genetic associations from 50,044 GWAS summary datasets, for querying or download.

See the API page for fast programmatic options to query the data, including R, python and HPC environments.

Use the TwoSampleMR R package to apply the data to Mendelian randomization, and the gwasglue for fine mapping, colocalisation, etc.

图 11-6

例如，若要检索帕金森病，可以输入"Parkinson"进行检索，得到的检索结果如图 11-7 所示。第一列的 GWAS ID 是 IEU 中每项数据的唯一标识符。

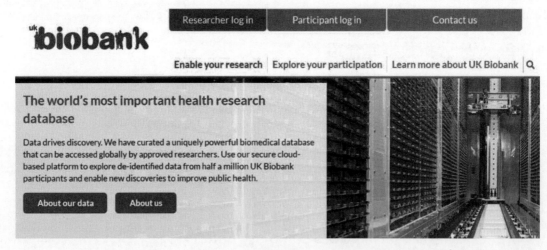

图 11-7

第二个 GWAS 数据库是 UK Biobank（英国生物银行），它的数据全面且整理有序，如图 11-8 所示。

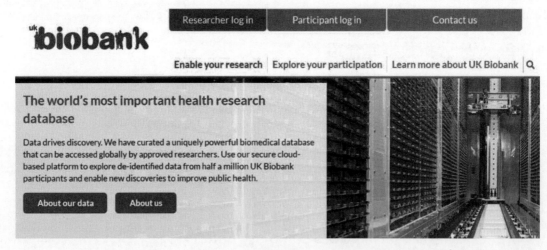

图 11-8

UK BioBank 是当前英国规模最大的有关致病或预防疾病的基因和环境因子的信息资源库。目的是探求一些特定基因、生活方式和健康状况之间的关系，提高对一些遗传类疾病致病基因的理解，包括癌症、心脏病、糖尿病和一些特定的精神疾病。该项目已在英国采集了 40~69 岁人群中的 50 万份志愿者的基因信息、血液样本、生活方式及环境暴露数据，并跟踪记录了他们数十年的健康医疗档案信息。在研究期间，所有疾病记录、药品处方以及参与者的死亡等信息都被记录在库，以供英国国家医疗服务体系（NHS）利用和管理。因此，UK BioBank 成为全球少数几个大规模人体生物健康信息库之一。

　　该数据库的使用需要申请审核并支付费用。首先申请研究人员账号并填写相关信息；通过审核后，再申请 UK BioBank 项目的数据使用权限；申请获批后，需支付数据使用费。UK BioBank 数据的使用费用分为 3 档，分别是 3000 英镑、6000 英镑、9000 英镑，如图 11-9 所示。

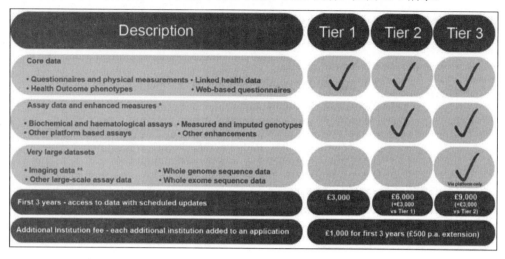

图 11-9

　　第三个 GWAS 数据库是 FinnGen，如图 11-10 所示。它也是孟德尔随机化研究中必备的一个数据库。可以毫不夸张地说，许多表型数据只有在 FinnGen 数据库中才能找到。

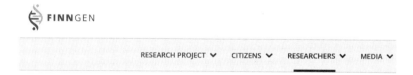

图 11-10

　　FinnGen 是由芬兰基因组计划创建的研究资源，该计划旨在利用芬兰人口的遗传和健康数据，以加强对疾病的研究和治疗。该数据库汇集了约 50 万名芬兰参与者的基因组数据、临床数据和健康相关数据。数据库的网址是 https://www.finngen.fi/en/access_results。

　　目前，芬兰数据库已更新到 R11 版，如图 11-11 所示。

LATEST RELEASE:

DF11 - June 24 2024

Total sample size: 453,733 (254,618 females and 199,115 males)

Total number of variants analyzed: 21,311,942 variants

Number of disease endpoints (phenotypes) available: 2,447 endpoints

Data released to the partners: Q1 2023

Public release: June 24, 2024

Browser: r11.finngen.fi

图 11-11

单击"r11.finngen.fi"，可以查看数据库中包括的性状，如图 11-12 所示。在该页面上，我们可以检索自己感兴趣的性状，并查看数据的详细情况，包括试验样本和对照样本数量、包含的 SNP 数目以及疾病的具体描述等。

phenotype	Risteys	category	number of cases	number of cases r10	number of controls	geno wide sig loci	genome-wide sig loci r10	geno control lamb...
Abdominal aortic aneurysm (AAA)	RISTEYS	IX Diseases of the circulatory system (I9_)	4083	3869	420324	11	9	1.0772
Abnormal findings on antenatal screening of mother	RISTEYS	XV Pregnancy, childbirth and the puerperium (O15_)	2863	2419	215354	0	3	1.0433
Abnormal pulmonary venous return	RISTEYS	XVII Congenital malformations, deformations and chromosomal abnormalities (Q17)	75	71	453658	1	0	0.43839
Abnormalities of ear ossicles	RISTEYS	VIII Diseases of the ear and mastoid process (H8_)	58	52	422407	1	1	0.38694
Abnormalities of forces of labour	RISTEYS	XV Pregnancy, childbirth and the puerperium (O15_)	3981	3578	194563	1	2	1.0391

图 11-12

如何下载 GWAS summary 数据呢？访问 https://finngen.gitbook.io/documentation/data-download，从中下载所有表型的 summary 数据，如图 11-13 所示。

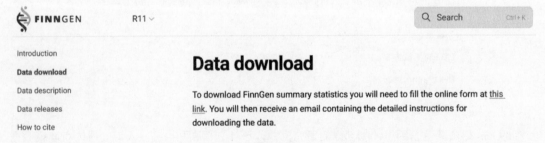

Data download

To download FinnGen summary statistics you will need to fill the online form at this link. You will then receive an email containing the detailed instructions for downloading the data.

图 11-13

下载的 GWAS summary 数据中总共有 2272 个表型，表中列出了每个表型的名称、样本数和下载链接。以下载放线菌病（Actinomycosis）为例，我们可以从下载的表格中检索"Actinomycosis"，找到与之对应的数据链接 https://storage.googleapis.com/finngen-public-data-r10/summary_stats/finngen_R10_AB1_ACTINOMYCOSIS.gz，在浏览器中打开该链接即可下载，如图 11-14 所示。

A	B	C	D	E	F	G
AB1_GONOCOCC	Gonococcal infe	I Certain in	954	400197	gs://finnger	https://storage.googleapis.com/finngen-public-data-r10/summary_stats/finngen_R10_AB1_GONOCOCCAL.gz
AB1_ENTEROBIAS	Enterobiasis	I Certain in	112	411658	gs://finnger	https://storage.googleapis.com/finngen-public-data-r10/summary_stats/finngen_R10_AB1_ENTEROBIASIS.gz
AB1_EARLY_SYPH	Early syphilis	I Certain in	308	400197	gs://finnger	https://storage.googleapis.com/finngen-public-data-r10/summary_stats/finngen_R10_AB1_EARLY_SYPHILIS.gz
AB1_DENGUE_FE\	Dengue fever [c	I Certain in	53	409137	gs://finnger	https://storage.googleapis.com/finngen-public-data-r10/summary_stats/finngen_R10_AB1_DENGUE_FEVER.gz
AB1_CHOLERA	Cholera	I Certain in	1385	367214	gs://finnger	https://storage.googleapis.com/finngen-public-data-r10/summary_stats/finngen_R10_AB1_CHOLERA.gz
AB1_CANDIDIASIS	Candidiasis	I Certain in	4306	403213	gs://finnger	https://storage.googleapis.com/finngen-public-data-r10/summary_stats/finngen_R10_AB1_CANDIDIASIS.gz
AB1_ATYPICAL_CI	Atypical virus inf	I Certain in	282	409849	gs://finnger	https://storage.googleapis.com/finngen-public-data-r10/summary_stats/finngen_R10_AB1_ATYPICAL_CNS_VIRUS
AB1_ASPERGILLO	Aspergillosis	I Certain in	211	403213	gs://finnger	https://storage.googleapis.com/finngen-public-data-r10/summary_stats/finngen_R10_AB1_ASPERGILLOSIS.gz
AB1_ANOGENITA	Anogenital herp	I Certain in	1986	400197	gs://finnger	https://storage.googleapis.com/finngen-public-data-r10/summary_stats/finngen_R10_AB1_ANOGENITAL_HERPES
AB1_ACTINOMYC	Actinomycosis	I Certain in	101	363227	gs://finnger	https://storage.googleapis.com/finngen-public-data-r10/summary_stats/finngen_R10_AB1_ACTINOMYCOSIS.gz

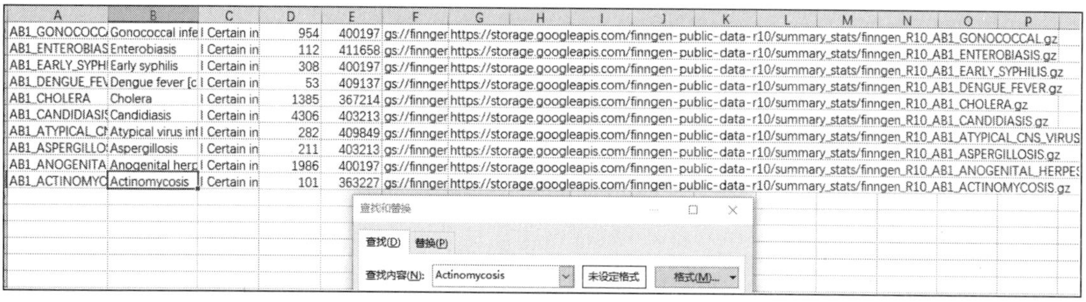

图 11-14

FinnGen 是一个基于学术行业合作的数据库，通过研究芬兰人群体中基因型与表型之间的相关性，来理解基因组如何影响健康。芬兰拥有完善的基因隔离体系和独特的基因库，使其人群的基因特征有别于其他的欧洲人。芬兰人独特的单倍型结构特点使大量共同遗传的 DNA 处于连锁不平衡状态，并且富含在其他种群中罕见的等位基因，即使在罕见和极罕见的等位基因频谱中，也可以从基因分型数据中高置信度地进行推断。

当然，还有很多其他的 GWAS 数据库，读者可自行了解。需要注意的是，孟德尔随机化分析依赖于 GWAS 数据，但 GWAS 数据的应用并不限于孟德尔随机化分析这一种分析思路。当我们掌握了孟德尔随机化分析之后，我们还可以开展其他的 GWAS 分析流程。

11.3　孟德尔随机化分析实战

本节将进行孟德尔随机化分析实战。

11.3.1　TwoSampleMR 包双样本 MR 分析

假设我们想了解体重（BMI 指数）对冠心病（CHD）发病的影响。然而，冠心病的影响因素太多了，比如高血压、高血糖等。如何排除这些混杂因素，确定为体重（BMI）对冠心病的真实影响呢？首先，需要选定一个工具基因变量 M（假设为 M），这个 M 变量要与我们研究的变量 X 强相关，并且与结局变量 Y（冠心病）及混杂因素无关。接着，通过 MR 分析得出 M 基因对 Y（结局）的影响。M 基因与 Y 没有直接关联，它是通过影响暴露因素 X 对 Y 产生影响。这一过程可以视为中介效应，其中暴露因素 X（体重）是中介变量，基因 M 通过对中介变量 X 的影响达到对 Y（冠心病）的影响。换句话说，基因 M 只能通过影响体重对冠心病产生影响，而不能通过其他途径对冠心病产生影响。

下面进入实战环节。首先，安装 TwoSampleMR 包。可以通过以下 R 代码直接安装 TwoSampleMR 包，该包存储在 GitHub 库中。

```
install.packages("remotes")
remotes::install_github("MRCIEU/TwoSampleMR")
```

然后，加载 TwoSampleMR 包。R 代码如下：

```
library(TwoSampleMR)
```

运行结果如图 11-15 所示。

```
> library(TwoSampleMR)
TwoSampleMR version 0.5.7
[>] New: Option to use non-European LD reference panels for clumping etc
[>] Some studies temporarily quarantined to verify effect allele
[>] See news(package='TwoSampleMR') and https://gwas.mrcieu.ac.uk for further details
```

图 11-15

其次，获得暴露因素（即体重 BMI）和结局（即冠心病）的 SNP 数据。

这些 SNP 数据通常可以通过各种 GWAS 数据库或 GWAS 文献找到。在这里，我们使用 IEU OpenGWAS Project 这个数据库的 SNP 数据，它可以通过 TwoSampleMR 包直接下载。因为 TwoSampleMR 包相当于一个端口，所以可以方便地从 IEU OpenGWAS Project 获得数据。

用 IEU OpenGwas 数据库做孟德尔随机化时，如果出现报错，可能是因为没有申请 token，每个 token 限用半个月，半月后需重新生成。

如图 11-16 所示，在"Trait contains:"中填入体重指数"Body Mass Index"，然后筛选出相关的数据。

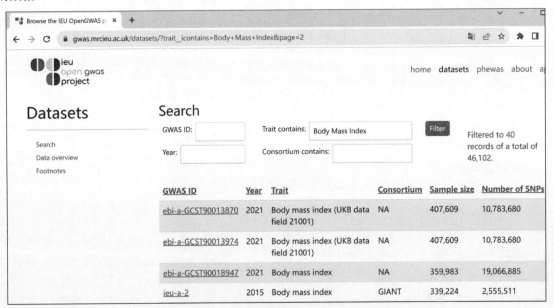

图 11-16

这里选择 ieu-a-2 这个数据集，如图 11-17 所示。

接下来，寻找与冠心病相关的数据，我们选择了 ieu-a-7 这个数据集，如图 11-18 所示。

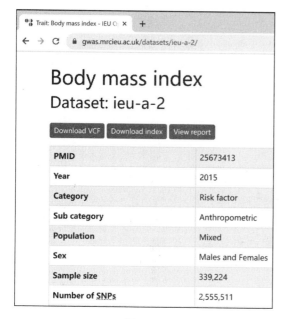

图 11-17

图 11-18

　　我们需要下载 ieu-a-2 和 ieu-a-7 这两个数据集，它们可以通过 TwoSampleMR 包下载和读取。要在 R 语言中应用 ieu 数据库（IEU OpenGWAS project）进行在线分析，自 2024 年 5 月之后都需要设置 token 才可以继续访问 ieu 服务器（参考 https://mrcieu.github.io/ieugwasr/articles/guide.html，需要登录 https://api.opengwas.io/profile/，生成一个新 token，添加 OPENGWAS_JWT=<token>到.Renviron 文件中，读者可以执行创建这个文件并放在自己的代码主目录下）。先使用 extract_instruments 函数下载和读取暴露数据集（即体重 BMI 的 SNP 数据）ieu-a-2，R 代码如下：

```
exposure_dat <-extract_instruments(
    outcomes='ieu-a-2',
    p1=5e-08,
    clump=TRUE,
    r2=0.001,
    kb=10000,
    access_token= NULL)
```

　　然后，筛选与暴露相关的 SNP。了解筛选条件的参数是很有必要的。这里，p1 设置为 5e-08，是为了找到与暴露因素（即体重 BMI）显著相关的工具变量（即相关的 SNP）。clump=TRUE、r2=0.001、kb=10000 这 3 个指标用于去除连锁不平衡的 SNP。

- clump 是一个逻辑型参数，取值为 clump=TRUE 或 clump=FALSE。当 clump=FALSE 时，r2 和 kb 这两个参数将无效，即不去除连锁不平衡的 SNP；当 clump=TRUE 时，r2 和 kb 这两个参数用于确定去除连锁不平衡的 SNP 的条件。
- r2 是 0~1 的数据，r2=1 表示两个 SNP 间存在完全的连锁不平衡关系；r2=0 则表示两个 SNP 间是完全连锁平衡的，即这两个 SNP 的分布是完全随机的。
- kb 指的是考虑连锁不平衡的区域长度。

在遗传学中，我们认为在染色体上距离很近的遗传位点通常会"捆绑"在一起遗传给后代，这导致这些位点之间的 r2 值较大。设置 r2=0.001 和 kb=10000，意味着去除在 10000kb 范围内与最显著 SNP 的 r2 大于 0.001 的 SNP。这是为了确保进入下一轮分析的 SNP（即工具变量）数量足够。因为随着 r2 的减小与 kb 的增大，被去除的存在连锁不平衡的 SNP 会逐渐增多。

代码运行成功后，将生成 exposure_dat 数据集。接下来，查看 exposure_dat 中的 SNP 数据。运行代码 exposure_dat$SNP，结果如图 11-19 所示，从中可以找到 79 个 SNP 数据。

```
> exposure_dat$SNP
 [1] "rs977747"    "rs17381664"  "rs7550711"   "rs2820292"   "rs7531118"   "rs543874"    "rs657452"    "rs11165643"
 [9] "rs1460676"   "rs1528435"   "rs1016287"   "rs2890652"   "rs13021737"  "rs6713510"   "rs10182181"  "rs12986742"
[17] "rs17203016"  "rs7599312"   "rs3849570"   "rs6804842"   "rs2365389"   "rs13078960"  "rs16851483"  "rs1516725"
[25] "rs17001654"  "rs13130484"  "rs13107325"  "rs11727676"  "rs2112347"   "rs7715256"   "rs6457796"   "rs943005"
[33] "rs2033529"   "rs13201877"  "rs13191362"  "rs9374842"   "rs3800229"   "rs1167827"   "rs2060604"   "rs2183825"
[41] "rs4740619"   "rs1928295"   "rs6477694"   "rs10733682"  "rs7903146"   "rs7899106"   "rs17094222"  "rs2176598"
[49] "rs3817334"   "rs12286929"  "rs10840100"  "rs11030104"  "rs7138803"   "rs11057405"  "rs1441264"   "rs9579083"
[57] "rs12429545"  "rs9540493"   "rs7144011"   "rs10132280"  "rs13329567"  "rs3736485"   "rs12448257"  "rs879620"
[65] "rs9926784"   "rs4889606"   "rs1421085"   "rs3888190"   "rs12940622"  "rs1000940"   "rs6567160"   "rs17066856"
[73] "rs891389"    "rs14810"     "rs11672660"  "rs9304665"   "rs17724992"  "rs6091540"   "rs2836754"
```

图 11-19

因为 ieu-a-7 这个数据集包含冠心病相关的数据，所以我们需要在 ieu-a-7 数据集中找到与之前筛选的 SNP 匹配的数据。使用 extract_outcome_data()函数提取结局 GWAS 数据的代码如下：

```
outcome_dat<-extract_outcome_data(
  snps=exposure_dat$SNP,
  outcomes='ieu-a-7',
  proxies = FALSE,
  maf_threshold = 0.01,
  access_token = NULL)
```

这里简单介绍一下 extract_outcome_data()函数的几个关键参数：

- snps: 是一串以"rs"开头的 SNP ID。
- outcomes: 是结局因素在 MR base 中的 ID。
- proxies: 表示是否使用代理 SNP，默认值是 TRUE，即当一个 SNP 在 outcome 中找不到时，可以使用与其存在强连锁不平衡的 SNP 信息来替代。笔者喜欢设置成 FALSE。
- maf_threshold: 表示 SNP 在 outcome 中的最小等位基因频率，默认值是 0.3。不过在大样本 GWAS 中可以适当调低，这里设置的是 0.01。
- access_token: 内地用户必须设置成 access_token=NULL。

接下来进行数据预处理，这一步是必须进行的，因为后续分析需要同时使用 SNP 和暴露因素的信息以及 SNP 和结局的信息。这里需要使用 harmonise_data()函数，它的作用是保证暴露因素和结局的效应等位基因对齐，以减少由此引起的偏倚。

R 代码如下：

```
dat <- harmonise_data(
  exposure_dat = exposure_dat,
  outcome_dat = outcome_dat
)
```

接下来，可以进行 MR 分析了，R 代码非常简单：

```
res <- mr(dat)
res
```

mr()函数默认使用 5 种算法来进行 MR 分析，结果如图 11-20 所示。

```
> res <- mr(dat)
Analysing 'ieu-a-2' on 'ieu-a-7'
> res
  id.exposure id.outcome                                                outcome                               exposure
1    ieu-a-2    ieu-a-7 Coronary heart disease || id:ieu-a-7 Body mass index || id:ieu-a-2
2    ieu-a-2    ieu-a-7 Coronary heart disease || id:ieu-a-7 Body mass index || id:ieu-a-2
3    ieu-a-2    ieu-a-7 Coronary heart disease || id:ieu-a-7 Body mass index || id:ieu-a-2
4    ieu-a-2    ieu-a-7 Coronary heart disease || id:ieu-a-7 Body mass index || id:ieu-a-2
5    ieu-a-2    ieu-a-7 Coronary heart disease || id:ieu-a-7 Body mass index || id:ieu-a-2
                     method nsnp         b         se         pval
1                  MR Egger   79 0.5024935 0.14396056 8.012590e-04
2           Weighted median   79 0.3870065 0.07314606 1.217344e-07
3 Inverse variance weighted   79 0.4459091 0.05898302 4.032020e-14
4               Simple mode   79 0.3401554 0.15811150 3.454228e-02
5             Weighted mode   79 0.3888249 0.10042746 2.232166e-04
>
```

图 11-20

结果中 b 为正值，代表暴露因素的增加会导致结局变量的增加。例如，BMI 的增加会导致心血管疾病的发病风险的增加。Inverse variance weighted 方法的 p 值小于 0.05，表明 BMI 指数和冠心病结局变量之间的关系具有统计学意义。

接下来需要进行敏感性分析。首先进行异质性检验，因为来自不同分析平台、实验、人群等的工具变量（一般指 SNP）可能存在异质性，从而影响结果。使用 mr_heterogeneity()函数进行异质性检验，如图 11-21 所示。如果 Q_pval 值小于 0.05，说明存在异质性。如果确实存在异质性，我们需要在论文中说明"虽然存在异质性，但不影响 IVW 结果，我们的结论仍然是可靠的。"在这种情况下，结果也是可以接受的。

```
> mr_heterogeneity(dat)
  id.exposure id.outcome                                                outcome                               exposure
1    ieu-a-2    ieu-a-7 Coronary heart disease || id:ieu-a-7 Body mass index || id:ieu-a-2
2    ieu-a-2    ieu-a-7 Coronary heart disease || id:ieu-a-7 Body mass index || id:ieu-a-2
                     method        Q Q_df       Q_pval
1                  MR Egger 143.3046   77 6.841585e-06
2 Inverse variance weighted 143.6508   78 8.728420e-06
```

图 11-21

接下来进行水平多效性检验。如果变量工具在不通过暴露的情况下也能影响结果，则违背了孟德尔随机化的假设，表明存在水平多效性。简单来说，水平多效性指的是研究中存在混杂因素。水平多效性检验如图 11-22 所示，利用 mr_pleiotropy_test 函数得出 pval = 0.6674266 > 0.05，无统计学意义，即不存在水平多效性。

```
mr_pleiotropy_test(dat)
```

```
> mr_pleiotropy_test(dat)
  id.exposure id.outcome                                                outcome                               exposure
1    ieu-a-2    ieu-a-7 Coronary heart disease || id:ieu-a-7 Body mass index || id:ieu-a-2
  egger_intercept          se      pval
1    -0.001719304 0.003985962 0.6674266
```

图 11-22

最后进行 Leave-one-out analysis 分析。这个分析的本质，类似于在构建预测模型筛选预测变量时使用的经典统计迭代法，通过逐个剔除 SNP 来判断某个 SNP 是否对结果造成显著性改变。R 代码如下：

```
res_loo <- mr_leaveoneout(dat)
mr_leaveoneout_plot(res_loo)
```

结果如图 11-23 所示，剔除每个 SNP 后，总体的误差线变化不大。该分析默认使用反方向加权法（inverse variance weighted method）。通常只需要看 "All"（所有误差线是否均在 0 的右侧或左侧）。在此例中，"All" 大于 0，证明我们的结果是可靠的。

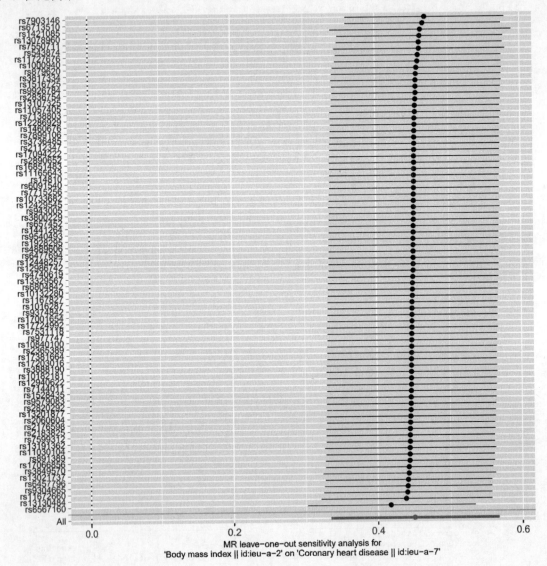

MR leave-one-out sensitivity analysis for
'Body mass index || id:ieu-a-2' on 'Coronary heart disease || id:ieu-a-7'

图 11-23

针对孟德尔随机化分析结果的可视化，我们的暴露因素是 BMI 指数，结局是冠心病。针对上述的 MR 结果与输入数据，使用 mr_scatter_plot() 函数绘制散点图，R 代码如下：

```
p1 <- mr_scatter_plot(res, dat)
p1
```

　　绘制的散点图如图 11-24 所示。图上的每一个点代表着一个 SNP 位点，横坐标表示 SNP 对暴露因素（BMI）的效应，纵坐标表示 SNP 对结局（冠心病）的效应。图中彩色线的斜率代表暴露因素对结局的效应，不同颜色的线表示不同的算法。结果显示，不同算法的线总体呈斜向上的形态，这意味着随着 BMI 的升高，冠心病的发病风险也在升高，趋势是正相关的。我们重点关注的是趋势，只要截距偏差不大，结果通常都是可以接受的。

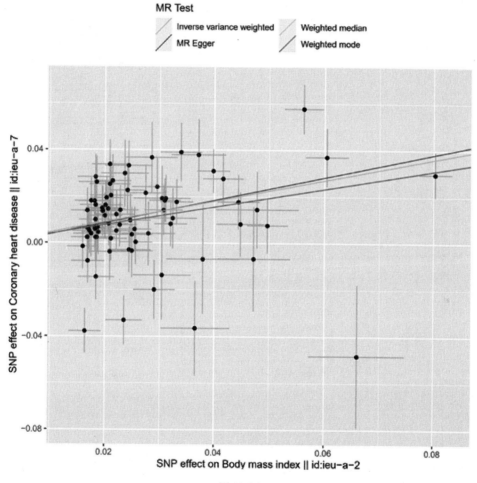

图 11-24

　　绘制森林图。首先使用 mr_singlesnp()函数获取单个 SNP 的结果，然后使用 mr_forest_plot()函数绘制森林图，R 代码如下：

```
res_single <- mr_singlesnp(dat)
mr_forest_plot(res_single)
```

　　绘制的森林图如图 11-25 所示。森林图中的每一条水平实线反映了单个 SNP 估计出来的结果：实线完全在 0 的左侧，说明由该 SNP 估计出来的结果是"BMI 的增加能降低冠心病的发病风险"；

实线完全在 0 的右侧，说明由该 SNP 估计出来的结果是"BMI 的增加能升高冠心病的发病风险"；那些跨过 0 的实线则说明结果不显著。因此，单看某一个 SNP 的结果是不够准确的，只有综合所有 SNP 的结果才能得出合理的结论。图中最底下的"All"反映出在 IVW 方法下，BMI 的升高会增加冠心病的发病风险。

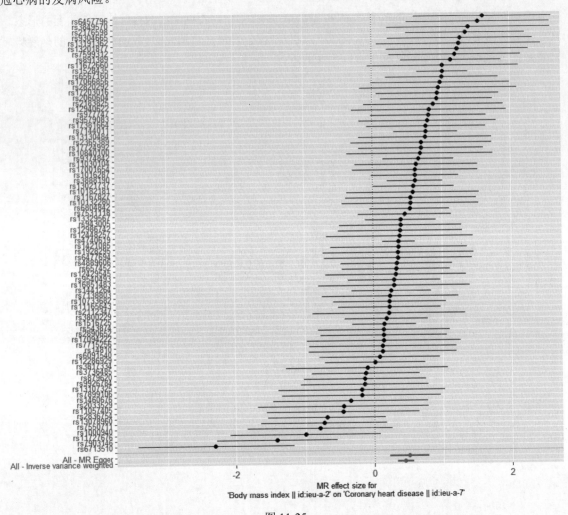

图 11-25

绘制漏斗图。首先使用 mr_singlesnp()函数获取单个 SNP 的结果，然后使用 mr_funnel_plot()函数绘制漏斗图，R 代码如下：

```
mr_funnel_plot(res_single)
```

绘制的漏斗图如图 11-26 所示。我们需要关注 IVW 那根线左右两边的点是否大致对称。图中每一个点代表一个 SNP。如果总体左右对称，呈金字塔形，说明结果稳定，SNP 选择无显著偏倚。MR 分析之所以被认为是随机对照试验，是因为孟德尔随机化分析符合孟德尔第二定律——随机分组的原理。因此，理论上，左右的点应该是对称分布的。如果出现特别离群的点，说明存在离群值，可以去除这些点之后重新进行 MR 分析。

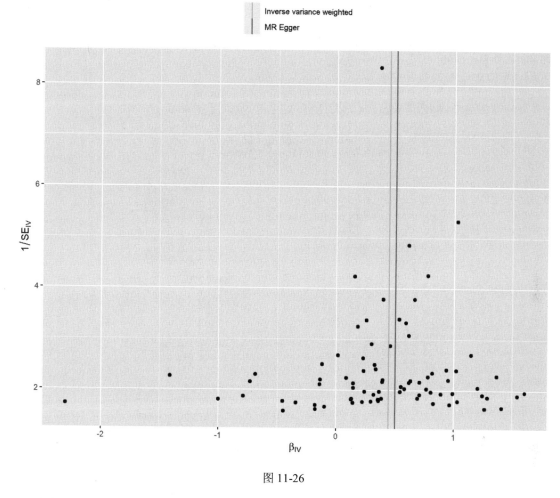

图 11-26

至此，孟德尔随机化（MR）分析的全流程实战就完成了。

11.3.2　MR 分析网站——MR-Base 实战

上一小节介绍了采用 TwoSampleMR 包进行 MR 分析，本小节将介绍临床医生也能轻松使用的 MR 分析网站——MR-Base（https://app.mrbase.org/）。该网站是一个开发完善的在线版 MR 分析工具，不需要使用 R 语言进行编程处理。

下面我们将使用孟德尔随机化估计低密度脂蛋白胆固醇（LDL-C）对冠状动脉疾病（CAD）的影响程度。

冠状动脉疾病是引发死亡的常见原因。研究表明，某些风险因素加速了动脉粥样硬化的进展，其中高胆固醇血症越来越受到人们的重视。冠心病是冠状动脉中动脉粥样斑块积聚的结果，这些斑块的主要成分是胆固醇，其中低密度脂蛋白胆固醇（LDL-C）被确定为冠心病的致病危险因素。那么，低密度脂蛋白胆固醇（LDL-C）与 CAD 的发生是否存在因果关系呢？

孟德尔随机化实验中有一个引人注目的案例，即确定低密度脂蛋白（LDL）和高密度脂蛋白（HDL）中哪一个是导致心血管事件发生的元凶（主要因素）。2012 年，《柳叶刀》杂志发表了一篇文章，采用孟德尔随机化方法结合 GWAS 研究数据对此进行了分析，如图 11-27 所示。该研究收集了 LDL、HDL 以及心血管事件的 GWAS 数据，结果发现只有 LDL 升高与心血管事件发生存在因果关系，而 HDL 与心血管事件之间仅存在表面上的关联关系。

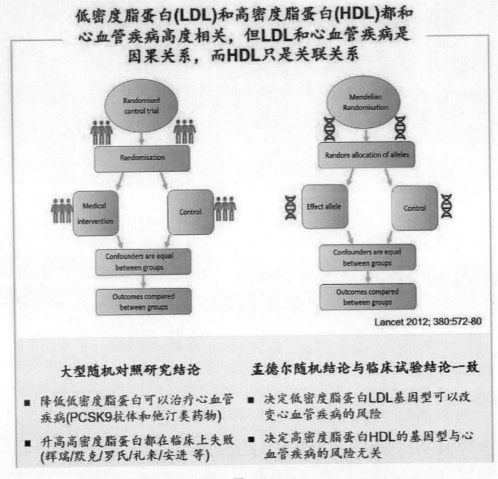

图 11-27

在该研究发表之前，制药界已经通过惨痛的失败验证了这一因果关系推断的正确性。降低 LDL 胆固醇的药物在开发上取得了巨大成功，例如阿托伐他汀曾经被称为"一代药王"，而多个用来升高 HDL 胆固醇的 CETP 抑制剂在临床研究中均以失败告终。

本次 MR 分析使用在线版 MR 分析工具软件 MR-Base，主要分为下面 4 个步骤：

第一步：选择暴露因素

在"Select exposure source"中选择"MR Base GWAS catalog"，选择暴露因素 GWAS ID 是"bbj-a-31"，Trait 是"Low-density-lipoprotein cholesterol"（低密度脂蛋白胆固醇），如图 11-28 所示。

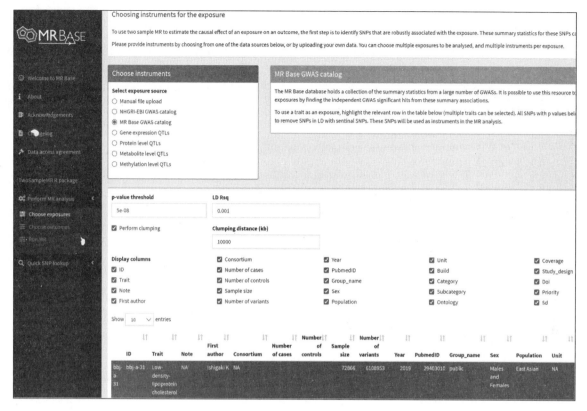

图 11-28

可以在 https://gwas.mrcieu.ac.uk/中查找 GWAS 编号 "bbj-a-31"，结果如图 11-29 所示，显示该数据集基于东亚人群。

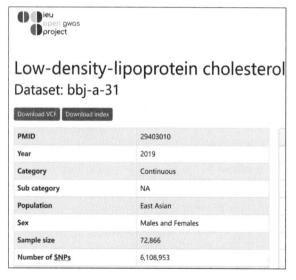

图 11-29

第二步：选择结局因素

选择 GWAS ID 是"bbj-a-159"，Trait 是"Coronary artery disease"（冠状动脉疾病），如图 11-30 所示。

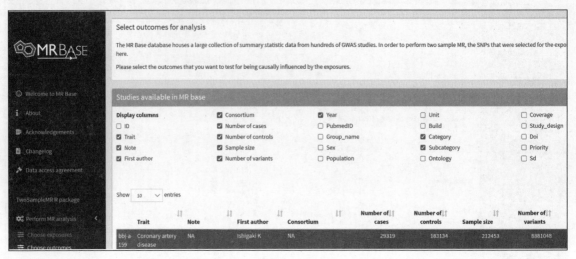

图 11-30

同样可以在 https://gwas.mrcieu.ac.uk/ 中查到 GWAS 编号"bbj-a-31"，结果如图 11-31 所示，显示该数据集也是基于东亚人群。

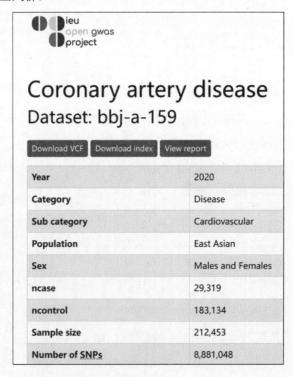

图 11-31

第三步：运行孟德尔随机化分析

设置参数时，选择"Use clumping to prune SNPs for LD"选项以去除 LD 连锁不平衡，其他选项保持默认设置，然后单击"Perform MR analysis"按钮，如图 11-32 所示。

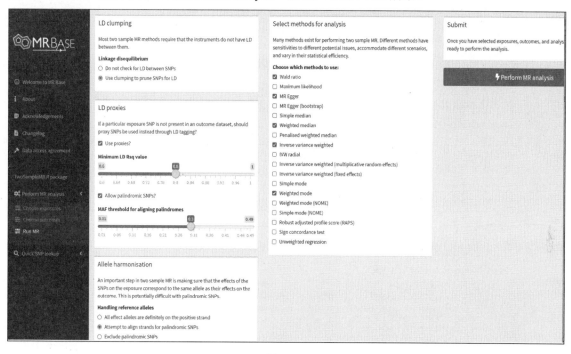

图 11-32

第四步：MR 分析结果展示

MR results 展示了 4 种不同分析方法中用到的 SNP 个数（nsnp）、散点图的斜率（b）、标准误（se）和显著性（pval），如图 11-33 所示。

MR results	Heterogeneity statistics	Causal direction test	Horizontal pleiotropy				Tables
This table shows the MR estimates from each method of the causal effect of the exposure on the outcome. The effects are reported in the units that were used to estimate the SNP effects.	**method**			**nsnp**	**b**	**se**	**pval**
	MR Egger			18	1.232	0.2532	0.0001724
	Weighted median			18	0.7514	0.09903	3.273e-14
	Inverse variance weighted			18	0.753	0.08807	1.231e-17
	Weighted mode			18	0.7967	0.1624	0.0001335

图 11-33

可以看出，由于所有 p 值都小于 0.05，因此低密度脂蛋白（LDL）与冠状动脉疾病（CAD）存在因果关系。

为了判断 MR 分析的敏感性（即分析是否可靠），网站还进行了多种敏感性分析，其中最重要的是水平多效性。MR 分析得出因果关系的前提是 SNP 只能通过暴露因素影响结局，而不能直接与结局相关。如果 SNP 与暴露因素和结局都直接相关，那么这个 MR 分析就存在水平多效性，这会使结局结果不可信。水平多效性分析的结果如图 11-34 所示，p 值大于 0.05，表明不存在水平多效性。

MR results	Heterogeneity statistics	Causal direction test	Horizontal pleiotropy
If the SNPs influence the outcome through a pathway other than the exposure then this is known as horizontal pleiotropy, and is in violation of MR. If the average horizontal pleiotropic effect of the SNPs is on average in one direction then this can bias the MR estimates. The Egger regression intercept is an estimate of the magnitude of horizontal pleiotropy.			Egger regression intercept: **-0.026** Standard error: **0.013** Directionality p-value: **0.0633**

图 11-34

纳入分析的 SNP 的效应大小展示如图 11-35 所示。

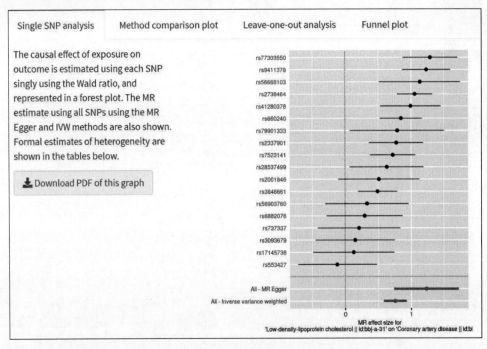

图 11-35

基于 4 种 MR 分析的散点图（斜率展示了 4 种方法得出的效应值大小）如图 11-36 所示，与MR 的结果相对应。

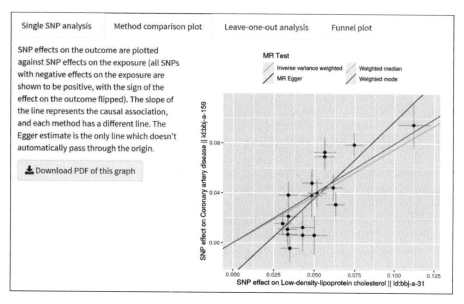

图 11-36

Leave-one-out analysis 分析结果如图 11-37 所示。

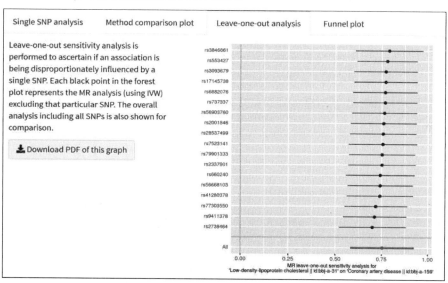

图 11-37

　　总结：孟德尔随机化分析显示，低密度脂蛋白胆固醇（LDL-C）与冠状动脉疾病（CAD）发病风险呈正相关；如果低密度脂蛋白胆固醇升高，CAD 发病风险就会增加。

11.4　孟德尔随机化研究论文复现实战

本次复现的论文的中文标题是《血残粒胆固醇水平与冠心病和心肌梗死风险的两样本孟德尔随

机化研究》。这篇论文主要探索血液中残粒胆固醇（RC）水平与冠心病（CHD）和心肌梗死（MI）的因果关系。

残粒胆固醇（RC）=总胆固醇（TC）-高密度脂蛋白胆固醇（HDL-C）-低密度脂蛋白胆固醇（LDL-C）。

研究表明，残粒胆固醇水平升高会显著增加心血管疾病的发病风险。

研究方法使用了公共数据库中的全基因组关联分析数据，采用了两样本孟德尔随机化分析方法研究 RC 与 CHD 和 MI 之间的潜在因果关系。使用随机效应逆方差加权（IVW）法作为两样本孟德尔随机化分析的主要分析方法，并采用敏感性分析（包括异质性检验、多效性分析和逐个剔除检验）评估分析结果的稳健性。

IVW 法分析结果显示，RC 与 CHD 和 MI 之间的关联具有统计学意义。论文得出的结论是，血液中 RC 水平的升高与 CHD 和 MI 的发病风险增加存在因果关系。

我们按照文献中的方法逐步进行实战操作，首先明确需要用到 GWAS 汇总数据（summary data）。我们使用的是 TwoSampleMR 包所依赖的数据库（https://gwas.mrcieu.ac.uk/）。根据需要复现的内容分别查找“Remnant cholesterol”和“Coronary heart disease”，结果如图 11-38 和图 11-39 所示，可以对应找到文中使用的 GWAS ID。

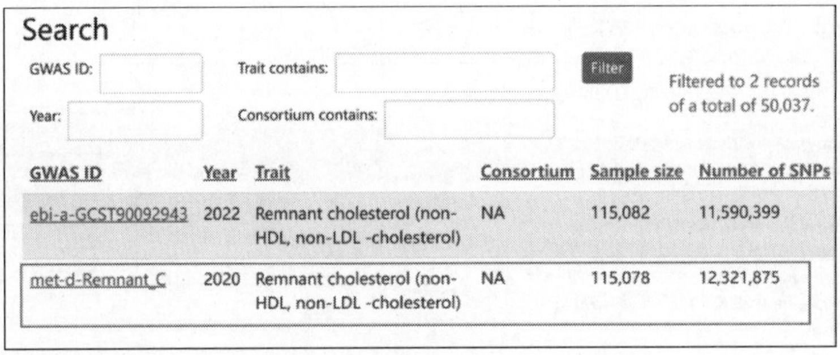

GWAS ID	Year	Trait	Consortium	Sample size	Number of SNPs
ebi-a-GCST90092943	2022	Remnant cholesterol (non-HDL, non-LDL -cholesterol)	NA	115,082	11,590,399
met-d-Remnant_C	2020	Remnant cholesterol (non-HDL, non-LDL -cholesterol)	NA	115,078	12,321,875

图 11-38

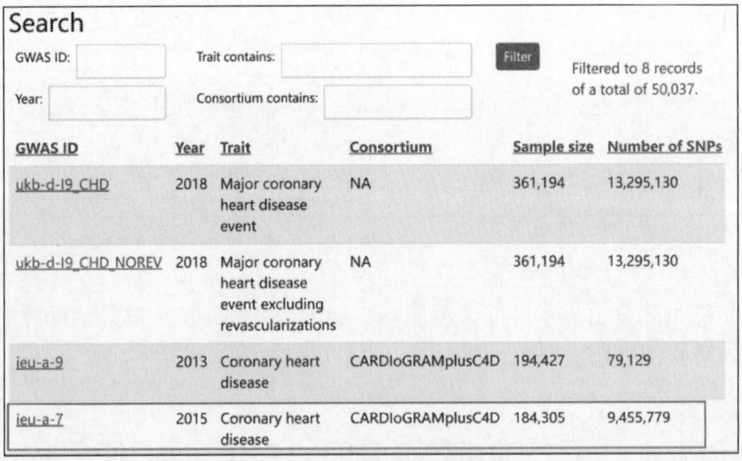

GWAS ID	Year	Trait	Consortium	Sample size	Number of SNPs
ukb-d-I9_CHD	2018	Major coronary heart disease event	NA	361,194	13,295,130
ukb-d-I9_CHD_NOREV	2018	Major coronary heart disease event excluding revascularizations	NA	361,194	13,295,130
ieu-a-9	2013	Coronary heart disease	CARDIoGRAMplusC4D	194,427	79,129
ieu-a-7	2015	Coronary heart disease	CARDIoGRAMplusC4D	184,305	9,455,779

图 11-39

论文文献中也包含汇总表格，具体见图 11-40。

表 1 两样本 MR 研究中 GWAS 数据库的简要信息
Table 1 Summary of the GWAS included in this two-sample MR study

表型	ID	样本量	SNPs	组织	网址
RC	met-d-Remnant_C	115078	12,321,875	NA	https://gwas.mrcieu.ac.uk/datasets/met-d-Remnant_C/
CHD	ieu-a-7	184305	9455779	CARDIoGRAMplusC4D	https://gwas.mrcieu.ac.uk/datasets/ieu-a-7/
MI	ieu-a-798	171875	9289492	CARDIoGRAMplusC4D	https://gwas.mrcieu.ac.uk/datasets/ieu-a-798/

注：RC(remnant cholesterol)为残粒胆固醇，CHD(coronary heart disease)为冠心病，MI(myocardial infarction)为心肌梗死。

图 11-40

然后安装 TwoSampleMR 包。由于 TwoSampleMR 包存储在 GitHub 上，因此需要使用 devtools 来安装。安装和加载包的 R 代码如下：

```
install.packages("remotes")
remotes::install_github("MRCIEU/TwoSampleMR")
library('TwoSampleMR')
```

接下来，筛选与暴露因素相关的 SNP。筛选条件：p<5e-8（保证与暴露因素相关）；r2 参数为 0.001，kb 参数为 10000。R 代码如下：

```
rc_exp <-extract_instruments(outcomes='met-d-Remnant_C',
                  clump=TRUE, r2=0.001,
                  kb=10000,access_token = NULL
)
dim(rc_exp)
```

连锁不平衡主要使用参数 r2 和 kb 来衡量，设置 r2=0.001 和 kb=10000，表示去除在 10000kb 范围内与最显著 SNP 的 r2 大于 0.001 的 SNP。

利用 extract_instruments 提取残粒胆固醇相关的 SNP 后，我们得到了 56 个与暴露因素相关的 SNP，如图 11-41 所示。

```
> rc_exp <-extract_instruments(outcomes='met-d-Remnant_C',
+                  clump=TRUE, r2=0.001,
+                  kb=10000,access_token = NULL
+ )
API: public: http://gwas-api.mrcieu.ac.uk/
> dim(rc_exp)
[1] 56 15
```

图 11-41

在 11.1.2 节中介绍过，在孟德尔随机化分析中，为了得到有效的结果，必须满足 3 个核心假设，即关联性假设、独立性假设和排他性假设。

根据工具变量与暴露因素之间的稳健强相关（关联性假设），我们需要引入另一个定义——弱工具变量偏倚。当遗传变异与暴露因素之间不具有强相关关系，或者遗传变异仅能解释小部分的表型变异时，这种遗传变异被称为"弱工具变量"。评估弱工具变量偏倚的常用指标是 F 统计量，具体计算如下：

$$F = \frac{N-k-1}{k} \times \frac{R^2}{1-R^2}$$

其中，N 表示 GWAS 分析中暴露数据库的样本量；k 表示工具变量 SNP 的个数，因为我们只计算单个 SNP，所以 k 为 1；R^2表示工具变量 SNP 解释暴露因素的程度（即暴露因素数据库中由 SNP 解释的变异所占的比例）。一般 F 统计量至少大于 10 才能有效避免弱工具变量带来的偏倚。计算 F 需要 R^2，R^2的计算公式如下：

$$R^2 = 2\times(1-\mathrm{MAF})\times\mathrm{MAF}\times\frac{\beta}{\mathrm{SD}}$$

其中，MAF 是次要等位基因频率（minor allele frequency），β 是 SNP 对暴露因素的效应量（effect size），SD 是标准差（standard deviation）。MAF 和 β 都可以直接获取，在计算 R^2时，MAF 可以和效应等位基因频率（effect allele frequency，EAF）等价。

我们根据公式编写代码计算 F 统计量，R 代码如下：

```
rc_exp$R2<- 2*(1-rc_exp$eaf.exposure)*rc_exp$eaf.exposure
*(rc_exp$beta.exposure)^2
rc_exp$F<- (rc_exp$R2)/(1-rc_exp$R2)*(115078-2)
rc_exp_1<- subset(rc_exp,F>10)
dim(rc_exp_1)
```

代码的运行结果如图 11-42 所示。因为所有 F 统计量都大于 10，所以仍保留了 56 个 SNP。

```
> rc_exp$R2<- 2*(1-rc_exp$eaf.exposure)*rc_exp$eaf.exposure*(rc_exp$beta.exposure)^2
> rc_exp$F<- (rc_exp$R2)/(1-rc_exp$R2)*(115078-2)
> #保证F大于10
> rc_exp_1<- subset(rc_exp,F>10)
> dim(rc_exp_1)
[1] 56 17
```

图 11-42

下一步，提取工具变量在结局中的信息。使用 extract_outcome_data 提取 CHD 结局，R 代码如下：

```
chd_out <- extract_outcome_data(
  snps=rc_exp_1$SNP,
  outcomes='ieu-a-7',
  proxies = TRUE,
  rsq = 0.8,
  maf_threshold = 0.3,
  access_token = NULL
)
dim(chd_out)
```

代码的运行结果如图 11-43 所示，得到了 52 个 SNP 的数据集。当然，变量数量也从 17 变成了 23（添加了工具变量在结局中的信息）。

```
> #用extract_outcome_data提取CHD结局信息
> chd_out <- extract_outcome_data(
+   snps=rc_exp_1$SNP,
+   outcomes='ieu-a-7',
+   proxies = TRUE,
+   rsq = 0.8,
+   maf_threshold = 0.3,
+   access_token = NULL
+ )
Extracting data for 56 SNP(s) from 1 GWAS(s)
Finding proxies for 5 SNPs in outcome ieu-a-7
Extracting data for 5 SNP(s) from 1 GWAS(s)
> dim(chd_out)
[1] 52 23
```

图 11-43

因为后面需要同时使用 SNP 和暴露因素的信息以及 SNP 和结局的信息，所以需要使用 harmonise_data()函数来对齐工具变量的效应等位基因。函数 harmonise_data()只有 3 个参数，第一个和第二个参数分别用于指定暴露因素数据和结局数据，第三个参数 action 最为重要，一般推荐使用默认值 action=2。R 代码如下：

```
rc_chd <- harmonise_data(
  exposure_dat=rc_exp_1,
  outcome_dat=chd_out,
  action= 2
)
```

代码的运行结果如图 11-44 所示。尽管 rs1293261 不会用于后续计算，但数据集中仍保留了 52 个 SNP。

```
> rc_chd <- harmonise_data(
+    exposure_dat=rc_exp_1,
+    outcome_dat=chd_out,
+    action= 2
+ )
Harmonising Remnant cholesterol (non-HDL, non-LDL -cholesterol) || id:met-d-Remnant_C (met-d-Remnan
t_C) and Coronary heart disease || id:ieu-a-7 (ieu-a-7)
Removing the following SNPs for being palindromic with intermediate allele frequencies:
rs1293261
```

图 11-44

为了满足孟德尔随机化的第三个假设，需要确保 SNP 和结局不相关。运行代码"rc_chd_1<-subset(rc_chd,pval.outcome>=5e-08)"，结果如图 11-45 所示。排除与结局相关的 SNP 后，剩下 48 个 SNP。

```
> #排除与结局相关的SNP
> rc_chd_1<- subset(rc_chd,pval.outcome>=5e-08)
> dim(rc_chd_1)
[1] 48 44
```

图 11-45

接下来，使用 MR-PRESSO 剔除离群值，去除具有水平多效性的 SNP。要使用 MR-PRESSO，需要安装 MRPRESSO 包。安装 MR-PRESSO 包的 R 代码如下：

```
devtools::install_github('rondolab/MR-PRESSO')
```

使用 MR-PRESSO 检验水平多效性，R 代码如下：

```
library('MRPRESSO')
mr_presso(BetaOutcome = 'beta.outcome',
          BetaExposure = 'beta.exposure',
          SdOutcome = 'se.outcome',
          SdExposure = 'se.exposure',
          OUTLIERtest = TRUE,DISTORTIONtest = TRUE,
          data = rc_chd_1, NbDistribution = 1000,
          SignifThreshold = 0.05, seed=1234)
```

mr_presso()函数需要的参数有暴露因素的 beta 和 se，结局的 beta 和 se。我们主要关注的是 outlier test（离群值检验），为了保证输出一致，设定种子数为 1234。代码的运行结果如图 11-46 所示。

```
         RSSobs Pvalue
1  6.969258e-06      1
2  6.030893e-05      1
3  3.079943e-05      1
4  7.473131e-04      1
5  7.936461e-03      1
6  1.954484e-04      1
7  4.019505e-04      1
9  1.866373e-02  0.672
10 8.620990e-04  0.144
13 7.196505e-04      1
14 1.647838e-04      1
15 1.551964e-05      1
16 2.327412e-03 <0.048
17 8.109519e-03   0.48
18 1.434154e-04      1
19 4.594226e-05      1
40 1.905152e-04      1
41 6.770211e-04  0.768
42 1.096656e-05      1
43 4.821380e-07      1
44 1.478073e-04      1
45 4.547404e-04      1
46 2.038512e-03      1
47 2.513887e-02 <0.048
48 1.099837e-03  0.192
49 6.073193e-06      1
50 2.430823e-04      1
51 7.026190e-05      1
52 4.828231e-04      1

$`MR-PRESSO results`$`Distortion Test`
$`MR-PRESSO results`$`Distortion Test`$`Outliers Indices`
[1] 13 25 43
```

图 11-46

outlier test 显示有 3 个 SNP 为离群值（outlier）。因为我们在中间进行了子集选择，所以离群值 13、25、43 对应到原始数据中的列号分别是 16、28、47，即 rs1500188、rs3777411、rs77960347，如图 11-47 所示（部分）。

RStudio Source Editor

rc_chd_1 ×

Filter

	SNP	effect_allele.exposure	other_allele.exposure	effect_allele.outcome	other_allele.outcome	beta.exposure
15	rs1293261	T	A	T	A	0.0240902
16	rs1500188	G	A	G	A	-0.0236135
17	rs1883711	C	G	C	G	0.1104690
18	rs2326077	T	C	T	C	-0.0269267
19	rs247616	T	C	T	C	-0.0610998
20	rs2478237	G	A	G	A	-0.0210273
21	rs2495477	G	A	G	A	-0.0307270
22	rs261290	C	T	C	T	-0.0759118
23	rs2737245	T	G	T	G	-0.0278540
24	rs2738447	C	A	C	A	0.0325346
25	rs28807203	C	A	C	A	-0.1030650
26	rs34042070	G	C	G	C	0.0408434
27	rs35633876	T	G	T	G	-0.0237703
28	rs3777411	T	C	T	C	-0.0490352
29	rs4299376	T	G	T	G	-0.0471096
30	rs4665972	C	T	C	T	-0.0358659

图 11-47

运行以下代码，以排除具有水平多效性的 SNP。

```
SNPrc_chd_2<- subset(rc_chd_1,SNP != 'rs1500188' & SNP != 'rs3777411' & SNP
!= 'rs77960347')
```

代码的运行结果如图 11-48 所示。排除这 3 个 SNP，剩余 45 个 SNP。

```
> rc_chd_2<- subset(rc_chd_1,SNP != 'rs1500188' & SNP != 'rs3777411' & SNP != 'rs7796034')
> dim(rc_chd_2)
[1] 45 44
```

图 11-48

至此，孟德尔随机化分析的数据前处理已完成，整个过程其实并不复杂。接下来输出孟德尔随机化分析的结果，如图 11-49 所示。结果显示，5 种方法计算的结果较为一致，其中逆方差加权（Inverse variance weighted，IVW）和加权中位数（Weighted median）都是显著的（一般把 IVW 方法作为主分析结果），并且 5 个结果的效应值（b）都是正值，说明 RC 的增加会导致 CHD 发病风险的升高。

```
> mr_result<-mr(rc_chd_2)
Analysing 'met-d-Remnant_C' on 'ieu-a-7'
> mr_result
        id.exposure id.outcome                             outcome
1 met-d-Remnant_C     ieu-a-7 Coronary heart disease || id:ieu-a-7
2 met-d-Remnant_C     ieu-a-7 Coronary heart disease || id:ieu-a-7
3 met-d-Remnant_C     ieu-a-7 Coronary heart disease || id:ieu-a-7
4 met-d-Remnant_C     ieu-a-7 Coronary heart disease || id:ieu-a-7
5 met-d-Remnant_C     ieu-a-7 Coronary heart disease || id:ieu-a-7
                                                           exposure                    method
1 Remnant cholesterol (non-HDL, non-LDL -cholesterol) || id:met-d-Remnant_C         MR Egger
2 Remnant cholesterol (non-HDL, non-LDL -cholesterol) || id:met-d-Remnant_C  Weighted median
3 Remnant cholesterol (non-HDL, non-LDL -cholesterol) || id:met-d-Remnant_C Inverse variance weighted
4 Remnant cholesterol (non-HDL, non-LDL -cholesterol) || id:met-d-Remnant_C      Simple mode
5 Remnant cholesterol (non-HDL, non-LDL -cholesterol) || id:met-d-Remnant_C    Weighted mode
  nsnp         b         se         pval
1   44 0.5204602 0.13137673 2.828269e-04
2   44 0.4355767 0.06297410 4.620932e-12
3   44 0.4519818 0.05908452 2.013711e-14
4   44 0.4356818 0.13291392 2.074743e-03
5   44 0.3896522 0.09525739 1.853474e-04
```

图 11-49

如果结果是一个二分类变量（通常是疾病），我们需要把效应值 b 转化成 OR（odds ratio，比值比）。对于发病率较低的疾病，OR 值可以准确估计相对危险度：OR 值等于 1 时，表示该因素对疾病的发生没有影响；OR 值大于 1 时，表示该因素是危险因素；OR 值小于 1 时，表示该因素是保护因素。运行代码 "mr_resultgenerate_odds_ratios(mr_result)"，结果如图 11-50 所示，得到 OR 值。

```
> generate_odds_ratios(mr_result) #得到OR值
        id.exposure id.outcome                             outcome
1 met-d-Remnant_C     ieu-a-7 Coronary heart disease || id:ieu-a-7
2 met-d-Remnant_C     ieu-a-7 Coronary heart disease || id:ieu-a-7
3 met-d-Remnant_C     ieu-a-7 Coronary heart disease || id:ieu-a-7
4 met-d-Remnant_C     ieu-a-7 Coronary heart disease || id:ieu-a-7
5 met-d-Remnant_C     ieu-a-7 Coronary heart disease || id:ieu-a-7
                                                           exposure                    method
1 Remnant cholesterol (non-HDL, non-LDL -cholesterol) || id:met-d-Remnant_C         MR Egger
2 Remnant cholesterol (non-HDL, non-LDL -cholesterol) || id:met-d-Remnant_C  Weighted median
3 Remnant cholesterol (non-HDL, non-LDL -cholesterol) || id:met-d-Remnant_C Inverse variance weighted
4 Remnant cholesterol (non-HDL, non-LDL -cholesterol) || id:met-d-Remnant_C      Simple mode
5 Remnant cholesterol (non-HDL, non-LDL -cholesterol) || id:met-d-Remnant_C    Weighted mode
  nsnp         b         se         pval       lo_ci     up_ci        or or_lci95 or_uci95
1   44 0.5204602 0.13137673 2.828269e-04 0.2629618 0.7779586 1.682802 1.300777 2.177023
2   44 0.4355767 0.06297410 4.620932e-12 0.3121475 0.5590059 1.545854 1.366356 1.748933
3   44 0.4519818 0.05908452 2.013711e-14 0.3361761 0.5677875 1.571423 1.399586 1.764359
4   44 0.4356818 0.13291392 2.074743e-03 0.1751705 0.6961930 1.546017 1.191449 2.006101
5   44 0.3896522 0.09525739 1.853474e-04 0.2029477 0.5763567 1.476467 1.225008 1.779543
```

图 11-50

将 MR 输出结果与原文对比（见图 11-51），结果一致。

| Table 3 Results of two-sample mendelian random ||||||
| 方法 | CHD ||||
	OR	95%CI	P	Cochran's Q(*P*)
IVW	1.57	1.40-1.76	2.01E-14	112.72(3.66E-08)

图 11-51

异质性检验主要用于检验各个工具变量之间的差异，可以通过 mr_heterogeneity()进行异质性检测，R 代码如下：

```
dat<-rc_chd_2
mrheterogeneity<-mr_heterogeneity(dat)
mrheterogeneity
```

异质性并不会影响研究的结论，但在文章中应明确说明是否存在。

接下来进行水平多效性检验。如果工具变量不通过暴露因素影响结果，则违反了孟德尔的假设，表明存在多水平效应。R 代码如下：

```
mrpleiotropy<-mr_pleiotropy_test(dat)
```

代码的运行结果如图 11-52 所示。利用 mr_pleiotropy_test 函数进行水平多效性检测，要求 p 值>0.05，这里 p 值为 0.5618518，无统计学意义，即不存在水平多效性。

```
> mrpleiotropy<-mr_pleiotropy_test(dat)
> mrpleiotropy
     id.exposure id.outcome                           outcome
1 met-d-Remnant_C   ieu-a-7 Coronary heart disease || id:ieu-a-7
                                                          exposure egger_intercept
1 Remnant cholesterol (non-HDL, non-LDL -cholesterol) || id:met-d-Remnant_C    -0.003684003
          se       pval
1 0.006300256 0.5618518
```

图 11-52

剩下的步骤是对结果进行可视化（绘制图表），包含常规的森林图、散点图、留一法图和漏斗图。

接下来进行留一法分析，评估每个 SNP 单独对 CHD 风险效应的影响。R 代码如下：

```
res_loo <- mr_leaveoneout(dat)
mr_leaveoneout_plot(res_loo)
```

代码的运行结果如图 11-53 所示。剔除每个 SNP 后，总体的误差线变化不大；"All"所代表的误差线在 0 的右侧，证明我们的结果是可靠的。

绘制散点图的代码如下：

```
p1 <- mr_scatter_plot(mr_result, dat)
p1
```

代码的运行结果如图 11-54 所示。5 种评估方法的斜率均大于 0，表明为正相关。

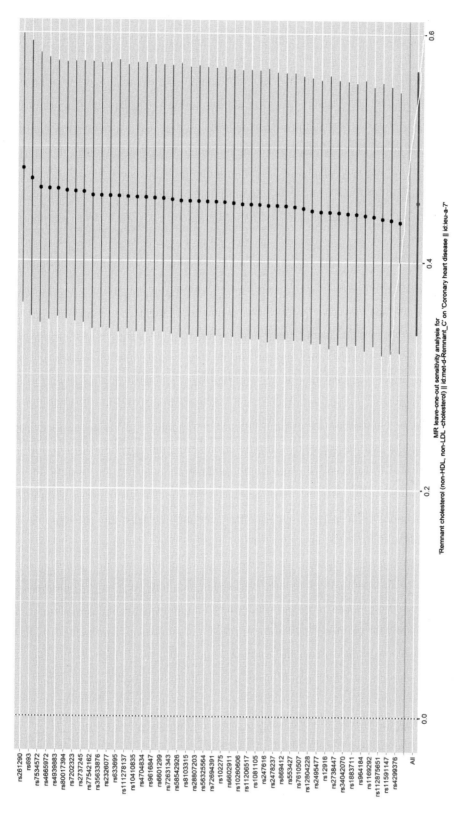

图 11-53

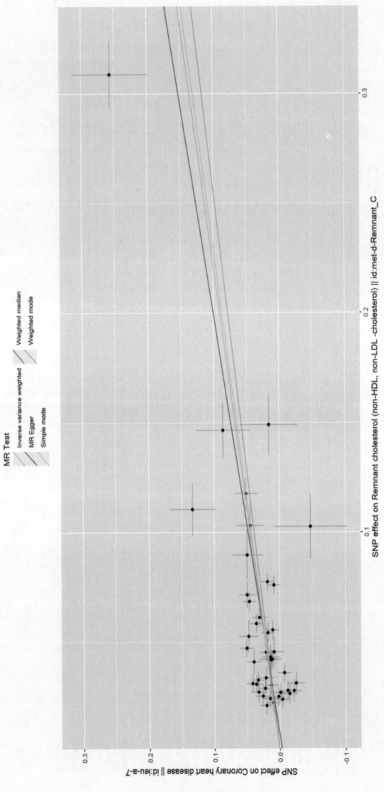

图 11-54

绘制森林图的 R 代码如下：

```
res_single <- mr_singlesnp(dat)
mr_forest_plot(res_single)
```

结果如图 11-55 所示。最底下的两条红线反映出在 MR Egger 和 IVW 方法下 RC 的升高会增加 CHD 的发病风险。

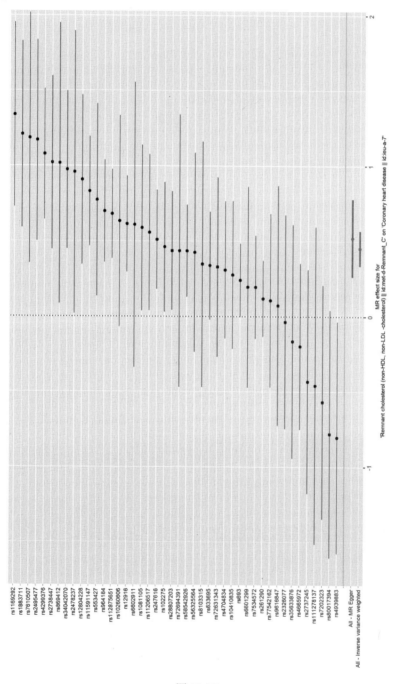

图 11-55

绘制漏斗图的 R 代码如下：

```
mr_funnel_plot(res_single)
```

代码的运行结果如图 11-56 所示。每一个点代表一个 SNP，IVW 线左右两侧的点总体对称，呈金字塔形，说明结果稳定，SNP 选择无显著偏倚。

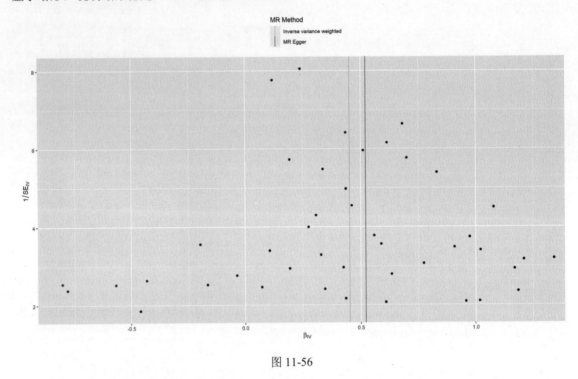

图 11-56

一篇好的、能用于复现的论文确实难得，这篇论文针对一个实际问题提供了完整的分析流程，非常适合入门学习。全文没有复杂的技术点，复现性强，性价比极高，科研新人也能轻松驾驭。该文的思路值得借鉴，紧贴临床，解决了当前的争议问题。先前的观察性研究发现，RC 高的患者罹患 CHD 的风险更高，而这篇论文的 MR 结果与临床观察性研究相一致，并首次揭示了两者间的因果关系（临床观察性研究只能证实相关，无法区分因果）。孟德尔随机化分析不受后天混杂因素影响的优势也充分发挥出来了。

11.5 孟德尔随机化分析的优势和论文选题

孟德尔随机化分析以基因型作为工具变量，具有自身的独特优势，说明如下。

（1）因果方向确定：遗传相关的因果关系方向是明确的，因为遗传多样性可导致不同的表型，反之则不成立。通过将遗传变异作为工具变量，我们可以更好地识别真正的因果关系，而不仅仅是相关性。这有助于我们在预防和治疗疾病方面做出更有根据的决策。

（2）避免混杂因素的影响：观察性研究中所测量的环境暴露因素或多或少都受行为、社会、心理等多种因素的影响，从而可能造成偏倚。而基因型代表的遗传变异不受此类因素的影响。由于遗传变异独立于环境和生活方式，因此可以有效控制其他可能影响健康状况的因素，使研究结果更加客观。

（3）可靠性高：相对其他类型而言，遗传变异与其效应的测量误差较小。目前，GWAS 和 IEU 的数据相对容易获取。例如，使用 731 个免疫细胞水平的 GWAS 数据作为暴露因素，进行免疫细胞孟德尔随机化（immune cells Mendelian randomization，IMCMR）分析。数据来源：*Complex genetic signatures in immune cells underlie autoimmunity and inform therapy (DOI: 10.1038/s41588-020-0684-4)*。这部分数据在 GWAS Catalog 中的编号为 GCST90001391—GCST9000212 的数据集中。

孟德尔随机化分析并不只限于学术研究领域。在工业界，GSK 是最早将疾病遗传学研究引入制药行业的大型制药公司之一。2015 年，GSK 科学家发表在 *Nature Genetics* 上的文章表明，有人类遗传学数据支持的药物研发项目，在临床上的成功率可以提高一倍。这一发现也在其他公司的产品研发中得到验证。例如，2012 年前后，有多家公司的 IL-6 抑制剂处于临床研究阶段。当时，研发进展最快的是罗氏的托珠单抗，适应症是类风湿关节炎，而辉瑞在 II 期研究时开展了针对红斑狼疮的 IL-6 抑制剂研究。从表面上看，这两种疾病发生时都有 IL-6 表达升高，但使用 GWAS 数据进行 MR 分析研究却得出不一样的结论：显著降低类风湿关节炎风险的 IL-6R 的 SNP（Asp358Ala）与红斑狼疮的发生没有关联。最终，临床研究结果与 GWAS 分析的推断相符，托珠单抗用于类风湿关节炎治疗顺利获批上市，而辉瑞 IL-6 抑制剂的 II 期临床研究以失败告终，最终停止了这一产品的继续开发。

哪些选题适合进行孟德尔随机化分析？

- 第一种是观察性研究中存在争议的选题。
- 第二种是可能存在反向因果关系的选题。
- 第三种是热点话题，比如前几年的 COVID-19。
- 最后一种是混杂因素在当下人群中无法控制这类选题。

当下，结合临床公共数据库挖掘与孟德尔随机化分析是一个性价比极高的发文途径。众所周知，因果推断分 3 个步骤：①建立病因假说；②检验病因假说；③验证病因假说。以 NHANES 数据库中数据为基础，纳入的研究类型大多为横断面研究，即现况调查。这些研究主要用于探索病因，验证相关性以及识别危险因素，但无法推断因果关系。因此，NHANES 数据库可以满足因果推断的第一步——建立病因假说。如果条件允许，还可以结合一些病例对照研究或队列研究，以进行因果推断的第二步——检验病因假说。MR 分析类似于随机对照检验（RCT），具有较强的因果效应论证能力，并能排除环境中的相关混杂因素，使我们研究的暴露因素与结局之间的通路更加纯净，因此可以论证遗传层面上的因果关系，满足因果推断的第三步——验证病因假说。

孟德尔随机化（MR）方法凭借其无须实验、不依赖病历、适用疾病范围广且容易发表高影响因子的论文等优势，已经成为当前生物医学研究中的热门工具。通过结合 NHANES 等大型数据库进行分析，MR 方法不仅可以探索病因，还能论证因果关系，有助于我们构建完整的疾病因果推断模型。

例如，浙江大学李兰娟院士团队发表的一篇论文——高血压和非酒精性脂肪肝病（NAFLD）的相关性风险：基于 2017—2018 年 NHANES 数据库和孟德尔随机分析，如图 11-57 所示。

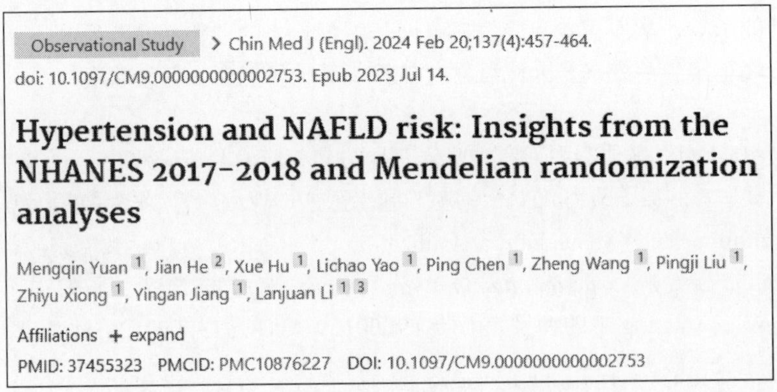

Observational Study ❯ Chin Med J (Engl). 2024 Feb 20;137(4):457-464.
doi: 10.1097/CM9.0000000000002753. Epub 2023 Jul 14.

Hypertension and NAFLD risk: Insights from the NHANES 2017-2018 and Mendelian randomization analyses

Mengqin Yuan [1], Jian He [2], Xue Hu [1], Lichao Yao [1], Ping Chen [1], Zheng Wang [1], Pingji Liu [1], Zhiyu Xiong [1], Yingan Jiang [1], Lanjuan Li [1] [3]

Affiliations + expand
PMID: 37455323   PMCID: PMC10876227   DOI: 10.1097/CM9.0000000000002753

图 11-57

作者团队利用 2017—2018 年 NHANES 的数据，对高血压和 NAFLD 风险之间的关系进行了加权多元调整的逻辑回归分析。随后，通过全基因组关联分析（GWAS）进行了双样本 MR 分析，以确定高血压、收缩期血压（SBP）、舒张期血压（DBP）与 NAFLD 之间的因果关系。采用逆方差加权（IVW）和其他辅助 MR 方法，验证了高血压与 NAFLD 之间的因果关系，并使用灵敏度分析来确定结果的可靠性。

该论文有如下几个特点：

（1）从研究思路上，结合大规模临床数据（NHANES）和 MR 的研究设计是该研究的最大优势。

（2）NHANES 数据库的患者数据来源多样，且具有丰富的临床数据，可以对多种混杂因素进行调整。

（3）选用了高血压相关的 3 个暴露因素，分析结果发现这 3 个暴露因素与结局都是阳性相关性，证明了该研究的因果关系明确，结论可靠。

（4）在 MR 分析中，选用了多达 302 个 SNP 位点，极大提高了 MR 分析结果的可靠性。

孟德尔随机化研究与 NHANES 数据库的结合可谓是强强联手，大大提升了研究的创新性和学术影响力，在 SCI 发文竞争激烈的领域中独领风骚。

第12章

单细胞测序实战

单细胞测序（Single Cell Sequencing，SCS）技术是指在单个细胞水平上对转录组或基因组进行扩增并测序，以检测单细胞在基因组学、转录组学等多个组学的数据，主要涉及单细胞基因组测序、单细胞转录组测序等。单细胞转录组测序（single-cell RNA sequencing，简称 scRNA-seq）是一种在单细胞水平上对转录组进行测序分析的技术。传统的批量 RNA 测序分析可能导致稀有细胞群和亚群的丢失，但 scRNA-seq 的应用能够让我们以单细胞分辨率识别稀有的细胞类型，因此成为剖析、识别、分类和发现来自不同人体器官和组织的新的或罕见的细胞类型和亚型的有力工具。它在发育、免疫学、糖尿病、微生物学、Covid-19、癌症生物学、血管生物学、神经生物学、临床诊断和许多其他学科中提供了更深刻的健康和疾病信息。这一优势使得研究者可以进一步描述组织或者细胞群中的细胞多样性。通过分析不同细胞类型或亚群的组成、分布、功能及相互通售，创建细胞图谱，从而提供组织或生物体的细胞组成的全貌。

12.1 单细胞测序概述

本节主要介绍进行单细胞测序的原因及其技术原理。

12.1.1 为什么要做单细胞测序

细胞是生物体和生物过程的基本单位和运作基础，它在类型、行为和状态上存在广泛的差异（即细胞异质性）。对于多细胞生物来说，在细胞的分裂和分化过程中，必然会逐渐产生或大或小的差异，即遗传信息的异质性。当然，这种差异可大可小。比如，受精卵从一个细胞开始分裂，逐渐形成囊胚，并最终发育成完整的个体，细胞之间的差异会越来越大：有的细胞分化成神经元，有的分化成骨骼肌，它们各自表达不同的遗传信息，承担不同的生理功能。

又比如，在肿瘤组织中，肿块中心的细胞、肿块周围的细胞、淋巴转移灶的细胞，以及远端转移的细胞，其基因组和转录组等遗传信息也存在差异。就临床利用上而言，这些差异或能影响某种疗法对该肿瘤的效果。传统的研究方法（即批量测序）是在多个细胞的基础上完成检测，即一次处理成千上万个细胞，得到的结果是所有细胞的平均值，从而忽略了细胞之间的差异性。例如，有的细胞转录水平较高，有的细胞则较低。同时，如果目标细胞占比较为稀少，这些细胞的信息可能会被平均化或覆盖掉。

当研究人员想要检测某个蛋白的表达量时，使用 Western Blot 方法得到的信号值反映的是基因在群体细胞中的平均表达水平（注意：Western Blot 是一种常用的蛋白质检测技术，可以用于检测特定蛋白质在复杂混合物中的存在和表达水平），这可能导致不同细胞间表达异质性信息的丢失。相比之下，单细胞测序方法可以对单个细胞内的核酸（DNA 或者 RNA）进行捕获和建库，从而获得单个细胞中的信息。通过在单细胞水平对每个细胞进行分析，可以得到细胞间的异质性信息，进而实现对细胞的更准确分群、发现新的细胞种类、研究随机基因的表达，并探索细胞谱系路径。这将为药物研发提供更准确的信息，开辟新的路径，实现真正的"对症下药"，并为我们理解遗传、发育和疾病机理打开新的大门。

单细胞分析可以反映群体内细胞间的异质性和小群体细胞的重要功能，特别是能够解析出细胞之间的细微差异。因此，单细胞测序技术又被称为"分子显微镜"。

实际上，单细胞测序已有十年的历史，第一代测序一次只能测一个样本的一段序列，产生的数据量很小，而高通量测序（high-throughput sequencing）一次能够产生几十吉字节甚至上百吉字节的数据量，并且一次可以测很多的样本。随着高通量测序成本的不断降低，这一技术已经进入了"旧时王谢堂前燕，飞入寻常百姓家"的阶段。

Science 杂志将单细胞测序列为最值得关注的领域，*Nature Methods* 杂志将单细胞测序的应用列为最重要的方法学进展。与"人类基因组计划"相媲美的"人类细胞图谱计划"首批拟资助的 38 个项目的公布，极大推动了单细胞测序的发展。大大小小的测序公司开始布局单细胞测序市场，预计高通量价格战将很快拉开序幕。单细胞测序技术将在高通量技术的推动下，为临床以及学术界带来新的机遇。

12.1.2 单细胞测序技术原理

我们需要了解单细胞测序与普通转录组测序的区别。普通转录组使用由细胞混合物组成的样本进行测序，只能估计基因在细胞群中的平均表达水平，而没有考虑样本中各个细胞的基因表达的异质性，因此无法分析早期发育组织或复杂组织（如大脑组织等）的异质系统。为突破这一限制，开发了单细胞水平的转录组测序技术。

目前有两种方式可以实现单细胞测序：一种是将单细胞分离出来，单独构建测序文库并进行测序。这种方式的通量极低且成本极高，通常需要花费大量资金来测序数十个细胞，而这数十个细胞往往还不足以反映真实的科学问题。另外一种方式是引入分子标签（barcode）技术，在单细胞分离的同时给每个细胞加上独一无二的 DNA 序列。这样在测序后分析时，就可以把携带相同分子标签的序列视为来自同一个细胞。通过一次建库，可以测定数百到上千个单细胞的信息。

因此，一个重要的任务是获得单个细胞。在获得单细胞的方法中，目前主要是 10X Genomis 单细胞技术独占鳌头。

10X Genomis 单细胞技术又称为流式细胞分选技术，它基于微流控技术，能够一次性分离和标记 5000~10000 个单细胞,并能在单细胞水平上进行检测。分子标签是 10X Genomis 特有的,由 16 个随机核苷酸组成,用于对细胞做标记,可以理解为一个分子标签代表一个细胞。

10X Genomics 仪器小巧,但功能强大,其技术核心是油滴包裹的凝胶珠 (gel bead in emulsion,GEM),该技术可以快速高效地分离细胞,并将细胞和下一步反应所需的试剂混合。在 10X Genomics 中有 75 万种条形码的凝胶珠,每个凝胶珠上有 40 万~80 万根探针。凝胶珠如图 12-1 所示,分子标签和 UMI(unique molecular identifier,唯一分子标识符)是单细胞中常见的名词,分子标签就像每个凝胶珠的身份证号码,而 UMI 则像每个 DNA 标签分子的身份证号码。

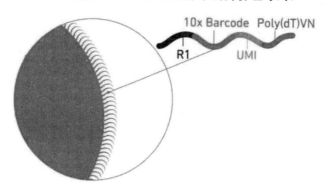

图 12-1

分子标签是由 16 个碱基组成的序列,一共有 400 万种不同的分子标签。每个凝胶珠对应一种特定的分子标签,通过这 400 万种分子标签,可以把凝胶珠区分开来。UMI 是一段随机序列,意味着每个 DNA 分子都有自己的一个唯一的 UMI 序列。UMI 的长度为 10 个碱基,它的作用是区分哪些 reads(reads 指测序出来的一条条序列)源于同一个原始 cDNA 分子。

单细胞转录组测序的显著优势在于能够在单细胞水平上对细胞转录组进行测序,即在更高分辨率的水平下检测细胞的差异表达。因此,该技术的核心在于能够成功区分样本中的不同单细胞转录本。10x Genomics 平台利用微流控技术,结合分子标签-单细胞-油滴的对应关系,最终得到用于捕获单个细胞的“凝胶珠”,实现了真正意义上的单细胞测序。

这个过程非常底层且发展相对成熟,已经实现了较高的工业化水平,一般交由生物公司利用集成度很高的测序仪器来完成。我们只需对测序过程有宏观的了解即可,重点在于后续的测序数据分析过程,如基因表达水平、异质性和细胞亚群的鉴定等。使用专门的软件或算法对测序数据进行质控、标准化、降维、聚类、差异分析等,以揭示单细胞水平的基因表达模式和功能。

12.2　单细胞测序分析流程

本节主要介绍单细胞测序分析的流程。

12.2.1　读取原始数据并建立表达矩阵

完成测序后的原始数据的结构不适合进行后续的数据分析,因此需要将原始数据重新读取到数据处理软件中，并整合为该生物样本的"表达矩阵"。获得下机数据（指从测序仪器中获取的原始测序数据）后，首先利用 10x Genomics 提供的官方分析软件 CellRanger 对原始数据进行质控、过滤、比对、定量及鉴定回收细胞，最终得到各细胞的基因表达矩阵。

CellRanger 软件是 10X Genomics 官方提供的配套分析软件，分析单细胞数据的第一步是用 CellRanger 软件对 FASTQ 测序数据进行分析。FASTQ 标准格式文件用于保存生物序列，通常包括核酸序列及其测序质量信息，测序仪器都以 FASTQ 格式存储测序数据。

如图 12-2 所示，CellRanger 可以将单细胞测序获得的 BCL 文件拆分为可识别的 FASTQ 测序数据。软件运行结果存储在 out 目录中。CellRanger 的一个重要功能是完成细胞和基因的定量，即生成用于各种分析的基因表达矩阵。

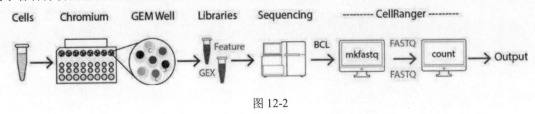

图 12-2

如果需要进一步分析聚类细胞，还需进行下游分析。本节使用官方推荐的 R 包 Seurat 进行了低质量细胞过滤、数据归一化、细胞亚群分类、标记（marker）基因筛选、差异基因分析以及高级分析（如细胞分化拟时序分析、细胞相互作用图谱等）。

12.2.2　消除技术误差

在理想情况下，当表达矩阵建立完成后，我们可以根据研究需要对表达矩阵进行各类数据分析，从而得到相应的结果。然而，在实际操作中，我们不能立即利用这个表达矩阵来开展研究，因为在测序过程中，由于实验条件和技术的局限性，可能会引入各种技术误差，导致初步建立的表达矩阵中包含部分错误数据。如果不剔除或修正这部分数据，样本所包含的生物学信息可能会被这些技术误差掩盖甚至扭曲。

可以将此过程形象地理解为：在量子计算中，各种环境噪声（如温度变化、电子损失等）使信息失真，因此我们需要在技术层面上对噪声进行剔除与修正，主要流程包括质量控制与标准化。

质量控制是在细胞层面上对噪声进行剔除，删去一些不合格的细胞数据。常见的噪声通常是细胞层面的。例如，样本中包含的死细胞或多个细胞在测序时被统计为一个细胞。幸运的是，我们已经基本了解这些常见噪声在表达矩阵中的数据表现形式。于是，我们可以设计一系列筛选条件，剔除被噪声严重影响的细胞数据。这个设计筛选条件和剔除细胞数据的流程就被称为质控。

例如，我们可以在程序中加入一个 if 判断语句，如果发现一个细胞中的线粒体（RNA）基因表达水平过高（这通常意味着细胞已经死亡），就把这个细胞对应的一列数据从表达矩阵中删除。当然，噪声类型多样，细胞种类不同，也会影响质控策略。

在单细胞悬液制备过程中，由于部分细胞对分离条件不适应，或消化条件不够温和导致细胞应激或碎片化，可能导致细胞数据无法反映真实情况，比如线粒体比例过高、检测基因数过少或过多、表达量过低或过高等。如果不进行质控，不去除低质量的细胞或表达水平过低的基因，就会使下游分析产生偏差，使结果偏离真实的生物学现象。对于这些低质量的细胞（如处于凋亡状态或细胞碎片等），CellRanger 无法直接检测出来，还需依赖第三方软件包 Seurat 进行质控。

　　常见的质控指标包括每个细胞的转录本数量或每个细胞能比对到参考基因组的测序序列的百分比。若细胞的转录本数量低于或高于设定的阈值，该细胞将被标记为异常细胞，并从分析中删除。阈值可以由分析者自定义，例如，细胞的转录本少于 20 个或超过 5,000 个。

　　在确定质控阈值时，必须考虑所分析组织的多样性。例如，在设计实验研究血液中转移的癌细胞时，癌细胞的数量相较于正常血细胞的数量而言非常低，因此需要调整质控指标中的转录本数量。在该组织中，血细胞是优势细胞，但与活跃的癌细胞相比，它们的表达通常处于相对静止状态，RNA量相对较低。因此，如果设置阈值为删除那些转录本数量高于平均值 2 倍标准差的细胞，转录活性较高的癌细胞可能会被误认为异常而被全部删除。

　　另一个常见的质控指标是线粒体基因的数量。高比例的线粒体基因表达是细胞处于应激状态的指标之一，因此分析中通常需要移除线粒体基因表达占比较高的细胞，因为大多数实验不研究这一类特殊状态的细胞。但是，这一参数高度依赖于组织类型和所研究的问题。例如，由于心肌细胞的高能量需求，心脏中总 mRNA 的 30% 是线粒体，而在低能量需求的组织中，这一比例则为 5% 或更少。故而线粒体在心肌细胞中占 mRNA 的 30% 表示健康，但在淋巴细胞中则可能表示不正常。

　　标准化是在基因层面上对噪声进行修正，使每个细胞的基因表达总量一致。完成质控后，数据中剔除了一部分技术噪声和低质量的细胞，可以更充分地展示细胞本身的生物学特性。但在实际操作中，人们发现"同一基因在不同细胞间的表达存在差异"，这种差异可能由生物学原因或技术原因引起，从而导致每个细胞的基因表达总量不同。因此，为了减小这类技术误差对后续数据分析的影响，我们需要进行标准化处理，使各个细胞中的基因表达水平相近，即每一列的计数值之和相同。

　　基因表达水平，即表达矩阵中每一列的计数值。如果预设"单个细胞在测序时受到的技术误差对其内所有基因表达有完全相同的影响"，则需要将每列（每个细胞）的计数值除以这一列的总计数值（即该细胞中的 RNA 总量），然后乘以比例因子（通常取 1,000,000），将其转换为每百万的计数。因此，我们实际关心的是"某个基因表达水平占该细胞总体表达水平的比例"。这种标准化方法被称为 CPM（counts per million，每百万计数值）方法。这是最简单的标准化方法，因为它的前提假设最为简单，是一种完全的平均化处理。第二种可接受的标准化测序数据的方法是利用管家基因进行比较——基于文献资料和对测序的生物样本的了解，选择一个管家基因用于后续标准化。管家基因是指所有类型组织细胞在任何时候都需要表达的基因。由于管家基因是生命活动必需的基因，因此表达相对稳定，差异较小。假定所选的管家基因在所有细胞中均以相同的水平表达，然后对测序数据进行归一化处理，使所选的管家基因的表达水平在所有细胞中均相等。第三种方法是对所有或部分细胞中表达无差异的基因进行标准化。该方法基于所有细胞或部分细胞之间的表达无差异的假设（所有基因均在所有或部分细胞中均等表达），推断出每个细胞的归一化因子以标准化转录本的计数。

　　在分析测序数据时，要对多批测序数据进行相互比较，以消除批次效应。这些批次效应可能由不可避免的技术差异引起，例如样本的冷冻存放时间、反复冻融的次数、提取 RNA 的方法、测序深度等。研究人员应尽力保持这些实验和测序过程中的变量恒定。但是，基于液滴的测序涉及数千个单独的细胞实验，因此在标准化时还必须考虑细胞特异性偏差，以便能够将一个细胞与另一个细胞进行比较。在单细胞测序中，由于单个细胞可能不属于同一类型，需要调整标准化参数，以保留细胞间的差异，同时消除技术差异带来的批次效应和细胞特异性偏差。

12.2.3　细胞聚类与可视化

当完成质控与标准化步骤后，我们已经尽可能地在细胞层次与基因层次上减少了技术误差对数据的影响，此时得到的表达矩阵已经尽可能地展示了样本的生物学特性。接下来，便可以开始对表达矩阵进行生物学研究。常见的步骤包括降维（如 PCA）、聚类（如 Graph-based & K-Means）以及可视化（如 t-SNE 或 UMP），以得到细胞聚类结果。

在对基因表达谱进行标准化后，PCA 通常是首选的降维算法，因为它是一种相对简单的线性降维算法。例如，PCA 可以用于找出 2000 个高变基因（即表现出显著差异的基因）。由于 2000 个高变基因的数量较多，因此需要降维，以减少高变基因。例如降低到用 10 个高变基因代替原来的 2000 个高变基因。

PCA 是一种降维技术，通过将细胞之间的相关性转换为二维图（PCA 图）来可视化数据，如图 12-3 所示，其中高度相关的细胞聚集在一起。在 PCA 图中，PC_1 代表第一主成分，PC_2 代表第二主成分。主成分的重要程度按照 1>2 的顺序排列，因为 PC_1 解释了最大的数据差异，具有最大的标准差。例如，在一个实验中，细胞之间 30% 的差异由定义了 PC_1 的基因解释；PC_2 则解释了数据的第二大部分差异，例如细胞之间 20% 的差异可归因于 PC_2 中的基因，8% 的差异归因于 PC_3 中的基因；以此类推。简单来说，主成分的排名反映了它们对数据差异解释的贡献顺序，其中 PC_1 是排名最高的主成分，而排名越低的主成分对解释数据差异的贡献就越小。

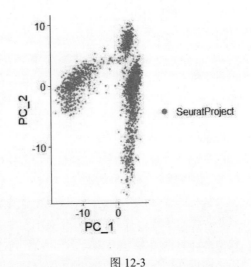

图 12-3

t-distributed stochastic neighbor embedding（t-SNE，t 分布随机邻域嵌入）是一种常见的可视化方法。它使用机器学习算法来降低数据的维度，非常适合将高维数据放到二维或三维空间中进行可视化展示，同时保留细胞之间的相对距离信息。单细胞测序的核心意义在于揭示细胞的异质性，即细胞间存在个体差异。即便是在同一位置的细胞之间，也可能在基因表达等方面存在差异。如图 12-4 所示，该图展示了基因在各个亚群之间的表达情况，颜色越深表示表达水平越高。颜色的差异还可以用来判断该基因是不是差异基因。

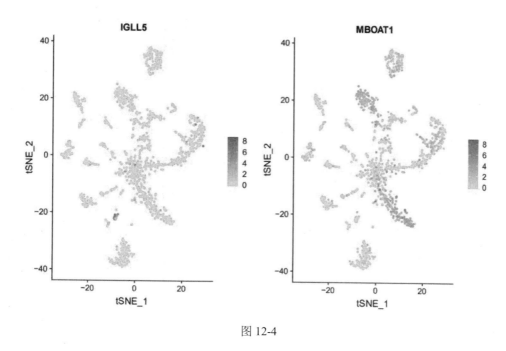

图 12-4

图 12-5 展示了利用 t-SNE 算法对所有细胞进行分群的结果，相互靠近的亚群表示它们之间存在联系。

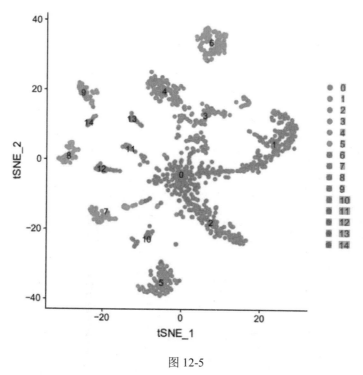

图 12-5

图 12-6 展示了基因在各个亚群中的小提琴图。每个黑点代表一个细胞，纵轴表示表达水平，值越高表示表达水平越高。

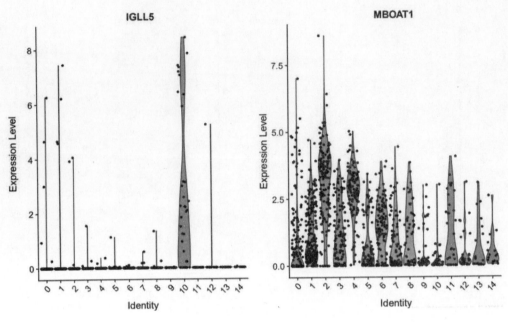

图 12-6

图 12-7 是细胞亚群的 top20 基因聚类热图。绘制这幅图是为了进一步确认较为理想的分群结果，并识别可能作为亚群特征的基因。通过每个亚群的 top20 基因进行聚类分析，我们可以观察这些基因的表达模式。聚类分析不仅能够获得不同细胞亚群 top20 基因的表达模式，还可以判断同一亚群中的基因是否能够聚集成类，因为这些同类的基因可能具有相似的功能，或者来自同一类型的细胞。

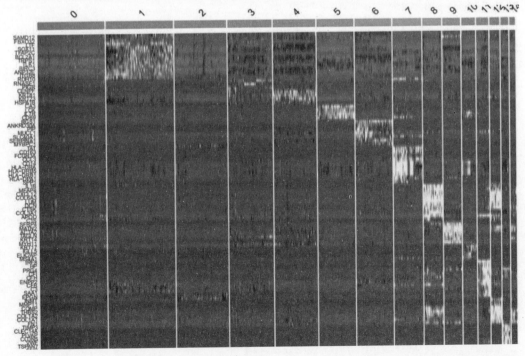

图 12-7

我们现在分析的单细胞均来自一个样本的解离，但这并不意味着进行测序的细胞都是一模一样的。一个样本中可能含有多种细胞类型，比如内脏样本中可能有上皮细胞、肌肉细胞、神经细胞等；同种细胞之间也可能存在生长周期上的差异，比如细胞可能处于分裂间期Ⅰ、Ⅱ或分裂期等。这表明细胞可以被分类。得出这一结论的前提假设是"不同类别的细胞在基因表达上存在差异"。因此，尽管我们可能不知道具体的分类依据，比如是依据基因 A 还是基因 B 的表达强度来进行分类，但如果我们认可该前提假设，那么逻辑上一定存在一个或多个标记（marker）基因，使得我们可以根据这些标记基因的表达强度对细胞进行分类。注意，标记基因是指在一种细胞类型中高表达，而在其他类型中低表达或不表达的基因。

于是，我们设计了一系列的聚类算法，让计算机自行识别标记基因，并根据这些标记基因的不同表达强度对细胞进行聚类。对于聚类结果，我们还需要进行可视化处理，对不同类别的细胞进行注释，并对计算机识别出的标记基因进行生物学意义上的解释。

单细胞注释包括自动注释和手动注释两种方式。自动注释使用一组预定义的标记基因，通过将它们的基因表达模式与已知细胞类型的基因表达模式相匹配，来识别和标记单个细胞或细胞集群。

SingleR 是一种基于参考数据集的单细胞自动注释方法，提供了 7 个参考数据集，如图 12-8 所示。

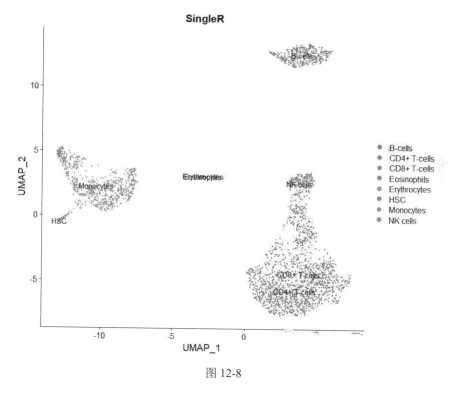

图 12-8

尽管自动化细胞注释方法既方便又系统，但它依赖于适当的参考数据库，且并不总能产生高置信度的注释。当这种方法导致较低的置信度、冲突或缺失的细胞标签时，通常需要手动注释。手动注释需要具备专业背景，涉及对每个细胞集群或模式中特异性高表达（或低表达）基因及其功能的研究，这是一个比较耗时且费力的过程，尤其在注释细胞亚型（精细化）或处于过渡态的细胞类型时。

建议读者自行尝试进行一次普通单细胞转录组的降维聚类分群，主要集中于常规分析流程。完成这个过程首先需要收集和整理好目标数据的链接，下载数据矩阵，然后将数据读入 R 软件，进行基本的降维和聚类分群，最后对各个生物学亚群进行人工注释。这样才能完成一个很简单的聚类分群任务。

12.3　单细胞转录组分析实战

本节进入实战环节，将进行单细胞转录组分析实战。

12.3.1　安装 Seurat 包

在进行单细胞分析时，要预先安装好单细胞分析所需的各种 R 包，主要是 Seurat 包。Seurat 包是一个用于单细胞基因组学的 R 工具集，专为单细胞 RNA-seq 数据的质控、分析和探索而设计。Seurat 使用各种计算技术（包括降维、聚类和可视化）来分析 RNA-seq 数据，揭示单个细胞之间的潜在模式和关系，使研究人员能够识别不同的细胞类型、状态或种群。

建议使用 Seurat V4 的版本。虽然 Seurat V5 版本引入了新功能，但它的对象构建结构与 V4 版本存在差别，这可能导致一些代码无法兼容运行。

安装 Seurat V4 版的 R 代码如下：

```
remove.packages(c("Seurat","SeuratObject"))
install.packages('Seurat', repos = c('https://satijalab.r-universe.dev'))
packageVersion("Seurat")
```

代码的运行结果如图 12-9 所示，显示 Seurat V4 版本安装成功了。

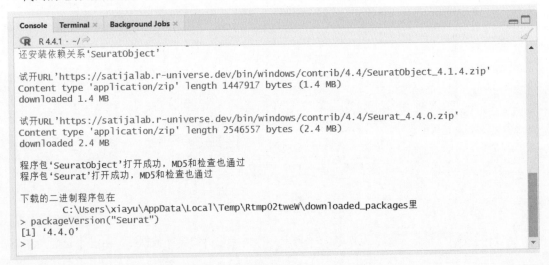

图 12-9

如果使用 library(Seurat)加载时报错："载入了名字空间'Matrix'1.5-4 需要>=1.6.1"，则需要安装 Matrix 包，可执行命令"install.packages('Matrix',version = package_version('1.6.1'))"来安装，结

果如图 12-10 所示，表明 Seurat 包加载成功。

```
> install.packages("Matrix", version = package_version("1.6.1"))
trying URL 'https://mirrors.tuna.tsinghua.edu.cn/CRAN/bin/windows/contrib/4.3/Matrix_1.6-3.zip'
Content type 'application/zip' length 4553027 bytes (4.3 MB)
downloaded 4.3 MB

程序包'Matrix'打开成功，MD5和检查也通过

下载的二进制程序包在
        C:\Users\Administrator\AppData\Local\Temp\RtmpeizAqF\downloaded_packages里
> library(Seurat)
Attaching SeuratObject
Warning message:
程辑包'Seurat'是用R版本4.3.2 来建造的
```

图 12-10

12.3.2 数据导入

若从原始下机数据的 FASTQ 格式文件开始处理，则成本较高。对于单细胞测序的工作者来说，Seurat 包已经提供了高度集成的函数库，基本上消除了从底层开始编写代码的需要。在这个环节中，我们可以直接"傻瓜式"地使用 Read10X() 与 CreateSeuratObject() 这两个函数来读取数据并建立表达矩阵。

目前，单细胞测序领域主要由 10X Genomics 公司主导。使用 10X Genomics 测序数据时，它的专用软件 CellRanger 成为主要选择，但由于其对计算资源的高消耗，使得实验室在搭建上游流程时成本较高。此外，并非所有研究者都擅长 Linux 和 Shell 脚本，因此许多研究者选择一次性付费让公司处理数据，得到表达矩阵后再进行下游分析。

通过 CellRanger 标准化后的 10X 数据，可以省去许多烦琐的步骤。每个 10X 样本有 3 个 FASTQ 格式的原始测序数据文件作为输入，然后输出的表达矩阵也是 3 个文件。

对于经过 CellRanger 处理后的 10X 单细胞测序数据，通常下游分析会选择 filtered_feature_bc_matrix 文件夹中的文件作为输入，而不是 raw_feature_bc_matrix 文件夹中的文件。这是因为 filtered_feature_bc_matrix 文件夹中的数据已经过质量过滤，去除了低质量的细胞和基因，更适合后续的数据分析和解释。进入 filtered_feature_bc_matrix 文件夹，会发现它下面包含 3 个文件，分别是 barcodes.tsv.gz、features.tsv.gz 和 matrix.mtx.gz。

barcodes.tsv.gz 即样本的名称，也就是每个细胞的标识信息，文件中有一列内容为测序时为了区分各个细胞而使用的标记信息，即分子标签信息，内容如下所示：

```
AAACCCAAGAGATGCC-1
AAACCCAAGGTCGTAG-1
AAACCCACATCAGTCA-1
AAACCCAGTTTCCCAC-1
AAACCCATCCAAACCA-1
AAACCCATCCCTCTAG-1
AAACGAAAGCTGGTGA-1
AAACGAACAGACACAG-1
AAACGAAGTGAGATAT-1
```

features.tsv.gz 文件中包含两列数列：第一列为基因 ID，第二列为基因 Symbol ID，用于区分不

同的基因。内容如下所示：

```
ENSMUSG00000051951        Xkr4
ENSMUSG00000089699        Gm1992
ENSMUSG00000102331        Gm19938
ENSMUSG00000102343        Gm37381
ENSMUSG00000025900        Rp1
ENSMUSG00000025902        Sox17
ENSMUSG00000104238        Gm37587
ENSMUSG00000104328        Gm37323
```

matrix.mtx.gz 包含了每个单细胞的基因表达信息，即基因表达数据的一种表示形式。matrix.mtx 文件的数字部分有多行 3 列，第 1 行包含测序的汇总信息。第 1 行的第 1 列为测序的总基因数（即 genes.tsv.gz 文件中有 32285 行），第 1 行的第 2 列为测序的总细胞数（即 barcodes.tsv.gz 文件中有 5741 行），第 1 行的第 3 列为测序的总 reads 数（即 11436472 个非零数值）。数字部分的其余行中，第 1 列为基因（对应于 features.tsv.gz 文件中的位置），第 2 列为细胞（对应于 barcodes.tsv.gz 文件中的分子标签信息），第 3 列表示在该细胞中检测到该基因的 reads 数。例如，第 1 行的"114"表示在分子标签为 AAACCCAAGAGATGCC-1 的细胞中检测到的 Xkr4 基因的 reads 数为 4。

```
%%MatrixMarket matrix coordinate integer general
%
32285 5741 11436472
1 1 4
2 1 1
22 1 1
24 1 8
31 1 1
41 1 1
43 1 1
```

将上述 3 个文件放入同一个文件夹，打开 RStudio，将含有这 3 个文件的文件夹设置为工作路径。在进行下游处理时，确保这 3 个文件同时存在，而且在同一个文件夹中。每个样本都应包含这 3 个文件，并且每一个样本都用同样的代码进行处理。

Seurat 提供了 Read10X() 函数，可以直接读取 10X Genomics 输出的原始数据文件（.tsv 与 .mtx 文件格式），并生成一个带有行名（基因名）和列名（细胞名）的计数矩阵。这实际上就是我们说的表达矩阵，其中列表示不同的细胞，行表示不同的基因，矩阵中的值表示基因在细胞中的表达计数。

实战教学所用的 10X Genomics 数据的下载地址如下：

```
https://cf.10xgenomics.com/samples/cell/pbmc3k/pbmc3k_filtered_gene_bc_matr
ices.tar.gz
```

下载的数据是 10X Genomics 提供的外周血单细胞（PBMC）数据集，包含 2700 个单细胞，使用 illuminate NextSeq500 进行测序。

使用 Read10X() 函数读取这 3 个文件，得到一个带行名（基因名）和列名（细胞名）的计数矩阵。在 CreateSeuratObject() 函数中，将计数矩阵作为目标矩阵，设置参数 min.cells = 3，表示某个基因必须在至少 3 个细胞中表达，未达标的基因将被删除；设置参数 min.features = 200，表示某个细胞必须检测到至少 200 个基因的表达，未达标的细胞将被删除。

R 代码如下：

```
rm(list = ls())
#加载 Seurat 包
library(Seurat)
#将工作路径赋值 data_dir，方便后续使用
data_dir <- 'C:/geo/filtered_gene_bc_matrices/hg19'
#查看工作路径文件夹下的文件，证实路径无问题
list.files(data_dir)
##
pbmc.data <- Read10X(data.dir = data_dir)
#创建 Seurat 对象
pbmc <- CreateSeuratObject(counts = pbmc.data, project = "pbmc3k", min.cells
= 3, min.features = 200)
pbmc
ncol(pbmc)
ncol(pbmc.data)
lalala <- as.data.frame(pbmc[["RNA"]]@counts)
write.table(lalala,'mycount.txt',sep = '\t')#表达矩阵可以这么存出来
```

代码的运行结果如图 12-11 所示，包含 2700 个细胞和 13714 个基因。

```
> rm(list = ls())
> #加载Seurat包
> library(Seurat)
> #将工作路径赋值data_dir，方便后续使用
> data_dir <- 'C:/geo/filtered_gene_bc_matrices/hg19'
> # 查看工作路径文件夹下文件，证实路径无问题
> list.files(data_dir)
[1] "barcodes.tsv" "genes.tsv"    "matrix.mtx"
> pbmc.data <- Read10X(data.dir = data_dir)
> # 创建Seurat对象
> pbmc <- CreateSeuratObject(counts = pbmc.data, project = "pbmc3k", min.cells = 3, min.features = 200)
Warning: Feature names cannot have underscores ('_'), replacing with dashes ('-')
> pbmc
An object of class Seurat
13714 features across 2700 samples within 1 assay
Active assay: RNA (13714 features, 0 variable features)
> ncol(pbmc)
[1] 2700
> ncol(pbmc.data)
[1] 2700
> lalala <- as.data.frame(pbmc[["RNA"]]@counts)
> write.table(lalala,'mycount.txt',sep = '\t')#表达矩阵可以这么存出来
```

图 12-11

12.3.3　数据质控

数据预处理主要包括对数据进行质控、标准化和归一化。质控是检查测序数据的质量，并去除低质量的 reads。标准化是指对每个细胞的特征进行标准化，以消除不同细胞之间的技术差异。归一化是对每个基因的表达值进行归一化，以消除不同基因之间的表达量差异。

我们使用 PercentageFeatureSet()函数计算线粒体的质控指标，将所有以"MT-"开头的基因集合作为一组线粒体（MT）基因，在人类基因（gene symbol）中，线粒体基因的格式全部以"MT-"开头，而小鼠基因则以"mt-"开头。计算每个细胞中线粒体基因的百分比，R 代码如下：

```
pbmc[["percent.mt"]] <- PercentageFeatureSet(pbmc, pattern ="MT-")
```

接下来,我们将可视化质控指标,绘制小提琴图和散点图。其中,nFeature_RNA 代表每个细胞测到的基因数目,nCount 代表每个细胞检测到的所有基因的表达量之和,percent.mt 代表检测到的线粒体基因的比例。对于 nFeature_RNA 的过高和过低值以及 nCount_RNA 的过低值,需要进行滤除。R 代码如下:

```
#绘制小提琴图,展示每个细胞的 RNA 特征数
VlnPlot(pbmc,
        features = c("nFeature_RNA", "nCount_RNA", "percent.mt"),
        ncol = 3)
#根据特征绘制散点图
plot1 <- FeatureScatter(pbmc,
                        feature1 = "nCount_RNA",
                        feature2 = "percent.mt")
plot2 <- FeatureScatter(pbmc,
                        feature1 = "nCount_RNA",
                        feature2 = "nFeature_RNA")
plot1 + plot2
```

上述代码首先计算了每个细胞中线粒体基因的百分比,然后使用小提琴图展示了细胞的 RNA 特征数、RNA 计数和 MT 基因百分比的分布情况。

代码的运行结果如图 12-12 所示,展示了三幅小提琴图。第一幅图展示了不同细胞中的基因表达数量;第二幅图展示了不同细胞的 RNA 表达数量,即每个细胞中基因表达数量的总和;第三幅图表示线粒体的百分比。如果线粒体基因的占比过高,说明有问题,有可能是细胞坏死,一般情况下,线粒体基因的占比应低于 10%。

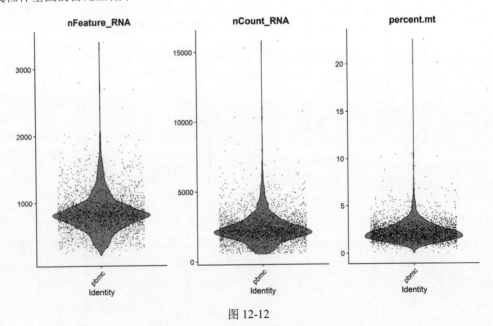

图 12-12

接下来,通过散点图展示了 RNA 计数与 MT 基因百分比的关系,以及 RNA 计数与 RNA 特征

数之间的关系。这两个散点图并排显示，结果如图 12-13 所示。

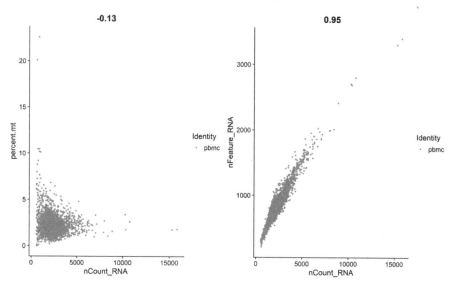

图 12-13

根据上述小提琴图和散点图的分布情况，过滤线粒体基因表达比例过高的细胞和一些极端值细胞（可以根据小提琴图中的离群值进行判断）。选择 nFeature_RNA 大于 200 且小于 2500，并且 MT 基因占比小于 5% 的细胞。R 代码如下：

```
pbmc <- subset(pbmc, subset = nFeature_RNA > 200 & nFeature_RNA < 2500 & percent.mt
<5)
```

下一步是数据标准化。默认情况下，我们采用 LogNormalize 方法，通过总表达式对每个细胞的基因表达式测量值进行归一化。该方法将基因表达值除以总表达量，然后乘以比例因子（默认为 10,000），最后对结果进行对数转换。R 代码如下：

```
pbmc <- NormalizeData(pbmc, normalization.method = "LogNormalize", scale.factor
= 10000)
```

12.3.4　寻找高变基因

对于高变基因，我们选择在细胞之间具有高度变异性的基因（例如在某些细胞中高表达，而在其他细胞中不表达）进行后续分析。这是由于这些基因可以代表细胞间的主要生物学差异，而后续的降维和聚类分析也主要基于这些高变基因。

寻找高变基因的方法比较简单且直观，采用均值-方差方法：计算基因在不同细胞中表达水平的方差与均值，并选取方差与均值比例最大的前 N 个基因作为高变基因。这基于一个朴素的统计学常识：方差与均值的比例越大，意味着数据分布越不平均。这种不平均性在生物学上通常被解读为基因的特异性表达。

Seurat 中提供了现成的 FindVariableFeatures() 函数，可以直接实现上述均值-方差方法。R 代码如下：

```
pbmc <- FindVariableFeatures(pbmc, selection.method = "vst", nfeatures = 2000)
#鉴别前十的高变基因
top10 <- head(VariableFeatures(pbmc), 10)
#画出没有标签的高变基因图
plot1 <- VariableFeaturePlot(pbmc)
#加入前十个标签
plot2 <- LabelPoints(plot = plot1, points = top10, repel = TRUE)
plot1 + plot2
```

代码的运行结果如图 12-14 所示。默认情况下，FindVariableFeatures()函数返回前 2000 个方差与均值比例最大的高变基因，这些基因将用于下游分析，如 PCA。

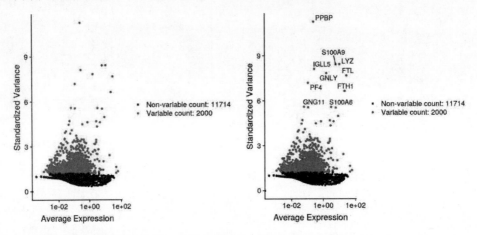

图 12-14

12.3.5 PCA 降维

标准化后，需要对数据进行线性变换（缩放），这是在 PCA 降维之前的一个预处理步骤。ScaleData()函数用于转换每个基因的表达值，使每个细胞的平均表达为 0，使细胞间的方差为 1。R 代码如下：

```
pbmc <- ScaleData(pbmc, features = rownames(pbmc))
```

在之前的操作中，我们已经找到了 2000 个高变基因。从线性代数的角度看，我们可以把每个细胞视为一个"点"，每个高变基因视为一个"基"（一条坐标轴）。这 2000 个高变基因作为一组基底，构成了一个 2000 维的线性空间，而细胞则是这个 2000 维空间中的若干个点。细胞聚类的目的就是标识在这个 2000 维的空间中哪些点彼此靠近并聚集在一起。

如果直接在 2000 维空间中进行数据处理，所需的计算资源过于庞大，需要大型集群，这不利于普遍的生物信息学分析。此外，在实际研究中，我们发现基于 2000 维空间会执行许多不必要的计算——许多聚类结果实际上只在某些特殊方向上有分布差异。因此，我们找出若干个特殊方向，作为新的基底构成一个原空间的子空间——下游分析只需在这个子空间中进行，它的维度通常远小于原先的 2000 维。这个"寻找子空间"的过程即为"降维"。

Seurat 使用 PCA 技术进行降维，这里只对 FindVariableFeatures 挑选出的高变基因进行 PCA 分析。R 代码如下：

```
#线性降维，PCA降维，对高变基因降维
pbmc <- RunPCA(pbmc, features = VariableFeatures(object = pbmc))
#展示一部分结果
print(pbmc[["pca"]], dims = 1:5, nfeatures = 5)
#点图形式展示
VizDimLoadings(pbmc, dims = 1:2, reduction = "pca")
#投影的降维图
DimPlot(pbmc, reduction = "pca")
```

代码的运行结果如图 12-15 和图 12-16 所示。Seurat 提供了有用的方法来可视化细胞和定义 PCA 的特性。

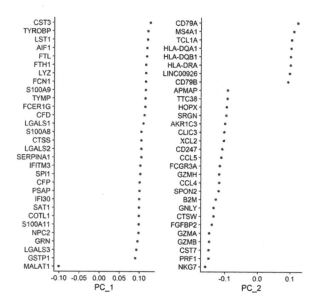

图 12-15

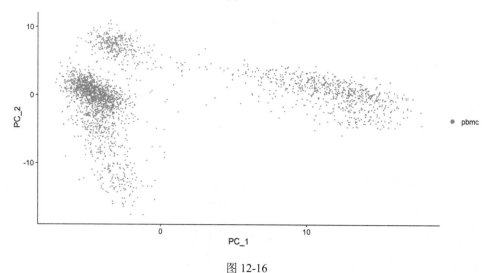

图 12-16

DimHeatmap()允许我们轻松探索数据集中异质性的主要来源，这在决定要包括哪些 PC 维度以进行下游分析时非常有用。细胞和基因根据其 PCA 分数排序，R 代码如下：

```
DimHeatmap(pbmc, dims = 1:15, cells = 500, balanced = TRUE)
```

用热图可视化的结果如图 12-17 所示。

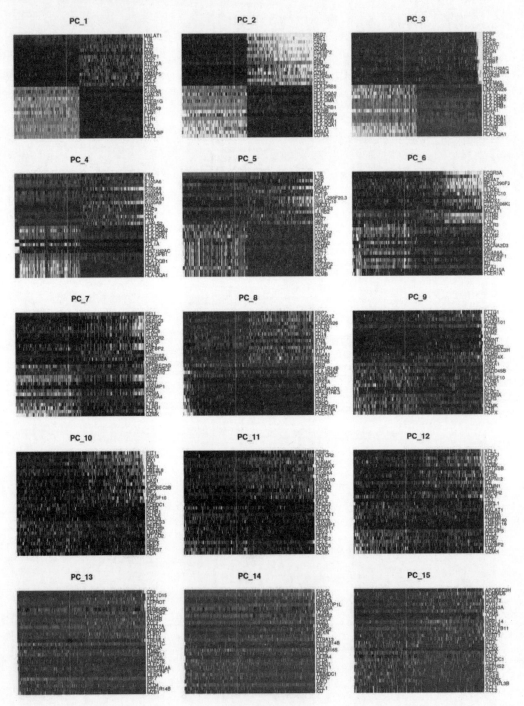

图 12-17

RunPCA()函数默认会放回 50 个主成分，即默认将数据降到一个 50 维子空间。然而，熟悉 PCA 的读者会发现，实际情况中 50 维的空间也是冗余的——我们通常并不需要这么多的主成分。那么，我们自然要问：是否有方法可以进一步降维、精简子空间？Seurat 提供了集成化封装的函数 JackStraw()，用于计算并利用 p 值（p-value）选择权重更明显的主成分。R 代码如下：

```
pbmc <- JackStraw(pbmc, num.replicate = 100)
pbmc <- ScoreJackStraw(pbmc, dims = 1:20)
JackStrawPlot(pbmc, dims = 1:15)
```

代码的运行结果如图 12-18 所示。JackStrawPlot()函数提供了一个可视化工具，用于将每个主成分（PC）的 p 值分布与均匀分布（虚线）进行比较。我们将"重要"的主成分识别为具有低 p 值（在虚线上方的实线）特征的主成分。从图 12-18 中可以看出，从 PC 11 开始，主成分的 p 值（p-value）迅速上升，变得不显著，即位于虚线以下的部分为不显著。

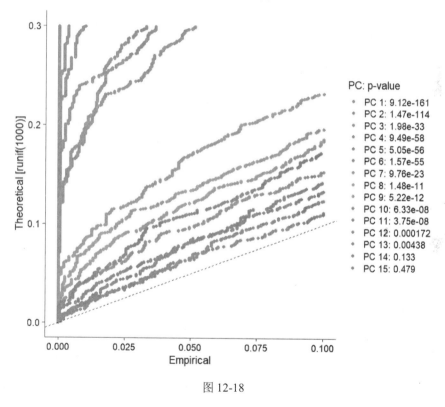

图 12-18

我们还可以结合 ElbowPlot 进行判断，选择拐点和曲线平滑的主成分。运行代码 ElbowPlot(pbmc) 生成"肘部图"，如图 12-19 所示。ElbowPlot()根据每个主成分（函数）解释的方差百分比对主成分进行排名。在此示例中，我们可以观察到 PC9 和 PC10 周围的"弯头"，这表明大部分真实信号是在前 10 个主成分中捕获的。因此，我们截断到第 10 个主成分，并在 10 维空间中进行下游研究。

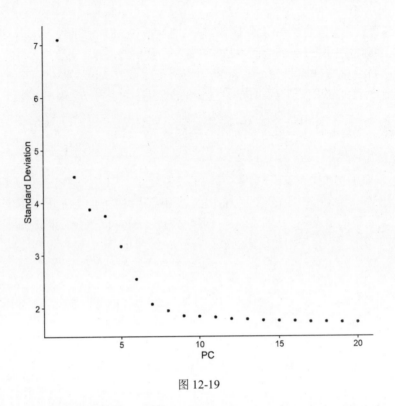

图 12-19

简单总结一下，降维通常分为两个步骤：

（1）利用 RunPCA() 函数进行初步降维，找出 50 个主成分，将数据降到一个 50 维空间。

（2）根据 p 值进行人工筛选，排除多余的主成分，将数据降到一个最精简的子空间。

12.3.6 细胞聚类

Seurat 使用基于图的聚类算法对细胞进行聚类，将细胞分为不同的群集，每个群集代表一个细胞亚型或细胞状态。

FindNeighbors() 函数的功能：首先基于 PCA 空间中的欧几里得距离构建一个 KNN 图，并根据其局部邻域中的共享重叠细化任意两个细胞之间的边权重。该函数将先前定义的数据集（前 10 个主成分）的维度作为输入。FindNeighbors() 函数中的 dims 参数用于指定聚类使用的维度。

FindClusters() 函数的功能：对细胞进行聚类需要应用模块化优化技术，该函数实现此过程，并包含一个分辨率参数 resolution，用于设置下游聚类的"粒度"。resolution 参数指定类别的精度，值越大则类别越多，值越小则类别越少，此参数通常设置在 0.4~1.2。

细胞聚类的 R 代码如下：

```
pbmc <- FindNeighbors(pbmc, dims = 1:10)
pbmc <- FindClusters(pbmc, resolution = 0.5)
head(Idents(pbmc), 5)
#FindNeighbors()函数的参数 dims = 1:10，此处的维度由上述主成分分析图得到
#FindClusters()函数的参数 resolution = 0.5，此参数决定了后续所得簇的数目
```

代码的运行结果如图 12-20 和图 12-21 所示，我们将细胞分为 9 个亚群。

```
> pbmc <- FindNeighbors(pbmc, dims = 1:10)
Computing nearest neighbor graph
Computing SNN
> ## Computing nearest neighbor graph
> ## Computing SNN
> pbmc <- FindClusters(pbmc, resolution = 0.5)
Modularity Optimizer version 1.3.0 by Ludo Waltman and Nees Jan van Eck

Number of nodes: 2638
Number of edges: 95927

Running Louvain algorithm...
0%   10   20   30   40   50   60   70   80   90   100%
[----|----|----|----|----|----|----|----|----|----|
*************************************************|
Maximum modularity in 10 random starts: 0.8728
Number of communities: 9
Elapsed time: 0 seconds
```

图 12-20

```
> head(Idents(pbmc), 5)
AAACATACAACCAC-1 AAACATTGAGCTAC-1 AAACATTGATCAGC-1 AAACCGTGCTTCCG-1 AAACCGTGTATGCG-1
              2                3                2                1                6
Levels: 0 1 2 3 4 5 6 7 8
>
```

图 12-21

Seurat 提供了非线性降维技术，如 tSNE 和 UMAP 图。图中的每一个点代表一个细胞，基因表达相近的细胞相互靠近并聚成一簇。通过分析簇表达的差异基因，我们可以确认这些簇是否代表生物学上相关的细胞类型或状态。

UMAP 方法的 R 代码如下：

```
pbmc <- RunUMAP(pbmc, dims = 1:10)
DimPlot(pbmc, reduction = "umap")
```

代码的运行结果如图 12-22 所示。当前我们只能知道所有细胞被分为 0~8（或 9）种类型，但不知道每个簇具体属于哪个生物类别。这需要经过后续的注释步骤才可获悉。

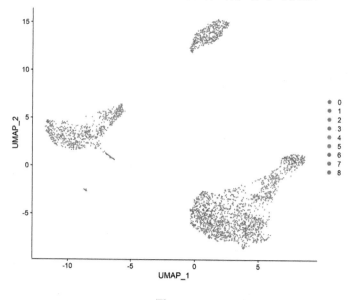

图 12-22

我们还可以使用 tSNE 方法进行可视化。R 代码如下：

```
pbmc <- RunTSNE(pbmc, dims = 1:10)
DimPlot(pbmc, reduction = "tsne", label = TRUE)
```

代码的运行结果如图 12-23 所示。

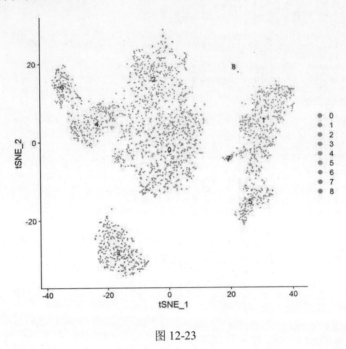

图 12-23

细胞聚类时，可以选择使用 UMAP 或 tSNE 中的一个进行可视化。UMAP 和 tSNE 的降维效果不同，需根据实际情况选择。UMAP 和 tSNE 在计算高维距离和信息损失方面存在差异。简单来说：UMAP 中的簇和簇之间的距离能更好地反映相似程度，而在 tSNE 中，距离较远的簇可能仍属于同一细胞类群。此外，UMAP 的处理速度更快，结果的稳定性更高。因此，目前更多地使用 UMAP 作为降维和聚类的方法。

12.3.7　寻找差异表达标记基因

为了能了解每种类别细胞的具体差异，我们需要寻找每个簇的标记基因，即差异基因。

Seurat 支持对簇之间进行差异表达分析，主要使用 FindAllMarkers 方法。通过 FindAllMarkers 方法，可以找到各个细胞类型中与其他类别的差异表达基因，这些基因可以作为该细胞类型的生物学标记基因。FindAllMarkers 方法可以一次性寻找到所有簇的标记基因，但只返回上调的标记基因。

在 FindAllMarkers()函数中，参数 only.pos = TRUE 表示只寻找上调的基因；min.pct = 0.1 表示某基因在相应簇细胞数中的表达比例最低占 10%；logfc.threshold = 0.25 表示对数倍数变化阈值为 0.25。R 代码如下：

```
pbmc.markers <- FindAllMarkers(pbmc, only.pos = TRUE, min.pct = 0.25,
logfc.threshold = 0.25)
pbmc.markers %>% group_by(cluster) %>% top_n(n = 2, wt = avg_log2FC)
```

```
VlnPlot(pbmc, features = c("LDHB", "CCR7"), slot = "counts", log = TRUE)
```

代码的运行结果如图 12-24 和图 12-25 所示。

```
> pbmc.markers <- FindAllMarkers(pbmc, only.pos = TRUE, min.pct = 0.25, logfc.threshold = 0.25)
Calculating cluster 0
  |+++++++++++++++++++++++++++++++++++++++++++++++++| 100% elapsed=01s
Calculating cluster 1
  |+++++++++++++++++++++++++++++++++++++++++++++++++| 100% elapsed=02s
Calculating cluster 2
  |+++++++++++++++++++++++++++++++++++++++++++++++++| 100% elapsed=01s
Calculating cluster 3
  |+++++++++++++++++++++++++++++++++++++++++++++++++| 100% elapsed=01s
Calculating cluster 4
  |+++++++++++++++++++++++++++++++++++++++++++++++++| 100% elapsed=01s
Calculating cluster 5
  |+++++++++++++++++++++++++++++++++++++++++++++++++| 100% elapsed=03s
Calculating cluster 6
  |+++++++++++++++++++++++++++++++++++++++++++++++++| 100% elapsed=02s
Calculating cluster 7
  |+++++++++++++++++++++++++++++++++++++++++++++++++| 100% elapsed=03s
Calculating cluster 8
  |+++++++++++++++++++++++++++++++++++++++++++++++++| 100% elapsed=02s
> pbmc.markers %>% group_by(cluster) %>% top_n(n = 2, wt = avg_log2FC)
# A tibble: 18 × 7
# Groups:   cluster [9]
     p_val avg_log2FC pct.1 pct.2 p_val_adj cluster gene
     <dbl>      <dbl> <dbl> <dbl>     <dbl> <fct>   <chr>
 1 3.75e-112       1.09 0.912 0.592 5.14e-108 0      LDHB
 2 9.57e- 88       1.36 0.447 0.108 1.31e- 83 0      CCR7
 3 0               5.57 0.996 0.215 0         1      S100A9
 4 0               5.48 0.975 0.121 0         1      S100A8
 5 1.06e- 86       1.27 0.981 0.643 1.45e- 82 2      LTB
 6 2.97e- 58       1.23 0.42  0.111 4.07e- 54 2      AQP3
 7 0               4.31 0.936 0.041 0         3      CD79A
 8 9.48e-271       3.59 0.622 0.022 1.30e-266 3      TCL1A
 9 5.61e-202       3.10 0.983 0.234 7.70e-198 4      CCL5
10 7.25e-165       3.00 0.577 0.055 9.95e-161 4      GZMK
```

图 12-24

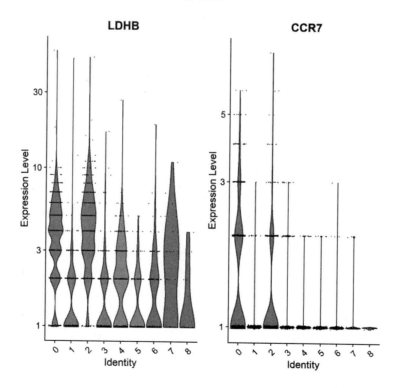

图 12-25

12.3.8 细胞注释

虽然我们已经将细胞聚类成 8 个类群，但仍然不知道每个类群代表的是哪种细胞。因此，我们需要对细胞进行名称注释。

1. 人工注释

细胞注释的过程是：运用先验的生物学知识，将其与聚类结果相互比较。我们可以根据细胞标记基因的表达情况对细胞进行注释。对于本实战案例，注释结果如图 12-26 所示。

类群 ID	Markers 基因	细胞类型
0	IL7R, CCR7	Naive CD4+ T
1	CD14, LYZ	CD14+ Mono
2	IL7R, S100A4	Memory CD4+
3	MS4A1	B
4	CD8A	CD8+ T
5	FCGR3A, MS4A7	FCGR3A+ Mono
6	GNLY, NKG7	NK
7	FCER1A, CST3	DC
8	PPBP	Platelet

图 12-26

有的读者可能会发现一个问题：我们之前得出的 cluster 0 区别于其他细胞类的标记基因是 CCR7 和 LDHB，但为什么图 12-26 中标注的标记基因是 CCR7 和 IL7R 呢？其他簇也存在类似的问题，例如在 cluster 1 中，之前给出的标记基因是 S100A9 和 S100A8，而在图中给出的是 CD14 和 LYZ，完全对不上。

下面以 cluster 1 为例来解释这个问题。前面我们对每个簇只展示了前 2 个标记基因，但如果增加展示的数量，展示 10 个与 cluster 1 有关的标记基因，会得到如图 12-27 所示的结果。

0	5.57	0.996	0.215	0	1	S100A9
0	5.48	0.975	0.121	0	1	S100A8
0	3.81	0.909	0.059	0	1	LGALS2
0	3.40	0.952	0.15	0	1	FCN1
1.03e-295	2.82	0.667	0.027	1.42e-291	1	CD14
1.01e-284	3.05	0.994	0.265	1.38e-280	1	TYROBP
1.66e-278	2.90	0.686	0.041	2.28e-274	1	MS4A6A
2.08e-269	3.01	0.992	0.266	2.85e-265	1	CST3
3.89e-268	4.55	1	0.516	5.34e-264	1	LYZ
2.12e-214	2.60	1	0.987	2.90e-210	1	FTL

图 12-27

可以发现，注释中的 S100A9 和 S100A8 确实在其中。那么，为什么我们要使用特异性表达较不显著的 LYZ 和 CD14 来表征细胞呢？

这是因为根据基因的特异性表达来确定细胞类型，需要用大家广泛认可的标记基因，而像 S100A9 和 S100A8 这种只有编号的基因，只有很少人研究过，我们对这两个基因及其表达的特征不够了解，因此不能仅凭这两个基因来确定细胞类型。相比之下，CD14 是一个常用的表面标记基因（surface marker），经常用于分选巨噬细胞（macrophage）和单核细胞（monocyte）。

简单总结一下：细胞注释过程不能直接使用数据分析的结果，需要运用先验的生物学知识对分析结果进行筛选。归根到底，技术只是辅助，作为人手或人脑的延伸，最终仍要根据细胞的经典标记基因对细胞进行注释。

R 代码如下：

```
new.cluster.ids <- c("Naive CD4 T", "CD14+ Mono",
                "Memory CD4 T", "B", "CD8 T",
                "FCGR3A+ Mono",
                "NK", "DC", "Platelet")
names(new.cluster.ids) <- levels(pbmc)
pbmc <- RenameIdents(pbmc, new.cluster.ids)
DimPlot(pbmc, reduction = "umap", label = TRUE, pt.size = 0.5) + NoLegend()
```

代码的运行结果如图 12-28 所示。通过对比我们鉴定的标记基因与已发表的细胞类型特异性基因表达标记，可以确定划分出来的细胞类群。最后，我们为定义好的细胞类群添加名称。

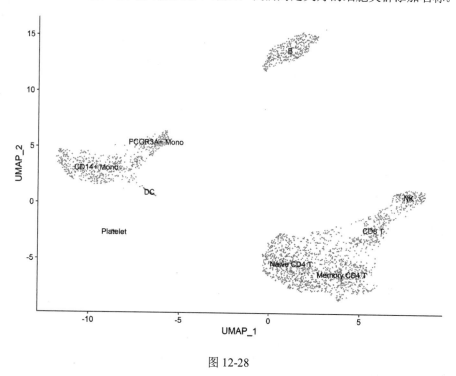

图 12-28

2. 自动注释

SingleR 是一个用于对单细胞 RNA-seq 测序数据进行细胞类型自动注释的 R 包。它通过将已知类型标签的细胞样本作为参考数据集，对测试数据集中的细胞进行标记和注释。SingleR 自带了 7 个参考数据集，如图 12-29 所示，其中包括 5 个是人类数据集和 2 个是小鼠数据集。SingleR 能与 Seurat 工具结合使用，直接将 Seurat 的结果作为输入数据，从而实现快速便捷的细胞类型注释。

Data load	Species	Samples	Data type	No.of main labels	No.of fine labels	cell type focus
HumanPrimaryCellAtlasData()	human	713	microassays	37	157	Non-specific
BlueprintEncodeData()	human	259	RNA-seq	24	43	Non-specific
DatabaseImmuneCellExpressionData()	human	1561	RNA-seq	5	15	Immune
NovershternHematopoieticData()	human	211	microassays	17	38	Hematopoietic & Immune
MonacoImmuneData()	human	114	RNA-seq	11	29	Immune
MouseRNAseqData()	mouse	358	RNA-seq	18	28	Non-specific
ImmGenData()	mouse	830	microassays	20	253	Hematopoietic & Immune

图 12-29

SingleR 这个全自动细胞注释的 R 包可以通过多种方式进行安装。SingleR 包发布在 Biocondutor 上，可以直接用 Biocondutor 方式来安装。另外，这个 R 包也托管在 GitHub 上，可以通过 GitHub 安装 R 包的方式来安装，安装命令为 "devtools::install_github('LTLA/SingleR')"。

在使用 SingleR 进行注释之前，必须对单细胞数据矩阵进行标准化处理。标准化的方法应使用 LogNormalize，这也是 Seurat 中的 NormalizeData() 函数的默认方法。该方法标准化后的数据保存在 Seurat 对象的 data 属性中。必须标准化的原因是 SingleR 的参考数据集是经过 LogNormalize 标准化的。

使用 SingleR 进行细胞类型自动注释的 R 代码如下：

```
library(SingleR)
library(celldex)
library(pheatmap)
hpca.se <- HumanPrimaryCellAtlasData()
hpca.se
pbmc4SingleR <- GetAssayData(pbmc, slot="data")      ##获取标准化矩阵
pbmc.hesc <- SingleR(test = pbmc4SingleR,ref = hpca.se, labels =
hpca.se$label.main)
pbmc.hesc
```

代码的运行结果如图 12-30 所示。

```
> pbmc4SingleR <- GetAssayData(pbmc, slot="data") ##获取标准化矩阵
> pbmc.hesc <- SingleR(test = pbmc4SingleR,ref = hpca.se, labels = hpca.se$label.main)
> pbmc.hesc
DataFrame with 2638 rows and 4 columns
                          scores         labels delta.next      pruned.labels
                        <matrix>      <character>  <numeric>       <character>
AAACATACAACCAC-1 0.1031269:0.234280:0.222822:...      T_cells   0.0886609           T_cells
AAACATTGAGCTAC-1 0.0984977:0.361135:0.300626:...       B_cell   0.3046119            B_cell
AAACATTGATCAGC-1 0.0671635:0.266281:0.237642:...      T_cells   0.1981855           T_cells
AAACCGTGCTTCCG-1 0.0836640:0.235213:0.273059:...     Monocyte   0.0503585          Monocyte
AAACCGTGTATGCG-1 0.0739783:0.164291:0.175458:...      NK_cell   0.0892199           NK_cell
...                           ...          ...          ...               ...
TTTCGAACTCTCAT-1 0.0965528:0.249749:0.307289:...     Monocyte   0.1249925          Monocyte
TTTCTACTGAGGCA-1 0.1368350:0.302956:0.269191:... Pre-B_cell_CD34-  0.0276890 Pre-B_cell_CD34-
TTTCTACTTCCTCG-1 0.0749830:0.272021:0.225157:...       B_cell   0.0618043            B_cell
TTTGCATGAGAGGC-1 0.0673739:0.232823:0.184013:...       B_cell   0.0790240            B_cell
TTTGCATGCCTCAC-1 0.0890275:0.242453:0.243141:...      T_cells   0.0943006           T_cells
```

图 12-30

进行降维的 R 代码如下：

```
#UMAP 图
pbmc@meta.data$labels <-pbmc.hesc$labels
print(DimPlot(pbmc, group.by = c("seurat_clusters", "labels"),reduction =
"umap"))
#tSNE 图
DimPlot(pbmc, group.by = c("seurat_clusters", "labels"),reduction = "tsne")
```

代码的运行结果如图 12-31 和图 12-32 所示。

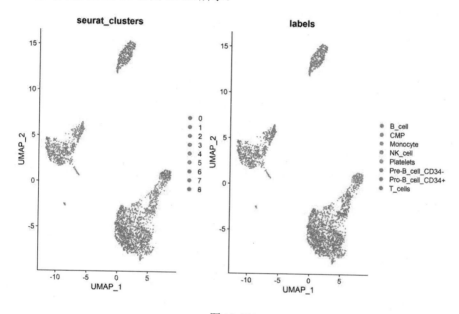

图 12-31

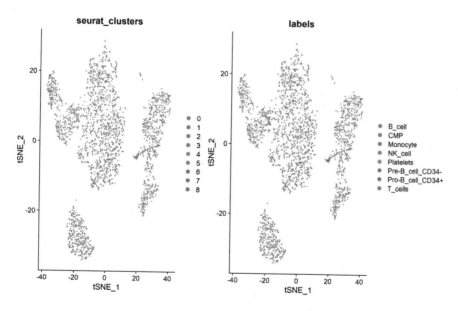

图 12-32

显示所有引用细胞类型上的细胞的得分，R 代码如下：

```
plotScoreHeatmap(pbmc.hesc)
```

代码的运行结果如图 12-33 所示。plotScoreHeatmap()函数展示了所有引用细胞类型上的细胞分数（scores），允许用户检查数据集中预测细胞类型的可信度。每个类群/细胞的实际分配标签显示在顶部的颜色条中。关键在于检查分数在每个类群/细胞中的分布情况。理想情况下，每个类群/细胞（即热图的列）应该有一个明显高于其他细胞的分数，表明它明确地分配给了单一标签。最明显的诊断方法是查看每个待注释细胞的分数，这些分数即为我们之前计算的相关性值。对于注释结果比较清晰的细胞，通常这些细胞在一个标签上的分数会显著高于其他标签上的分数，这正是我们所期望的结果。

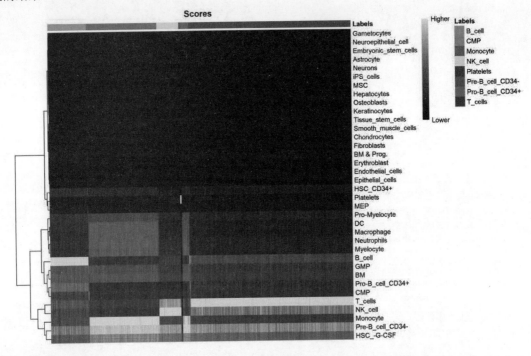

图 12-33

需要注意的是，对于一些特殊的研究项目，可能需要根据具体项目的情况进行人工注释，这就与个人的知识背景相关。SingleR 包依赖于高质量的细胞注释数据，如果我们的样本与它提供的参考数据差别很大，可能会导致注释结果不准确。因此，很多情况下，我们需要根据标记基因进行手动注释。

至此，单细胞的基本分析就完成了。当然，这只是获得了一些基础信息，后续仍需要深入的数据挖掘以及多样的个性化分析，以更好地解释生物学问题。

12.4 单细胞测序多样本分析实战

单细胞测序越来越火热，相关数据也被上传到了 GEO 公共数据库。如果在 GEO 数据库中可以下载到标准的 10X Genomis 数据（包含 3 个文件，barcodes.tsv/genes.tsv/matrix.mtx），那么可以用 Seurat 包自带的 Read10X()函数直接读取这些数据。例如，GEO 数据库中的 GSE106273 就是标准的 10X Genomis 数据，如图 12-34 所示。

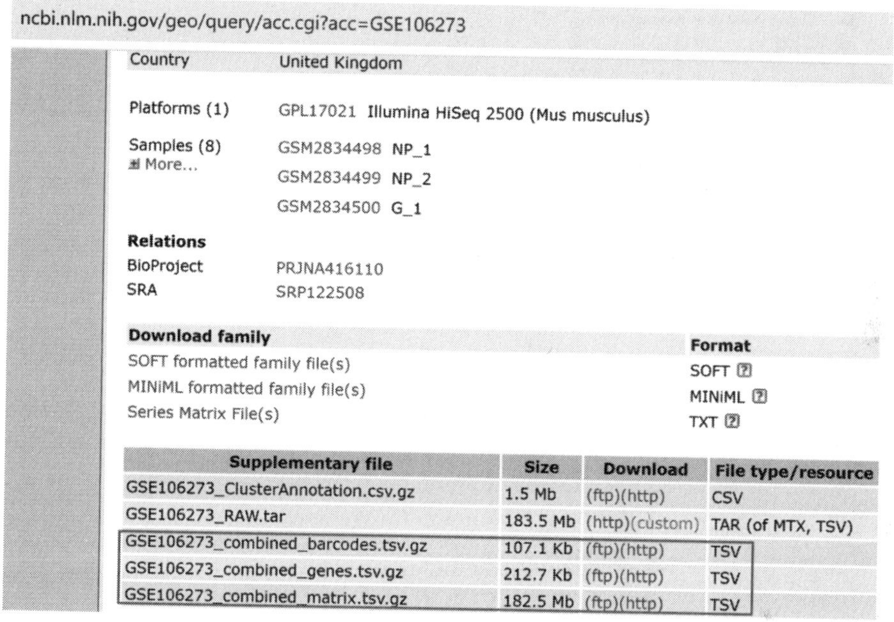

图 12-34

下载图 12-34 中框选的 3 个文件，解压缩后将文件名改为 barcodes.tsv、genes.tsv、matrix.mtx（文件名必须完全一致），如图 12-35 所示。这样，数据下载就完成了。

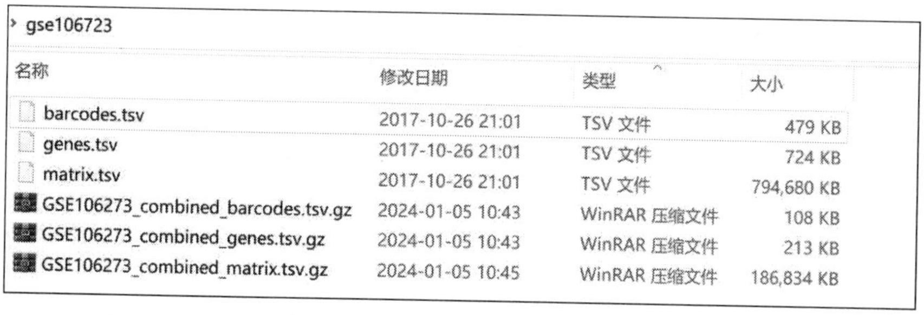

图 12-35

但是，现实中 GEO 数据库内的数据种类繁多，或者需要整合多种数据进行生物信息再分析，此时就可能需要将数据整理成 Seurat 包能够识别的标准格式。例如，GSE135927（https://www.ncbi.nlm.nih.gov/geo/query/acc.cgi?acc=GSE135927）只有一个 RAW 数据能下载，如图 12-36 所示。

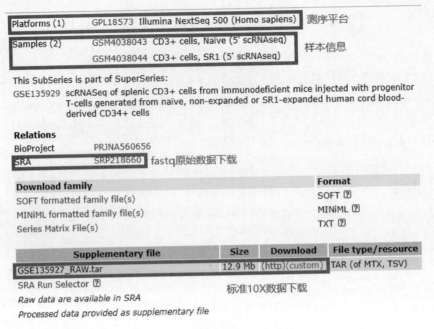

图 12-36

下载 GSE135927_RAW.tar 后解压，可以看到每个样本包含 3 个文件，如图 12-37 所示。

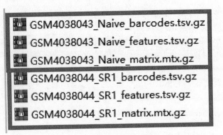

图 12-37

整理后的数据分为两个文件夹：GSM4038043 和 GSM4038044，每个文件夹包含 barcodes.tsv.gz、features.tsv.gz 和 matrix.mtx.gz 文件，如图 12-38 所示。这样，数据就整理完成了。

Windows (C:) > geo > gse135927 > GSM4038044

	名称 ^	修改日期	类型	大小
	barcodes.tsv.gz	2019-08-18 4:15	WinRAR 压缩文件	4 KB
	features.tsv.gz	2019-08-18 4:15	WinRAR 压缩文件	265 KB
	matrix.mtx.gz	2019-08-18 4:15	WinRAR 压缩文件	3,565 KB

Windows (C:) > geo > gse135927 > GSM4038043

	名称 ^	修改日期	类型	大小
	barcodes.tsv.gz	2019-08-18 4:15	WinRAR 压缩文件	7 KB
	features.tsv.gz	2019-08-18 4:15	WinRAR 压缩文件	265 KB
	matrix.mtx.gz	2019-08-18 4:15	WinRAR 压缩文件	9,119 KB

图 12-38

下面对数据进行分析，代码执行时会提示包缺失，逐个安装上即可。

1）导入数据并创建 Seurat 对象

使用 Read10X()函数读取 10X Genomis 的数据，并在 CreateSeuratObject()函数中创建 Seurat 对象。我们使用"min.cells =3"和"min.features =200"参数来过滤基因和细胞。min.cells=3 表示每个基因至少在 3 个细胞中表达，min.features=200 表示每个细胞至少有 200 个基因表达或被检测到。R代码如下：

```
rm(list = ls())
setwd("c://geo")
fs=list.files('./gse135927/','^GSM')
fs
library(Seurat)
GSM4038043<- Read10X(data.dir = "C:/geo/GSE135927/GSM4038043")
pbmc1 <- CreateSeuratObject(counts = GSM4038043,
                        min.cells = 3,
                        min.features = 200,
                        project = "GSM4038043")
GSM4038044<- Read10X(data.dir = "C:/geo/GSE135927/GSM4038044")
pbmc2 <- CreateSeuratObject(counts = GSM4038044,
                        min.cells = 3,
                        min.features = 200,
                        project ="GSM4038044")
sce.big = merge(pbmc1, pbmc2,
          add.cell.ids = c("GSM4038043", "GSM4038044"),
          project = "ls_12",
          merge.data = TRUE)
sce.big
```

代码的运行结果如图 12-39 所示。多样本的单细胞数据合并时，若不考虑批次效应，可以直接使用 merge 方法进行合并。最终合并后的 sce.big 对象中有 14330 个基因和 1970 个细胞，其中 sample表示细胞。

```
> GSM4038043<- Read10X(data.dir = "C:/geo/GSE135927/GSM4038043")
> pbmc1 <- CreateSeuratObject(counts = GSM4038043,
+                             min.cells = 3,
+                             min.features = 200,
+                             project = "GSM4038043")
> GSM4038044<- Read10X(data.dir = "C:/geo/GSE135927/GSM4038044")
> pbmc2 <- CreateSeuratObject(counts = GSM4038044,
+                             min.cells = 3,
+                             min.features = 200,
+                             project ="GSM4038044")
>
> sce.big = merge(pbmc1, pbmc2,
+                 add.cell.ids = c("GSM4038043", "GSM4038044"),
+                 project = "ls_12",
+                 merge.data = TRUE)
> sce.big
An object of class Seurat
14330 features across 1970 samples within 1 assay
Active assay: RNA (14330 features, 0 variable features)
```

图 12-39

如果考虑批次效应，可以使用 Harmony 算法进行整合。Harmony 算法的主要思想是对样本的 PCA 值进行一定程度的矫正，并不直接处理原始表达值，因而被称为批次效应的"软"矫正。此方法在最大程度上保留了样本生物学的差异。通常，在整合不同处理组的数据时，Harmony 是一个很好的选择。

单细胞多样本整合是目前无法回避的问题，批次效应的判断和矫正是基于我们对样本细胞类型或亚型的生物学意义的理解。因此，研究者在尝试不去除批次效应并使用 Harmony 整合方法后，需要对比分析得出结果。

2）数据质控

数据质控的 R 代码如下：

```
raw_sce=sce.big
raw_sce[["percent.mt"]] <- PercentageFeatureSet(raw_sce, pattern = "MT-")
VlnPlot(raw_sce, features = c("nFeature_RNA", "nCount_RNA", "percent.mt"), ncol
= 3)
```

代码的运行结果如图 12-40 所示。nFeature_RNA 代表每个细胞检测到的基因数量；nCount_RNA 代表每个细胞检测到的所有基因的表达量总和；percent.mt 代表检测到的线粒体基因的比例。

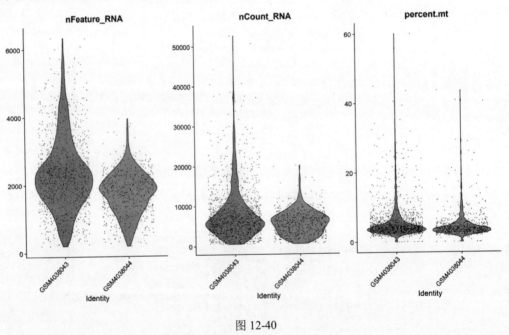

图 12-40

绘制小提琴图的 R 代码如下：

```
    plot1 <- FeatureScatter(raw_sce, feature1 = "nCount_RNA", feature2 =
"percent.mt")
    plot2 <- FeatureScatter(raw_sce, feature1 = "nCount_RNA", feature2 =
"nFeature_RNA")
    plot1 + plot2
```

代码的运行结果如图 12-41 所示。

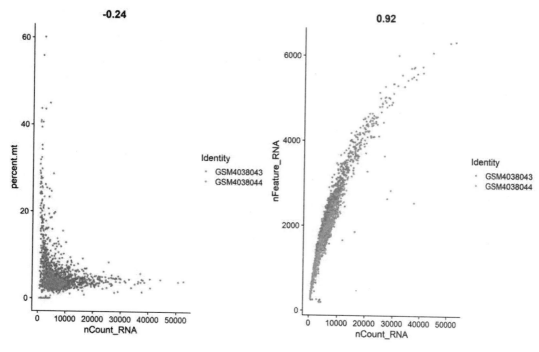

图 12-41

单细胞数据需要进行过滤，主要依据是每个细胞的线粒体比例、检测到的基因数和检测到的 UMI 总数。一般情况下，nFeature_RNA 不应过小（过小可能是无效细胞），nFeature_RNA 和 nCount_RNA 也不应过大（过大可能是双重细胞）。percent.mt 表示线粒体基因的比例，如果线粒体基因的占比过高，细胞可能已凋亡或坏死，一般建议线粒体含量低于 20%。

这里我们将质控过滤条件调整为：nFeature_RNA>200，每个细胞检测到表达的基因数量大于 200；nCount_RNA>1000，每个细胞测序的 UMI 总数大于 1000，且剔除表达量最大的前 3%的细胞；percent.mt<20，每个细胞的线粒体基因表达量占总体基因的比例小于 20%。R 代码如下：

```
raw_sce1 <- subset(raw_sce,
                subset = nFeature_RNA > 200 & nCount_RNA > 1000 & percent.mt <
20)
raw_sce1
```

代码的运行结果如图 12-42 所示。

```
> #按照三个指标过滤细胞
> raw_sce1 <- subset(raw_sce,
+                 subset = nFeature_RNA > 200 & nCount_RNA > 1000 & percent.mt < 20)
> raw_sce1
An object of class Seurat
14330 features across 1885 samples within 1 assay
Active assay: RNA (14330 features, 0 variable features)
```

图 12-42

在调整质控过滤条件时，各个参数的阈值应结合质控图进行判断。质控的目标是删除离群值。此外，阈值应尽量设置得宽松一些，以避免在后续分析中丢失有用的细胞。

3）降维和聚类

过滤完成后，需要对数据进行预处理，包括标准化和归一化。R 代码如下：

```
sce=raw_sce1
sce <- NormalizeData(sce, normalization.method = "LogNormalize",
                     scale.factor = 10000)
```

NormalizeData()函数用于消除不同细胞测序深度的影响。测序深度指的是测序得到的碱基数与基因组碱基数之间的比值。一般来说，对于一个细胞，测序深度越大，每个基因检测到的 reads 会越多。NormalizeData()函数首先对基因的 reads 数进行文库大小的标准化校正，然后对校正后的数值进行对数化处理。

接下来计算高变基因，这里选择了 2000 个高变基因。R 代码如下：

```
sce <- FindVariableFeatures(sce, selection.method = "vst",
                            nfeatures = 2000)
```

ScaleData()函数用于对基因表达量的数值进行 z-score 标准化处理（z-score，也称为标准分数，是指一个数与均值的差值除以标准差的结果）。这个步骤不仅有助于数据的标准化，也为后续的 PCA 分析做了铺垫，因为 PCA 分析默认数据是服从正态分布的。不管是使用 tSNE 还是 UMAP 进行聚类降维，数据维度过大都可能成为问题。因此，通常先使用 PCA 将数据维度降低到一个合理范围内，再执行后续的降维操作。R 代码如下：

```
sce <- ScaleData(sce,features = rownames(sce))
sce <- RunPCA(object = sce, pc.genes = VariableFeatures(sce))
```

代码的运行结果如图 12-43 所示。

```
> sce <- RunPCA(object = sce, pc.genes = VariableFeatures(sce))
PC_ 1
Positive:  LTB, PLAC8, LRRN3, IL7R, NELL2, NRP2, TSC22D3, IER3, PTGER2, HPGD
           NCF1, AQP3, CISH, FOS, CHI3L2, KLRG1, CR1, AIF1, ITGA1, SOCS2
           CTSL, SERPINF1, GZMM, ANKRD55, CD79A, SPINT2, CR2, NT5E, CDKN2B, ACTN1
Negative:  TYMS, MKI67, NUSAP1, HMGB2, TK1, TUBA1B, CCNA2, ASF1B, BIRC5, UBE2C
           CDK1, TOP2A, KIFC1, CENPM, TPX2, ZWINT, RRM2, STMN1, CDKN3, PTTG1
           CCNB2, CEP55, HIST1H1B, CENPF, H2AFX, GTSE1, SMC2, CDCA5, CLSPN, ASPM
PC_ 2
Positive:  PDCD1, TIGIT, SRGN, DRAIC, LIMS1, GNG4, CD74, TNFRSF4, TOX, TNFRSF18
           CD82, CD84, NCF4, RAB27A, TSPO, RNF19A, AC004585.1, ITGB1, BATF, MIR4435-2HG
           CPA5, HLA-DPA1, IGFBP4, ITM2A, LAG3, LGALS1, ICA1, TNFRSF1B, CYTOR, HLA-DRB1
Negative:  PLAC8, LRRN3, NELL2, TMSB10, IL7R, AIF1, HPGD, IMPDH2, UBE2C, STMN1
           TYMS, CKS1B, PKMYT1, CDK1, TOP2A, ITGA1, PTGER2, MIF, HIST1H1B, SPC25
           TUBB, KIFC1, ASF1B, RRM2, CR1, CDCA2, ZWINT, AQP3, CHI3L2, HJURP
PC_ 3
Positive:  MIF, HSPE1, PPIA, YBX1, ENO1, NPM1, C1QBP, TMSB10, HSP90AB1, LDHA
           PSMA7, SRM, SH3BGRL3, ATP5MC3, ACTB, PFN1, CHCHD2, GINS2, CFL1, PGK1
           DCTPP1, SNRPG, HSPD1, MCM2, HSP90AA1, SLC25A5, S100A6, CALM1, TMSB4X, PRELID1
Negative:  ASPM, KIF23, KIF14, KIF20A, CKAP2L, PLK1, UBE2C, DEPDC1, GTSE1, CENPE
           CDCA3, PSRC1, DLGAP5, TOP2A, AURKA, CDCA2, KIF2C, BUB1, CENPA, MXD3
           AURKB, HJURP, ANLN, KNSTRN, CENPF, CDCA8, TTK, HMMR, FAM83D, KNL1
PC_ 4
Positive:  CD40LG, ID3, TNFRSF4, CD200, CD4, GNG4, CORO1B, FBLN7, PTMA, LTB
           IGFBP4, LINC01480, LINC01281, CPA5, MEST, ICOS, TNFRSF18, MCTP1, IL21, CTSL
           CCDC50, TBC1D4, NCF4, ADI1, PTPRN2, ICA1, NRP2, PASK, BTLA, HACD1
Negative:  NKG7, CCL5, GZMK, CST7, CD8A, GZMA, PRF1, CTSW, PLEK, EOMES
           CD8B, CXCR3, GZMH, GZMB, CCL4, FCRL3, PECAM1, SLAMF7, FGFBP2, GZMM
           CXCR6, LYAR, KLRD1, LITAF, FASLG, FCGR3A, APOBEC3G, CYTOR, IKZF3, C12orf75
PC_ 5
Positive:  S100A11, S100A10, VIM, ANXA1, S100A4, S100A6, SH3BGRL3, ANXA2, CALM1, AHNAK
           CDC25B, ITGB1, CRIP2, TMSB10, LGALS1, S1PR4, LMNA, CAPN2, PFN1, IL32
           CORO1A, AQP3, TIMP1, ACTB, PLP2, MYADM, TMSB4X, TSPAN2, SLC9A3R1, CD99
Negative:  CAV1, NUCB2, FCRL3, CXCL13, SLAMF7, TNFRSF9, CHI3L2, GZMK, CXCR5, TIGIT
           HELLS, EOMES, MYBL2, CRTAM, FAM111B, HLA-DMA, CXCR4, MCM5, TOX2, XCL2
           PECAM1, SLC29A1, DTL, GINS2, XCL1, ASB2, CDC45, IKZF3, CD74, CD38
```

图 12-43

展示前 12 个主成分热图的 R 代码如下：

```
DimHeatmap(sce, dims = 1:12, cells = 100, balanced = TRUE)
```

代码的运行结果如图 12-44 所示。

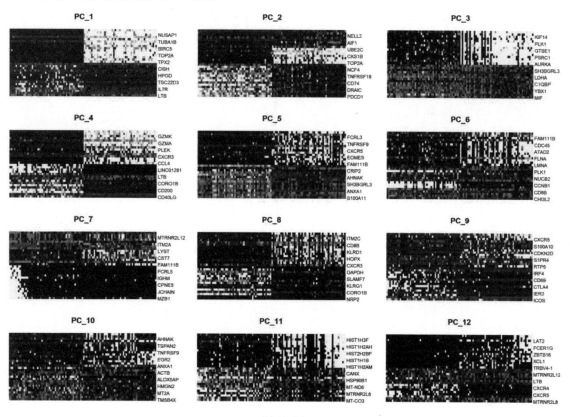

图 12-44

运行以下代码显示肘部图，结果如图 12-45 所示。

```
ElbowPlot(sce)
```

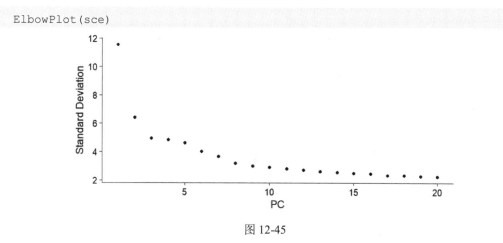

图 12-45

单细胞 PCA 降维过程中，肘部图显示排名较高的主成分（PC）比排名较低的主成分解释了更多的数据差异（具有更高的标准差）。主成分的解释方差变化趋势呈现为非线性曲线，肘部图中前几个主成分方差曲线急剧下降，然后变慢并逐渐变得平缓。

在肘部图中，排在前面的主成分包含更多信息，一般选择主成分不再明显下降的那个数值，因此这里选择 18 个。少选一两个主成分通常不会有太大问题，因而也可以选 17 个。

tSNE 和 UMAP 是两种非线性降维方法，二者选其一即可。首先需要确定选择多少个主成分，然后根据主成分的分数计算聚类。需要注意的是，resolution 的数值越大，最终得到的簇就越多。R 代码如下：

```
sce <- FindNeighbors(sce, dims = 1:18)
sce <- FindClusters(sce, resolution = 0.9)
table(sce@meta.data$RNA_snn_res.0.9)
```

代码的运行结果如图 12-46 所示，数据被分成了 9 个簇。

```
> sce <- FindNeighbors(sce, dims = 1:18)
Computing nearest neighbor graph
Computing SNN
> sce <- FindClusters(sce, resolution = 0.9)
Modularity Optimizer version 1.3.0 by Ludo Waltman and Nees Jan van Eck

Number of nodes: 1885
Number of edges: 67098

Running Louvain algorithm...
0%   10   20   30   40   50   60   70   80   90   100%
[----|----|----|----|----|----|----|----|----|----|
*************************************************|
Maximum modularity in 10 random starts: 0.8123
Number of communities: 9
Elapsed time: 0 seconds
> table(sce@meta.data$RNA_snn_res.0.9)

  0   1   2   3   4   5   6   7   8
319 304 276 267 216 144 142 141  76
> |
```

图 12-46

tSNE 可视化的 R 代码如下：

```
set.seed(123)
sce <- RunTSNE(object = sce, dims = 1:18, do.fast = TRUE)
DimPlot(sce,reduction = "tsne",label=T,split.by ='orig.ident')
```

代码的运行结果如图 12-47 所示，显示了两个样本中 9 个簇的分布情况。

接下来，我们需要寻找每个簇的标记基因，这些基因可用于对每个簇进行注释。R 代码如下：

```
sce.markers <- FindAllMarkers(object = sce,
                         only.pos = TRUE,
                         min.pct = 0.25,
                         logfc.threshold = 0.25)

library (dplyr)
```

```
top10 <- sce.markers %>% group_by(cluster) %>% top_n(n = 10, wt = avg_log2FC)
top10
VlnPlot(sce, features = c("NRP2", "CTSL"), slot = "counts", log = TRUE)
```

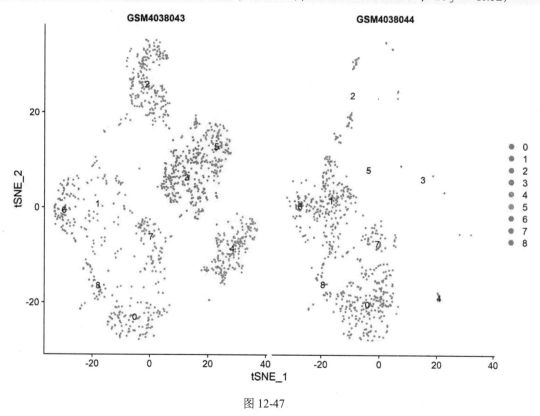

图 12-47

使用 FindAllMarkers 函数，其中 min.pct 表示在该簇中至少有多少个细胞表达相同基因；logfc.threshold 表示基因的倍数变化（fold change）的对数（log）值的绝对值大于多少，才被认为是差异基因；only.pos 参数设置为 TRUE，表示只返回倍数变化的对数值大于 0 的基因，因为我们关注的是每个簇中特有的高表达基因。代码的运行结果如图 12-48 和图 12-49 所示。

```
> top10 <- sce.markers %>% group_by(cluster) %>% top_n(n=10, wt=avg_log2FC)
> top10
# A tibble: 90 × 7
# Groups:   cluster [9]
      p_val avg_log2FC pct.1 pct.2 p_val_adj cluster gene
      <dbl>      <dbl> <dbl> <dbl>     <dbl> <fct>   <chr>
 1 2.97e-131       1.63 0.592 0.059 4.25e-127 0       NRP2
 2 1.08e-128       1.11 1     0.985 1.54e-124 0       RPS3A
 3 1.12e-128       1.11 1     0.978 1.61e-124 0       RPL32
 4 5.60e-102       1.15 1     0.99  8.03e- 98 0       RPS19
 5 8.40e- 99       1.10 0.997 0.937 1.20e- 94 0       EEF1B2
 6 7.78e- 98       1.59 0.567 0.094 1.12e- 93 0       CTSL
 7 1.43e- 78       1.55 0.564 0.125 2.05e- 74 0       IER3
 8 2.93e- 78       1.44 0.922 0.486 4.19e- 74 0       PLAC8
 9 6.90e- 65       1.13 0.765 0.278 9.89e- 61 0       LRRN3
10 5.04e- 59       1.09 1     0.899 7.22e- 55 0       LTB
# ℹ 80 more rows
# ℹ Use `print(n = ...)` to see more rows
```

图 12-48

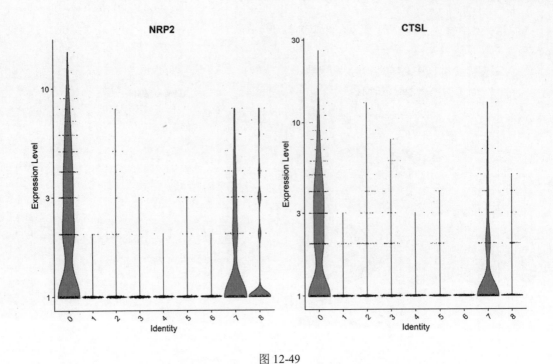

图 12-49

每个簇的差异表达基因已确定，后续可以进行细胞类型的注释。这里，我们使用 singleR 包进行自动注释（当然，也可以选择手动注释）。R 代码如下：

```
#细胞注释
library(SingleR)
library(celldex)
library(pheatmap)


hpca.se <- get(load("c://geo//gse135927//
HumanPrimaryCellAtlas_hpca.se_human.RData"))
sce_for_SingleR <- GetAssayData(sce, slot="data")  ##获取标准化矩阵
clusters <- sce@meta.data$seurat_clusters
pred.hesc <- SingleR(test = sce_for_SingleR,ref = hpca.se,
            labels = hpca.se$label.fine,
            #因为样本主要为免疫细胞（而不是全部细胞），因此设置为 label.fine
            clusters = clusters,
            #这里我们为上一步分出的 9 个簇注释 celltype
            assay.type.test = "logcounts",
            assay.type.ref = "logcounts")
table(pred.hesc$labels)
```

代码的运行结果如图 12-50 所示。

```
> table(pred.hesc$labels)

T_cell:CD4+_central_memory T_cell:CD4+_effector_memory              T_cell:CD4+_Naive
                         3                          1                              3
              T_cell:CD8+           T_cell:gamma-delta
                         1                          1
```

图 12-50

以下代码用于显示热图，运行结果如图 12-51 所示。

```
plotScoreHeatmap(pred.hesc)
```

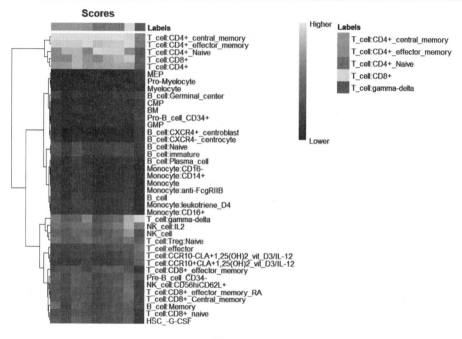

图 12-51

tSNE 可视化代码如下：

```
celltype = data.frame(ClusterID=rownames(pred.hesc),
celltype=pred.hesc$labels, stringsAsFactors = F)
#以下为 sce 对象注释细胞簇的鉴定结果
sce@meta.data$celltype = "NA"
#先新增 celltype 列，值均为 NA，然后利用下一行代码循环填充
for(i in 1:nrow(celltype)){
  sce@meta.data[which(sce@meta.data$seurat_clusters ==
celltype$ClusterID[i]), 'celltype']<- celltype$celltype[i]}
  DimPlot(sce, group.by="celltype", label=T, label.size=5, reduction='tsne')
```

代码的运行结果如图 12-52 所示。

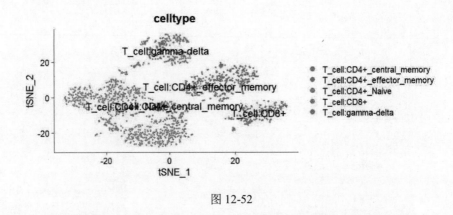

图 12-52

至此，我们完成了单细胞多样本数据的处理、探索以及分析的基本流程。

12.5　单细胞测序临床应用

精准医学（precision medicine）技术发展至今，已经在基因检测领域取得了一定显著进展：目前广泛使用的 NGS（二代测序）技术能够灵敏、准确地发现人体组织，甚至血液中游离的 DNA 的突变结果，为治疗提供指导。

细胞是生物体结构和功能的基本单位，但长期以来，针对人类基因组和疾病的研究，主要基于"组织"或"血液"等整体概念，未能从单个细胞层面的基因表达、细胞行为的分辨率上进行分析。目前，我们熟悉的二代测序检测结果，仅能反映一群细胞中平均化的各类信号表达的中值或"主流"信息，而忽略了单个细胞层面的"个体差异"信息。对于肿瘤研究、神经疾病、免疫疾病等涉及细胞间异质性的疾病研究，从单细胞层面来分析细胞基因表达和细胞间的相互作用等具有重大意义。因此，单细胞测序技术应运而生，它能够解释单个细胞的基因结构与表达状态，并反映细胞间的异质性。与传统测序技术相比，单细胞测序技术就像"水果"和"混合果汁"的对比，可以通过更高分辨率的单细胞层面，发现并解析各组分之间的具体信息及关联性，因此可以看作"精准医学 2.0"。

单细胞技术在国内外已成为热门科研领域的"新宠"，尤其在肿瘤研究、自体免疫疾病、神经生物学和发育研究等领域的应用越来越广泛。

- 肿瘤研究：肿瘤细胞的突变速率非常快，而且肿瘤组织是一种高度异质性的组织。确定肿瘤组织中存在哪些细胞亚群（或称克隆）具备转移能力，哪些克隆对化疗药物敏感，这些信息对于临床工作非常有帮助。结合近年来的研究进展，单细胞测序可以为肿瘤免疫治疗提供巨大的帮助，比如发现和确认新靶点。新格元（生物科技公司）与上海肺科医院等单位联合开展的中国人群肺腺癌、鳞癌免疫基因组计划，致力于考察肺癌肿瘤微环境中不同类型细胞的组分和特征，以及单细胞表达谱和疗效之间的关系。
- 自体免疫疾病：人体内的免疫细胞为了实现不同功能，具有极强的杂合性。单细胞测序能在测定每一类细胞的基因表达的同时，对这些细胞进行区分，甚至进行更准确的亚型分类，为免疫学研究和相关疾病的治疗提供帮助。
- 神经生物学：单细胞测序能够比较好地研究单个细胞的表达谱，对神经细胞进行种类细分，并提供更多关于细胞间通信的信息，从而解开神经信号传递的秘密，为疾病治疗提供更多新的思路。

- 发育研究：人体内的各类组织器官的发育都会受到细胞微环境的影响，不同个体的细胞发育命运各不相同。单细胞测序可以帮助我们解释发育过程中的每个细胞个体的基因表达、作用以及细胞间的通信和影响。

单细胞测序技术的发展将推动科学研究从整体到个体的转变，深化我们对细胞和疾病本质的理解，并为精准医学的实现提供重要支持。随着技术的进步和应用的扩展，单细胞技术有望在医学诊断、治疗和预防等多个领域发挥越来越重要的作用。